Inleiding in de kinder- en jeugdpsychiatrie

INLEIDING IN DE KINDER- EN JEUGDPSYCHIATRIE

Frank C. Verhulst

Van Gorcum, 1997

ISBN 90 232 2835 9

1e druk 1994
2e druk 1997

Druk: Van Gorcum, Assen

Inhoudsopgave

Voorwoord

Dit boek beoogt de essentiële onderwerpen van de kinder- en jeugdpsychiatrie zo overzichtelijk mogelijk te behandelen. De laatste jaren is onze kennis van de psychopathologie op de kinderleeftijd en in de adolescentie beduidend toegenomen onder invloed van wetenschappelijk onderzoek. Empirische kennis vormt dan ook de basis van dit boek. Echter niet zonder oog te hebben voor de klinische praktijk. Want dit boek is vooral bedoeld voor diegenen die in de algemene praktijk te maken hebben of krijgen met kinderen en jeugdigen die vanwege hun probleemgedrag deskundige hulp nodig hebben. Hierbij is vooral gedacht aan studenten geneeskunde, gezondheidswetenschappen, (ontwikkelings)psychologie, pedagogiek, maatschappelijk werk, HBO-J, HBO-V, etcetera.

Vanuit didaktisch oogpunt en om het boek zo toegankelijk mogelijk te maken, is er voor gekozen de tekst door één auteur te schrijven. Hierdoor is de stijl en het bekend verondersteld kennisniveau door de tekst heen zo uniform mogelijk. Hoewel de kinder- en jeugdpsychiatrie in de breedte aan de orde komt, is getracht de stof niet oppervlakkig te behandelen. De essentiële kennis wordt aan de hand van meest recente gezichtspunten behandeld. Voor de geïnteresseerde lezer staan er voldoende literatuurverwijzingen in de tekst, zonder aan leesbaarheid in te boeten.

De lezer wordt geacht enige kennis over de normale ontwikkeling te hebben. De tekst sluit aan bij het boekje *De ontwikkeling van het kind* van dezelfde auteur en uitgever.

Hoewel door één auteur geschreven, reflecteert dit boek de kennis en ervaring van de medewerkers en studenten met wie de auteur dagelijks werkt. Hun enthousiasme en scherpzinnigheid vormen naast het dagelijks werk met patiënten en wetenschappelijk onderzoek, een rijke bron aan inspiratie.

Een aantal mensen was behulpzaam bij het schrijven en herschrijven van de tekst door kritisch mee te lezen. Van hen wil ik graag met name noemen: Guy Berden, Nico Bouman, Henriëtte Cuperus, Jannie Sanders-Woudstra, Froukje Slijper, Karen van de Heuvel, R. Hoekstra en Monique van Vliet. Ten slotte wil ik Astrid Melker danken, niet alleen voor de bewerking van de tekst, maar vooral voor haar deskundige secretariële steun, zonder welke het schrijven van een boek als dit niet mogelijk zou zijn.

Rotterdam, maart 1994

1 Onderzoek en diagnostiek

Het diagnostisch proces

Het diagnostisch proces is een proces van gegevensverzameling, ordening, hypothesevorming en verificatie. In Figuur 1.1 wordt dit proces schematisch weergegeven. Links staat de weg aangegeven van informatieverzameling, diagnosestelling, beleid en evaluatie; rechts staat de bij iedere stap vereiste kennis en/of vaardigheden.

Figuur 1.1 Het diagnostisch proces

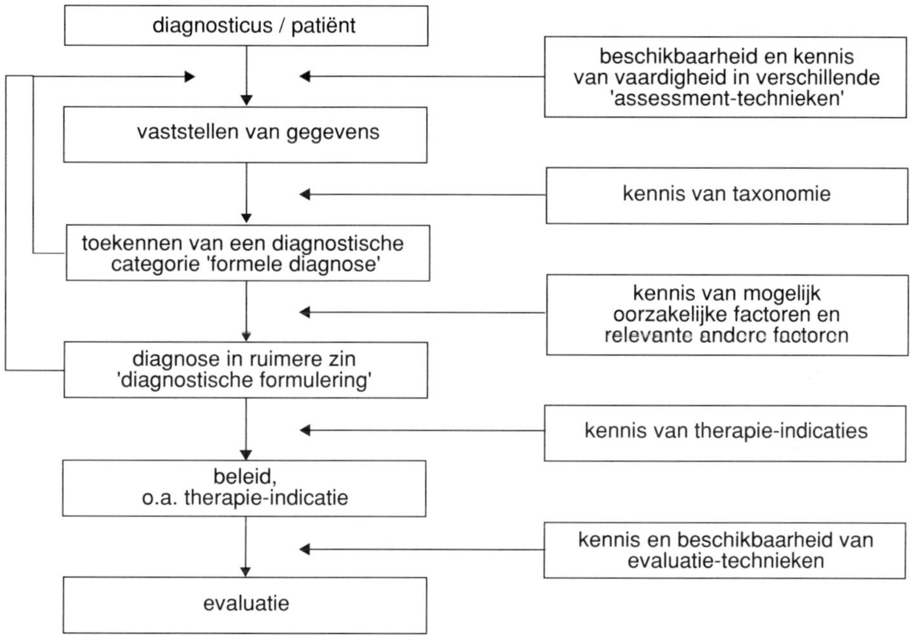

Hieronder zullen de diverse onderdelen van het diagnostisch proces, zoals dit een rol speelt in de kinder- en jeugdpsychiatrie, beknopt besproken worden.

Het vaststellen van diagnostische gegevens ('assessment')

Zodra het contact tussen de diagnosticus en de patiënt gelegd is, begint het proces van verzamelen van diagnostische gegevens, in de Angelsaksische literatuur ook

wel omschreven met de term 'assessment'. Hiermee wordt bedoeld *het proces van opsporen van kenmerken die het ene individu onderscheidt van andere individuen.* Deze kenmerken kunnen onder andere het probleemgedrag van het kind of de jeugdige zijn, de cognitieve en motorische functies, lichamelijke afwijkingen en fysiologische en chemische kenmerken. Rechts in Figuur 1.1 staat aangegeven dat hierbij de beschikbaarheid en kennis van verschillende onderzoekstechnieken en de vaardigheid van de diagnosticus in het omgaan daarmee van essentieel belang zijn.
Er zijn drie methoden bekend waarmee in de kinder- en jeugdpsychiatrie diagnostische gegevens kunnen worden vastgesteld:

1 *Praktisch-klinische methoden*, zoals het diagnostisch interview met de ouders, het interview met het kind of de jeugdige en de observaties tijdens het gesprek of het spel.
2 *Gestructureerde methoden*, zoals het laten invullen van vragenlijsten door de ouders, de leerkracht of de jeugdige zelf, of het afnemen van gestandaardiseerde interviews.
3 *Gestandaardiseerde tests of onderzoeken*, zoals het algemeen lichamelijk en neurologisch onderzoek, een psychologische test en technisch en laboratorium onderzoek.

Het belang van meerdere informanten

Gedrag van kinderen en jeugdigen kan sterk variëren met de context waarin het gedrag wordt waargenomen. Een voorbeeld is een kind dat druk en ongeconcentreerd is in de klas, terwijl hij of zij zich in de thuissituatie veel rustiger gedraagt. Dit verschil in gedrag kan veroorzaakt worden door het feit dat er in de klas eisen gesteld worden die het vermogen van het kind om geconcentreerd en taakgericht bezig te zijn overstijgen. In de thuissituatie, waar minder eisen gesteld worden, wordt het kind niet of veel minder geconfronteerd met zijn onvermogens en treedt het probleemgedrag dus minder frequent op.

Om gedrag in diverse situaties met elkaar te kunnen vergelijken zal men meestal op verschillende informanten een beroep moeten doen. De belangrijkste informanten zijn: ouders, leerkrachten, kinderen en jeugdigen zelf en clinici.

Ouders zijn meestal goed op de hoogte van het functioneren van hun kind in de thuissituatie, zowel 's nachts als overdag. Bovendien kunnen ouders gegevens verschaffen over de ontwikkeling van hun kind. Verder is hun visie op het functioneren van het kind vaak doorslaggevend met betrekking tot het eventueel zoeken van hulp.

Leerkrachten kunnen informatie geven over de schoolprestaties en het sociale functioneren van het kind. De visie van de leerkracht is van belang omdat leerkrachten het gedrag van een individueel kind kunnen vergelijken met dat van leeftijdgenoten.

Kinderen en jeugdigen zelf kunnen het beste informatie geven over gevoelens als depressie en angst. Ook is hun informatie van belang over activiteiten buitenshuis die zij het liefst voor ouders en leerkrachten verborgen houden.

Clinici zijn in de gelegenheid om de biologische en cognitieve functies van het kind of de jeugdige te onderzoeken. Ook kan de clinicus de belevingswereld en in het bijzonder de fantasieën van het kind of de jeugdige exploreren en de reactie op eventuele interventies nagaan.

Verschillende informanten verschillen vaak in het soort gedrag dat zij rapporteren. Zo hebben ouders en leerkrachten verschillende relaties tot het kind en maken het kind in verschillende contexten mee. Jeugdigen zullen over het algemeen niet gemakkelijk hun belevingen, gevoelens en fantasieën delen met ouders of leerkrachten. Het is de taak van de diagnosticus om alle informatie over het kind te wegen en te integreren tot een diagnose. In individuele gevallen moet beoordeeld worden in hoeverre een informant betrouwbare informatie kan verschaffen. Een psychiatrisch gestoorde ouder kan een vertekend beeld geven over het functioneren van het kind. Een leerkracht die een kind pas enkele weken in de klas heeft kan wellicht nog geen goed beeld geven over de schoolprestaties en het sociaal functioneren van het kind.

Componenten van het psychiatrisch onderzoek

In tabel 1.1 staan de componenten van de 'assessment'-fase van het psychiatrisch onderzoek van kinderen en jeugdigen.

1 *Informatie van ouders.* Dit betreft de hoofdklacht, de ontwikkelingsanamnese, de gezins- en familie-anamnese en gegevens over het huidig functioneren van het kind of de jeugdige. Deze gegevens zullen veelal door middel van een vraaggesprek verkregen worden. In wetenschappelijk onderzoek en in toenemende mate ook in de klinische praktijk, wordt gebruik gemaakt van gestandaardiseerde interviews of vragenlijsten.

2 *Informatie van de leerkracht.* Dit betreft informatie over leerprestaties, het gedrag van het kind of de jeugdige in de klas en op het schoolplein, de relatie tot de leerkracht en medeleerlingen en het schoolklimaat (ziekteverzuim leerkracht, orde in de klas, verzorging van de omgeving, contact met de ouders). Deze informatie kan verkregen worden door middel van een bezoek aan school of telefoongesprek. Ook kan de leerkracht gevraagd worden een gestructureerde vragenlijst in te vullen.

3a *Onderzoek naar de cognitieve functies* met behulp van gestandaardiseerde psychologische tests. Deze tests worden uitgevoerd door psychologen of pedagogen.

3b *Het lichamelijk onderzoek en technisch onderzoek,* zoals laboratorium en neurofysiologisch onderzoek.

3c *Het klinisch-psychiatrisch onderzoek van het kind of de jeugdige.* Dit zal in de praktijk in de vorm van een vraaggesprek, het geven van opdrachten en het stellen van projectievragen plaatsvinden. Ook de observaties gedaan tijdens het onderzoek zijn van belang.

Tabel 1.1 Componenten van het psychiatrisch onderzoek van kind en jeugdige naar informatiebron

Ouders	*Leerkracht*	*Kind*		
		Cognitief	*Lichamelijk onderzoek*	*Psychiatrisch onderzoek*
hoofdklacht ontwikkelings-anamnese huidig functi-oneren kind gezinsanamnese familieanamnese	leerprestaties relatie tot leer-kracht relatie tot mede-leerlingen gedrag (klas, schoolplein) schoolklimaat	intelligentietest schoolvorderin-gentest taaltest	algemeen lichamelijk neurologisch technisch	vraaggesprek geven van opdrach-ten en stellen van projectievragen observaties

De diagnosticus zal alle relevante informatie moeten wegen en integreren om tot een diagnose te komen. Ook zal de diagnosticus dienen te bepalen welke vormen van onderzoek moeten worden uitgevoerd en met welke methoden. Zo is uitgebreid lichamelijk onderzoek bij de meeste kinder- en jeugdpsychiatrische patiënten niet nodig. Bij geretardeerde of autistische kinderen zal algemeen lichamelijk, neurologisch en technisch onderzoek wèl nodig zijn.

Hieronder wordt de praktijk van het diagnostisch interview met de ouders en met het kind beschreven. Het diagnostisch interview met het gezin wordt hier niet beschreven, aangezien dit een specialistische onderzoeksvorm is die een specifieke opleiding en specifieke vaardigheden vergt en daardoor buiten het bestek van dit boek valt.

Het interview met de ouders

Het interview met de ouders wordt gebruikt om de volgende aspecten, ook genoemd in Tabel 1.1, die van belang zijn voor de diagnostiek, uit te diepen: de hoofdklacht, de ontwikkelingsanamnese, het huidig functioneren van het kind, en de gezins- en familie-anamnese.

Uitdiepen van de hoofdklacht

Het zijn meestal de ouders die het initiatief nemen om hulp te zoeken. In zeldzame gevallen kan het ook de jeugdige zelf zijn die hulp zoekt. Uiteraard dient allereerst de reden van komst nagevraagd te worden. Vervolgens is het belangrijk al vrij snel een beeld te krijgen van de ernst van de problemen en hoe acuut de problemen zijn. In sommige gevallen is de reden van komst een andere dan de gepresenteerde hoofdklacht. Het kan bijvoorbeeld zijn dat de omgeving druk uitoefent om hulp te zoeken, terwijl de ouders zelf geen probleem bij het kind ervaren. Een overzicht van bovenstaande en andere aspecten, die bij het uitdiepen van de hoofdklacht aan de orde moeten komen, wordt in Tabel 1.2 gegeven.

Tabel 1.2 Uitdiepen van de hoofdklacht

- nagaan wat de aanleiding tot het huidige hulpzoeken is
- aard en ernst van de gedragsproblemen en emotionele problemen
- nagaan hoe acuut de problemen zijn
- effect van de problemen op functioneren van het kind op school, in het gezin, en met leeftijdgenoten
- reactie van de omgeving op het probleemgedrag
- beloop van de problemen in de tijd
- aanwezigheid van eventuele oorzakelijke of bevorderende factoren
- nagaan wat ouders of school al aan de problemen hebben gedaan
- vragen naar eerdere hulpverleningscontacten

De ontwikkelingsanamnese

De meeste psychiatrische problemen bij kinderen en jeugdigen blijken niet plotseling te ontstaan, doch hebben vaak hun wortels in de voorgeschiedenis. Zelfs bij reacties op een acuut psychotrauma is het van belang een indruk te krijgen van het premorbide functioneren van het kind. Het afnemen van een ontwikkelingsanam-

Tabel 1.3 Anamnese van de ouders: de ontwikkelingsanamnese

1. **Zwangerschap/geboorte**
   lichamelijke gezondheid, intoxicaties van moeder
   geboortecomplicaties en postnatale toestand kind
   psychosociale omstandigheden van moeder en gezin
2. **Eerste levensmaanden**
   kwaliteit ouder-kindrelatie
   temperament van het kind
   psychosociale omstandigheden
3. **Motorische ontwikkeling**
4. **Slapen/eten**
5. **Taal-/spraakontwikkeling**
6. **Ontwikkeling gehechtheid en sociale relaties**
   o.a. reacties op separatie (crèche, peuterspeelzaal, kleuterschool)
   relatie met leeftijdgenoten
7. **Zindelijkheid**
   tijdstip en wijze van zindelijk worden
   terugval in zindelijkheid
8. **Schoolverloop**
   prestaties, leerproblemen, gedragsproblemen
   schoolwisselingen
9. **Ontwikkelingsinterferenties en eerdere gedragsproblemen of emotionele problemen**
   o.a. ziekten, ziekenhuisopnamen, ongevallen, echtscheiding, dood, etc.

nese is dan ook een essentieel onderdeel van het diagnostisch onderzoek. Tabel 1.3 geeft de ontwikkelingsanamnese schematisch weer. Voor de normale ontwikkeling van de motoriek, de taal/spraak, de sociale relaties, en de zindelijkheid, zie ook Verhulst (1991)

Huidig functioneren van kind of jeugdige, gezins- en familie-anamnese

Het huidig functioneren van het kind of de jeugdige kan aan de hand van het schema weergegeven in Tabel 1.4, nagevraagd worden in een vraaggesprek met de ouders. Ook is het mogelijk om ouders een vragenlijst voor te leggen waarop zij door middel van een score kunnen aangeven of, en zo ja in welke mate, bepaald probleemgedrag voorkomt (Verhulst, 1992). Het afnemen van een gerichte somatische anamnese moet altijd overwogen worden, doch wordt hier verder niet aan de orde gesteld (Sauer & Weisglas-Kuperus, 1992).

De gezinsanamnese is als onderdeel van het schema over het huidig functioneren van het kind in Tabel 1.4 opgenomen. Dit zelfde geldt voor de familieanamnese.

Tabel 1.4 Anamnese ouders: huidig functioneren van kind of jeugdige

1. Somatische anamnese

2. Prestatieniveau

Schoolprestaties. Wat voor type school? Welke klas? Hoe gaat het op school? Zijn er problemen met het leren of iets anders waarover U zich zorgen maakt, zoals concentratie, huiswerk, gedrag in de klas? Contact leerkracht?

Taal/spraak. Zijn er problemen met spreken of taalgebruik? Kan hij/zij lezen, wat leest hij/zij? Hoe is de articulatie, is hij/zij te verstaan? Stotteren? Hoe is de lengte van de zinnen, grammaticale fouten, krijgt hij/zij spraakles? Papagaaienspraak? Verwisselen persoonlijke voornaamwoorden?

Motoriek. Hoe handig is hij/zij? Afhankelijk van leeftijd, bijvoorbeeld vragen naar schoenveters, potlood vasthouden, fietsen, balschoppen, of knutselen, spelletjes doen (kaartschudden), sporten.

Concentratie/afleidbaarheid. Hoe lang kan hij/zij bezig zijn met één bezigheid of spelletje? Is dit een probleem? Hoe snel is hij/zij afgeleid? Maakt hij/zij dingen af?

Intelligentie. Schatting van de intelligentie o.a. op grond van bovenstaande vaardigheden. Verder snelheid van begrip, geheugen, snelheid van leren, inzicht (ook sociaal).

Hobby's/spel. Wat voor hobby's, bezigheden heeft hij/zij? Is er plezier in deze bezigheden?

3. Gedrag

Antisociaal gedrag. Zijn er wel eens moeilijkheden, zoals vechten, brandstichten, stelen, spijbelen, enz.? Wel eens contact met politie of justitie?

Hanteerbaarheid. De meeste kinderen doen wel eens dingen die niet mogen.

Hoe is dat met dit kind? Wel eens problemen, zoals: driftbuien, vernielen, liegen, pikken, vechten, dieren pijn doen?

Gewoontes. Zijn er gewoontes zoals nagelbijten, harentrekken, duimzuigen, hoofdbonzen of in het openbaar of teveel met de geslachtsdelen spelen?

Eten. Hoe is de eetlust? Gewichtsafname, -toename. Reactie op bepaalde soorten voeding (voedselaversieën).

Zindelijkheid. Encopresis/enuresis?

4. Activiteiten

Activiteit. Hoe druk/beweeglijk is hij/zij? Kan hij/zij stilzitten? Bij voorbeeld tijdens het eten, TV, boek(je) lezen? Of juist onderactiviteit, sloom, traag?

Slapen. Hoe gaat het met inslapen, doorslapen? Nachtmerries, nachtelijke paniekaanvallen, slaapwandelen, in slaap vallen overdag?

5. Stemming

Stemming. Hoe is de stemming; vrolijk, ongelukkig, verdrietig? Heeft hij/zij zorgen, piekert hij/zij veel over dingen die kunnen gebeuren of over vies worden, schoolwerk e.d.? Vraagt hij/zij steeds om geruststelling? Praat hij/zij er wel eens over een einde aan het leven te willen maken?

Angsten. Waar is hij/zij bang voor? Belemmeren de angsten zijn/haar functioneren?

Zenuwachtigheid/tics. Is hij/zij zenuwachtig, gespannen, of heeft hij/zij tics zoals oogknipperen, trekkingen in het gezicht?

6. Contact

Contact met ouders. Hoe is het contact met hem/haar? Kunt U makkelijk met elkaar praten? Wat doet U zo samen met elkaar? Wel eens spelletjes samen? Kunt U samen wel eens plezierig praten voor de gezelligheid? Wat zijn de goede eigenschappen van hem/haar?

Contact met broers/zussen. Hoe is het contact met broers/zussen? Hoe konden zij de laatste tijd met elkaar opschieten? Hebben ze veel ruzie?

Afhankelijkheid. Hoe afhankelijk is hij/zij? Durft hij/zij op bezoek bij vrienden, vriendinnen? Logeren, naar school?

Contact met leeftijdgenoten. Hoe kan hij/zij met leeftijdgenoten opschieten? Hoeveel vrienden/vriendinnen heeft hij/zij? Hoe vaak contact met deze vrienden/vriendinnen? Wordt hij/zij veel geplaagd of plaagt hij/zij anderen veel? Is hij/zij lid van een club of vereniging?

7. Norm- en waardebesef

Gewetensfunctie. Voelt hij/zij zich schuldig na zich misdragen te hebben? Heeft hij/zij idealen? Is er gevoel voor rechtvaardigheid?

8. Seksuele functies

Seksuele functies. Seksuele voorlichting? Hoe gaat hij/zij met seksuele onderwerpen om? Masturbatie?

9. Gezinsanamnese

Interactie ouder-kind. Hoe gaan de ouders met hem/haar om? Hoe vaak raakt U geïrriteerd door hem/haar? Wat gebeurt er dan? Hoeveel structuur en veiligheid wordt er geboden? Hoe vaak en op welke wijze wordt er gestraft en beloond?

Indruk over de relatie van de ouders. De meeste ouders hebben wel eens onenigheid of conflicten. Hoe is dat bij U? Hoe is de verdeling van verantwoordelijkheden? Hoe verlopen beslissingen? Is er onderling steun?

Gezinsactiviteiten. Worden er activiteiten met het hele gezin ondernomen?

10. Familieanamnese

Psychische gezondheid. Komen er bepaalde psychiatrische aandoeningen voor in de familie zoals schizofrenie, manisch-depressieve psychose? Ooit iemand in de familie behandeld door een psychiater? Opgenomen in een psychiatrisch ziekenhuis? Heeft ooit iemand zich gesuïcideerd?

Lichamelijke gezondheid. Komen er in de familie lichamelijke aandoeningen voor zoals epilepsie, of andere neurologische aandoeningen?

Criminaliteit. Heeft ooit iemand in de familie in de gevangenis gezeten?

Alcohol/drugs. Zijn er familieleden met alcoholmisbruik of druggebruik?

Het interview met het kind

Het klinisch interview met het kind of de jeugdige is niet alleen van belang om informatie over het functioneren te verkrijgen, doch heeft als voordeel dat al in een vroeg stadium een therapeutische band met het kind of de jeugdige kan worden aangegaan en dat reacties van het kind of de jeugdige op eventuele interventies getoetst kunnen worden.

Het klinisch interview valt in drie componenten uiteen:

1 Het *vraaggesprek* en de daaruit voortvloeiende informatie die het kind of de jeugdige via zijn of haar antwoorden verschaft.
2 Het *geven van opdrachten* en het *stellen van projectievragen.*
3 De *observatiegegevens* die tijdens het interview ter beschikking komen.

In tabel 1.5 wordt een systematisch overzicht van het vraaggesprek met het kind of de jeugdige gegeven, in tabel 1.6 een overzicht van enkele taken en projectievragen en in tabel 1.7 een systematisch overzicht van de observatiegegevens. Deze schema's behoeven niet star gevolgd te worden. Uiteraard is het van belang dat het gesprek met het kind of de jeugdige in een ontspannen, ongedwongen sfeer gebeurt en niet op een veroordelende of moraliserende manier. Dit kan alleen indien er enige ruimte is voor de diagnosticus om zijn of haar eigen stijl te ontwikkelen. Dit alles uiteraard met behoud van de grote lijnen en vergelijkbaarheid van de resultaten van het diagnostisch proces.

Tabel 1.5 Richtlijnen vraaggesprek met kind of jeugdige

1. School

Welke groep of klas? Welke school? Wat vind je het leukst?, wat het minst leuk? Hoe kan je met je meester of juf opschieten of: welke leraar/lerares vind je het aardigst? Wie het minst aardig? Wat voor cijfers? Hoe gaat het met het huiswerk? Wanneer doe je dat? Helpt iemand je daarbij? Moeite met opletten? Moeite om af te maken waar je mee begonnen bent? Ga je wel eens niet naar school? Als je iets zou kunnen veranderen aan school, wat zou dat zijn?

2. Vrienden

Hoeveel vrienden (noem eens hun namen)? Ken je ze van school of ergens anders van? Hoe vaak zie je ze? Hoe oud zijn ze? Hoe lang al vrienden? Wat doe je zo samen met hen? Komen ze wel eens bij je thuis? Of jij bij hen? Hoe kan je met je vrienden opschieten? Vertel eens over vriend/vriendin die je aardig vindt? En die je niet aardig vindt? Zijn er veel jongens/meisjes van je leeftijd met wie je ruzie hebt of mee vecht? Word je wel eens geplaagd? Door iemand alleen of door een hele groep? Wat doe je daaraan? Voel je je wel eens buitengesloten? Wat doe je daaraan?

3. Hobby's en andere activiteiten

Wat doe je zo in je eentje, zoals hobby's, spelletjes, enzovoorts? Hoe vaak speel je in je eentje? Hoe vind je het om in je eentje te spelen of alleen te zijn? Naar welk TV-programma kijk je het liefst? Van welke muziek hou je het meest?

4. Gezin

Wie wonen er bij jullie thuis? Dieren? Hoeveel kamers? Wie slaapt waar? Alle kinderen of jongens/meisjes hebben wel eens onenigheid met vader, moeder, broers of zussen: hoe is dat bij jullie? Wat gebeurt er dan? Alle vaders en moeder zeggen wat ze wel of niet goed vinden: hoe streng vind jij jouw ouders? Ben je het daar mee eens/oneens? Krijg je wel eens straf? Wat voor straf? Wat doe je zo samen met je vader en je moeder? Als je van huis weg bent, bijvoorbeeld uit logeren, hoe voel jij je dan? Hoe vind je dat je vader en moeder met elkaar kunnen opschieten?

5. Angsten

Iedereen is wel eens bang voor iets: waar ben jij bang voor? Sommige kinderen voelen zich wel eens zenuwachtig, schrikkerig of gespannen: hoe is dat bij jou? (Indien ja: waarover maak jij je dan zenuwachtig?)

6. Zorgen

Kinderen piekeren wel eens of maken zich wel eens zorgen: hoe is dat bij jou? (Bijvoorbeeld zorgen dat er iemand ziek kan worden of misschien wel dood kan gaan: heb jij dat wel eens?)

7. Zelfbeeld

Kan je nu eens vertellen wat jij van jezelf vindt, of: als een goede vriend(in) je zou beschrijven, wat zou hij/zij dan zeggen? Waarover ben je het meest trots? Waarover zijn je ouders het meest trots?

8. Stemming

Voel jij je wel eens rot of verdrietig? (Indien ja: hoe vaak?) Bij alles wat je doet? Weet je hoe dat komt? Wat doe je als je je zo voelt? Voel je je vaak eenzaam? Huil je vaak? Veel kinderen denken wel eens aan de dood: denk jij daar vaak aan? Ooit wel eens aan gedacht dat je jezelf pijn of iets naars zou willen aandoen? (Indien ja: of jezelf dood te willen maken?) (Indien ja: heb je er wel eens aan gedacht hoe je dat zou willen doen?)

9. Lichamelijke klachten

Heb je wel eens moeilijkheden met slapen? Hoe gaat het met eten? Lijnen? Vreetbuien? Heb je wel eens pijn in de buik/maag? Pijn ergens anders? Bij meisjes: heb je al menstruaties; heb je daar klachten van? Heb je wel eens hoofdpijn? Ben je de laatste tijd moe? Plas je wel eens in je bed of overdag in je broek? Druk je wel eens in je broek? Hartkloppingen? Duizelig gevoel of licht in het hoofd? Tintelingen in gezicht of vingers?

10. Agressie en antisociaal gedrag

Alle kinderen zijn wel eens boos of woedend. Wat doe jij als je je zo voelt? Waardoor word je snel boos? Gebeurt het wel eens dat je dingen doet zomaar, zonder er bij na te denken? Kan jij je moeilijk aan de regels houden op school en thuis? Wat doe je dan? Zeggen mensen wel eens dat je lastig bent? Heb je wel eens wat gepikt? Wel eens van huis weggelopen? Gespijbeld? Brandje gestookt? Vaak de klas uitgestuurd? Met politie in aanraking geweest? Indien antisociale gedragingen: doe je dat alleen of samen met anderen?

11. Alcohol/drugs[a]

Drink je wel eens bier/wijn of sterke dranken? Zo ja, hoe vaak, hoeveel in het weekend en hoeveel door de week, wel eens dronken? Is dat een probleem? Gebruik je wel eens hash, marijuana of hard-drugs? Zo ja, hoe vaak, hoeveel, vind je dat zelf een probleem?

12. Seksualiteit[a]

Heb je ooit gevreeën? Hoe vaak? Hoe oud was je toen je voor het eerst vree? Maak je je zorgen over de seksuele omgang met anderen? Is seksualiteit een probleem voor jou?

13. Traumata/psychosociale stressoren

Heb je ooit iets heel ergs of naars meegemaakt? Indien ja: hoe ging het daarna met je, hoe voelde je je? Zijn er thuis grote problemen waar jij je zorgen over maakt of soms door in de war bent? (Indien ja: verder uitdiepen).

---

[a] Alleen bij jeugdigen

Tabel 1.6 Taken en projectievragen

1. Taken

Fijne motoriek. Kind iets laten schrijven; tekenen (poppetje, cirkel, vierkantje, driehoek, enzovoorts); kind laten puzzelen, blokkentoren maken, knippen.

Grove motoriek. Balvangen met beide handen en linker- en rechterhand; hinkelen links en rechts; springen; voetballen; hardlopen; traplopen.

Lichaamsbesef. Laat linker/rechter voet/hand zien; wijs neus, schouder, enzovoorts aan.

Tekenen. Laat kind of jeugdige iets tekenen, bijvoorbeeld gezinstekening met als opdracht: maak een tekening van jullie thuis als jullie iets samen doen.

Spel. Afhankelijk van leeftijd, kind volgen in spontaan spel of vragen met poppenhuis/poppenkast te spelen.

Rekenen. Kind afhankelijk van niveau van functioneren, tel- of rekenopdrachtjes geven. Bij jonge kinderen concreet met bijvoorbeeld plastic centjes.

Taal. Iets laten voorlezen; test begrip van woorden; bij jonge of geretardeerde kinderen eenvoudige woorden; maak hierbij gebruik van normgegevens.

2. Projectievragen

Drie-wensenvraag. Stel dat je drie wensen mocht doen; wat zou jij wensen?

F. 100, = vraag. Stel je vindt f. 100, = op straat; wat zou je doen?

Onbewoond eilandvraag. Stel dat je naar een onbewoond eiland gaat en je mag één iemand meenemen. wie zou je meenemen?

Diervraag. Stel dat je een dier zou kunnen zijn; welk dier zou jij willen zijn?

Leeftijdvraag. Stel dat je kon kiezen tussen een baby zijn, zo oud zijn als je nu bent of al groot zijn; wat zou jij kiezen? Hoe oud ben je het liefst en waarom?

Toekomstvraag. Wat wil je later worden? Stel dat je in de toekomst kon kijken, hoe ziet jouw leven er over ... jaar uit?

Zelfbeeldvraag. Stel dat ik aan een goede vriend(in) zou vragen wat voor iemand jij bent; wat zou hij/zij antwoorden?

Almachtvraag. Stel dat je een dag koning/koningin zou kunnen zijn; wat zou je dan doen?

Tabel 1.7 Observatiegegevens

1. Algemeen

Uiterlijk. Opvallende lichamelijke kenmerken en lichaamshouding. Lichamelijke en uiterlijke verzorging. Uiterlijk conform sociaal milieu Littekens, blauwe plekken.

Bewustzijn en oriëntatie. Helder, slaperig, oververmoeid. Bewustzijnsdaling zoals absences. Oriëntatie in tijd en plaats. Reactie op stimuli.

Lichamelijke klachten. Uit het kind lichamelijke klachten tijdens het interview, zoals hoofdpijn of maagpijn?

2. Motoriek

Fijne motoriek. Ontwikkelingsniveau: tekenen; puzzelen; veters en knoopjes vastmaken. Onwillekeurige bewegingen: tremor; tic; dyskinesie; dystonie, enzovoorts. Bijbewegingen, zoals mondbewegingen tijdens tekenen. Coördinatie: topneusproef; piano spelen; complexe bewegingen.

Grove motoriek. Ontwikkelingsniveau: balvangen, -gooien; traplopen; hinkelen. Opvallende motorische afwijkingen. Algemene kwaliteiten, zoals onzekere, houterige, starre motoriek. Vreemde houdingen. Stereotypieën.

3. Zintuigen

Functies. Horen (reactie op geluiden zoals belletje). Zien. Voelen. Ruiken.

Oog-hand-coördinatie. Grijpen van voorwerpen. Overpakken.Complexe handelingen. Natekenen van figuren. Blokken bouwen. Puzzelen.

Stoornissen. Hallucinaties. Illusies.

4. Prestatieniveau en denken

Spraak. Articulatie. Stem (hees, zacht). Stotteren.

Taal. Algemeen: communicatief gebruik; breedsprakig; onsamenhangend. Niveau: woordenschat; zinsbouw; grammatica. Specifiek: kind spreekt niet (mutisme); echolalie; verwisselen persoonlijke voornaamwoorden; bizar taalgebruik (neologismen).

Denken. Geheugen: getallen en feiten onthouden. Denkstoornissen: traag; in de war; chaotisch; achterdochtig; dwanggedachten; preoccupaties. Fantasie: gedifferentieerd of arm, bizar, angstig; hoeveel tijd nemen de fantasieën in het dagelijks leven in? Niveau: inschatting stadium volgens Piaget.

Kennis. Algemeen: kind kan samenhangend verhaal vertellen; maakt de indruk greep te hebben op de dingen om zich heen; hanteert denkstrategieën om problemen op te lossen. Specifiek: begrijpt opdrachtje of heeft juist herhaling van opdrachtjes nodig; kent lichaamsdelen.

5. Activiteit, aandacht, impulsiviteit en frustratietolerantie

Aandacht. Concentratie. Afleidbaarheid. Mate van aansporing nodig. Regelmatig niet bij taak (off-task). Dagdromen.

Impulsiviteit. Handelt zonder innerlijk overleg. Onvoorzichtig.

Activiteit. Overactief: kan niet stilzitten; overbeweeglijk; tempo; doelgerichtheid. Onderactief: traag; geremd; apathisch. Rusteloos: friemelen, bewegingsonrust.

Frustratietolerantie. Reacties op frustaties. Ongeduldig. Kan taak niet volbrengen.

6. Contact

Kwaliteit. Oppervlakkig. Afwerend. Teruggetrokken, gesloten. Koppig, stuurs, prikkelbaar. Onzelfstandig. Overaangepast. Ongeremd, provocerend. Pesten, 'testing the limits'. Te weinig discriminerend.

Oogcontact. Geen. Vluchtig. Mijdend.

Contact met ouders. Reactie op vertrek of afwezigheid van de ouders. Oogcontact met ouders. Ouders worden al dan niet in spel of andere activiteit betrokken.

7. Stemming en affect

Somber. Vlak. Klaagt over zich eenzaam voelen. Huilt. Angstig. Nerveus. Schaamt zich. Verlegen. Boos, prikkelbaar. Ontevreden. Opgewekt. Vrolijk. Hilair. Spontaniteit en fluctuaties in stemming.

8. Gedrag algemeen

Algemeen: gedraagt zich te jong; onzeker. Agressief: schoppen, gooien, slaan, bedreigen, vloeken, schuttingtaal. Seksueel: uitdagend, gedraagt zich als kind van het andere geslacht. Repetitieve handelingen: dwanghandelingen, schommelen, wiegen, hoofdbonken, fladderen. Gewoonten: nagelbijten, harentrekken, automutilatie.

9. Gewetensfunctie

Begrip van mijn en dijn. Wijze van spreken over anderen.

10. Spel

Thema's. Fantasiewereld. Uitspelen van problematiek. Cognitief en emotioneel niveau van het spel.

Taxonomie, classificatie en de 'formele diagnose'

In het voorgaande is het proces van het verzamelen van diagnostische gegevens besproken. De volgende stap is het brengen van enige orde in de veelheid aan gegevens (derde hokje van boven in Figuur 1.1). Dit doen we door middel van *het groeperen van (in het geval van diagnostiek) individuen op basis van hun onderscheidende kenmerken*, ook wel *taxonomie* genoemd, de leer (letterlijk: wet) van de rangschikking. Wanneer we bijvoorbeeld in de fase van gegevensverzameling hebben vastgesteld dat een kind een onvermogen heeft om sociale relaties aan te gaan, een gestoorde taal/spraakontwikkeling vertoont en een duidelijk beperkt repertoire van bezigheden en interesses vertoont, dan kunnen we dit kind beschouwen als behorend tot de groep 'autistische' kinderen. In dit geval wordt autisme het '*taxon*' genoemd.

Een veel vaker gehanteerd en verwant begrip is *classificatie*. Het verschil met taxonomie is dat classificatie betrekking heeft op iedere vorm van systematische indeling (bijvoorbeeld, lichamelijke traumata die ingedeeld kunnen worden in traumata ten gevolge van sport, verkeer, arbeid, misdrijf, enzovoorts), terwijl taxonomie betrekking heeft op een indeling op basis van intrinsieke kenmerken.

In de medische wereld wordt een taxonomie ook wel *nosologie* (ziekteleer) genoemd. Afhankelijk van de stand van de wetenschap worden ziekten ingedeeld op basis van etiologie, anatomische of fysiologische afwijkingen, of op basis van manifeste symptomen wanneer de oorzaak onbekend of niet eenduidig is. Voorbeelden van dit laatste zijn hypertensie of colitis ulcerosa, evenals de meeste psychiatrische stoornissen. Met name wanneer de samenhang van bepaalde ziektekenmerken of symptomen niet duidelijk is spreekt men van een *syndroom*, waarmee wordt bedoeld een complex van kenmerken of symptomen waarvan men hoopt dat een nog op te helderen oorzaak aanwezig zal blijken. In de psychiatrie wordt in plaats van syndroom ook wel gesproken van *stoornis*, bijvoorbeeld in 'aandachtstekortstoornis met hyperactiviteit', of 'separatie-angststoornis'.

Classificatiesystemen zoals de hieronder besproken Diagnostic and Statistical Manual-IV (DSM-IV; American Psychiatric Association, 1993), of de Tenth International Classification of Diseases (ICD-10; World Health Organization, 1992), zijn gebaseerd op principes van de medische taxonomie. In deze systemen staan stoornissen of syndromen beschreven aan de hand van een aantal typische kenmerken behorend tot een bepaalde categorie. *Classificeren* in de zin van het onderbrengen van individuen in de categorieën van een diagnostisch classificatiesysteem wordt een *diagnose in engere zin* of een *formele diagnose* genoemd.

Classificatie volgens de DSM-IV

De American Psychiatric Association ontwikkelde een internationaal veel gehanteerd classificatiesysteem, de Diagnostic and Statistical Manual of Mental Disorders, dat inmiddels aan een vierde druk toe is, de DSM-IV (APA, 1993). De DSM heeft een aparte sectie met stoornissen die meestal voor het eerst gediagnostiseerd worden op de kinderleeftijd of in de adolescentie. De DSM is een meerassig classificatiesysteem en bestaat uit de volgende 5 assen:

As I *Psychiatrische stoornissen* (klinische syndromen), *andere problemen die een aandachtspunt met betrekking tot diagnose of behandeling zijn, en ontwikkelingsstoornissen.*

As II *Persoonlijkheidsstoornissen.*

As III *Somatische aandoeningen.* Het gaat hierbij om niet-psychiatrische lichamelijke aandoeningen die gecodeerd worden volgens het classificatiesysteem van de Wereld Gezondheids Organisatie, de ICD-10.

As IV *Negatieve psychosociale en omgevingsinvloeden.* Het gaat hierbij om negatieve invloeden die, binnen het jaar voorafgaand aan het diagnostisch onderzoek, hebben bijgedragen aan het ontstaan of verergeren van de stoornissen op de assen I en II.

As V *Niveau van algeheel functioneren.* Op deze as wordt door de clinicus een algemene beoordeling gegeven van het psychologisch en sociaal functioneren en van het beroeps- en schoolfunctioneren. Deze inschatting betreft het actuele functioneren alsook het functioneren gedurende tenminste enkele maanden van het voorafgaande jaar.

Tabel 1.8 geeft een overzicht van de stoornissen die zich doorgaans voor het eerst op de kinderleeftijd of in de adolescentie manifesteren.

Tabel 1.8 Overzicht van DSM-IV As I stoornissen die zich doorgaans voor het eerst manifesteren op de kinderleeftijd of in de adolescentie

- verstandelijke handicap
- specifieke ontwikkelingsstoornissen (leerstoornissen en motorische stoornissen)
- autisme en aan autisme verwante contactstoornis (pervasieve ontwikkelingsstoornissen)
- gedragsstoornissen en aandachtstekortstoornissen
- angststoornissen op de kinderleeftijd of in de adolescentie
- eetstoornissen
- ticstoornissen
- spraak- en taalstoornissen
- sfinctercontrolestoornissen
- andere stoornissen op de kinderleeftijd of in de adolescentie

Stoornissen behorend tot de sectie in de DSM-IV met volwassen psychiatrische beelden die ook op de kinderleeftijd of in de adolescentie kunnen voorkomen (bijvoorbeeld: depressie, anorexia nervosa, of gender-identiteitsstoornissen) komen in dit boek ook aan de orde.

Diagnose in ruimere zin, de diagnostische formulering

Diagnostiek heeft ook een bredere betekenis, namelijk het onderzoeken of vaststellen van de oorzaak of de aard van een toestand, situatie of probleem en een uiteenzetting of conclusie betreffende de oorzaak of de aard van een bepaald fenomeen. Dit is de *diagnose in ruimere zin* en staat in het vierde hokje van boven in Figuur 1.1 weergegeven. De clinicus zal in de praktijk veel meer informatie over een patiënt willen hebben dan alleen een formele diagnose. Gegevens over lichamelijk functioneren, cognitieve functies, school- en gezinsfunctioneren, de ontwikkeling van het kind, over de sterke en de zwakke kanten van het functioneren van het kind, evenals de familie-anamnese en een inschatting van therapeutische mogelijkheden worden vaak in de klinische praktijk betrokken bij het stellen van een diagnose in ruimere zin. De weg die hiernaar voert wordt het diagnostisch proces genoemd en de uiteindelijke schriftelijke weergave van de diagnose wordt *diagnostische formulering* genoemd. In deze diagnostische formulering zal meestal de formele diagnose (bijvoorbeeld in DSM-IV termen) vervat zijn, aangevuld met voor het individu specifieke etiologische en andere relevante kenmerken. Een op deze manier opgestelde diagnose bevat dan zowel *idiografische* (een gedetailleerde weergave van voor het individu unieke kenmerken) als *nomothetische* (verwijzend naar algemene of voor groepen geldende kenmerken) formuleringen.

Beleid, behandeling en evaluatie

Systematische diagnostiek vormt de basis voor verdere inspanningen om tot gedifferentieerde begeleidings- en behandelingsindicaties te komen. Hierbij kunnen diagnosen op het niveau van klachten alsook op het niveau van syndromen van belang zijn, bijvoorbeeld agressief gedrag bij autistische of zwakzinnige kinderen.

Evaluatie van beleid en therapie wordt in de klinische praktijk van de kinder- en jeugdpsychiatrie vrijwel niet systematisch uitgevoerd. Reden is het vrijwel ontbreken van ervaring met methodologisch goed uitgevoerd evaluatie-onderzoek.

2 Autisme en aan autisme verwante contactstoornissen ('Pervasieve ontwikkelingsstoornis')

Inleiding

Autistische kinderen worden gekenmerkt door een vertraagde en afwijkende ontwikkeling van sociale relaties, van de taal en andere communicatieve vaardigheden, en van het spel. Daarnaast vertonen deze kinderen een beperkt repertoire van stereotype interesses en (vaak bizarre) repetitieve gedragspatronen. De Amerikaanse kinderpsychiater Leo Kanner publiceerde in 1943 een beschrijving van een voor die tijd nog niet eerder geïdentificeerd beeld dat hij 'early infantile autism' noemde. Deze beschrijving vormt de basis van onze huidige diagnostische criteria voor autisme.

Sinds Kanner's omschrijving van autisme, heeft dit syndroom vele andere namen gekregen, waaronder kinderschizofrenie, symbiotische psychose, atypische ego ontwikkeling, enzovoorts. Deze terminologische verwarring komt onder andere voort uit het feit dat de diverse combinaties en graden van ernst van de symptomen zo talrijk zijn dat er naast de prototypisch autistische symptomatologie een spectrum van ontwikkelingsproblematiek is dat nauwe gelijkenis met het kernsyndroom vertoont, doch niet helemaal. Wanneer een kind de kernsymptomen vertoont dan spreken we van *autisme*, terwijl de stoornis van kinderen die veel, maar niet alle, symptomen van autisme vertonen, *aan autisme verwante contactstoornis* wordt genoemd.

In de angelsaksische literatuur wordt, in navolging van de DSM-IV, gesproken van 'pervasive developmental disorders', die onderverdeeld worden in 'autistic disorder' (hier vertaald met 'autisme') en 'pervasive developmental disorder not otherwise specified' (hier vertaald met 'aan autisme verwante contactstoornis').

Klinisch beeld

In het merendeel van de gevallen is er bij autisme sprake van een aangeboren stoornis en kunnen de symptomen in de eerste twee levensjaren herkend worden. Er zijn echter ook zeldzame gevallen beschreven waarbij de symptomatologie zich openbaart na een aanvankelijk normale ontwikkeling van enkele maanden.

De DSM-IV (APA, 1993) kenmerken van autisme staan vermeld in Tabel 2.1.

Tabel 2.1 Diagnostische criteria voor autisme (DSM-IV)

Tenminste zes criteria van (1), (2) en (3), met tenminste twee van (1) en één van zowel (2) als (3):

(1) Contactstoornis zich uitend in tenminste twee van de volgende kenmerken:

a. stoornis in nonverbaal gedrag zoals oogcontact, gezichtsuitdrukking, lichaamshouding en gebaren om sociale interacties te reguleren;
b. onvermogen om relaties met leeftijdgenoten op te bouwen;
c. stoornis in het uiten van plezier om blijdschap van anderen;
d. tekort aan sociale of emotionele wederkerigheid.

(2) Communicatiestoornis zich uitend in tenminste één van de volgende kenmerken:

a. achterstand in of afwezigheid van taalontwikkeling;
b. indien spraak aanwezig: onvermogen om een gesprek te initiëren of te onderhouden;
c. stereotyp, repetitief, of idiosyncratisch taalgebruik;
d. tekort aan spontaan 'alsof' spel of sociaal imitatiespel.

(3) Beperkte repetitieve en stereotype gedragspatronen, interesse en activiteiten zich uitend in tenminste één van de volgende kenmerken:

a. voortdurende preoccupatie met één of meer stereotype en beperkte interesses die abnormaal zijn wat betreft intensiteit of inhoud;
b. schijnbaar dwangmatige gehechtheid aan bepaalde niet-functionele routines of rituelen;
c. stereotype en repetitieve handelingen (bijvoorbeeld fladderen met handen of vingers of complete lichaamsbewegingen);
d. preoccupatie met delen van voorwerpen.

De contactstoornis

De contactstoornis bij autistische kinderen is meestal al zeer vroeg in de ontwikkeling te herkennen, bijvoorbeeld door het ontbreken van het lachen naar de ouders, het ontbreken van oogcontact, het niet anticiperen op opgepakt worden door de armpjes uit te steken, het niet opzoeken van anderen om troost of affectie te ontvangen, het niet met onlust reageren op het vertrek van de ouders, het niet volgen van de ouders, het ontbreken van het begroeten of met de handjes uitzwaaien van de ouders, of het ontbreken van het initiëren van het contact. Gedragingen die gerekend worden tot normaal hechtingsgedrag van het jonge kind, ontbreken of zijn gestoord. Ook laten deze kinderen zich niet troosten na zich bezeerd te hebben. Sommige autistische kinderen lijken het contact actief af te weren. Kortom, het interactieve, reciproke aspect dat normale sociale interacties kenmerkt, ontbreekt. De contactstoornis staat vaak in schril contrast tot de bovenmatige interesse van autistische kinderen voor hun eigen stereotype bezigheden of voor de wereld van levenloze voorwerpen.

Als kleuter en basisschoolkind zijn autistische kinderen vaak sociaal geïsoleerd. Zij missen het vermogen om de essentie van sociale spelletjes te begrijpen. Ook zijn zij niet in staat adequaat te reageren op verdriet of vreugde van anderen. Gevoelens die binnen een sociale context normaal zijn, zoals jaloezie of competitiedrang, ontbreken. Indien aanwezig, doen de sociale vaardigheden vaak ingestudeerd en mechanisch aan. Eventueel agressief, bizar en oninvoelbaar gedrag kan bij sommige autistische kinderen een probleem vormen.

Ook in de adolescentie vormen het gebrek aan inzicht in sociale relaties en het onvermogen zich in een ander in te leven een probleem. Autistische adolescenten vertonen een onvermogen vriendschappen aan te gaan en om interesses, emoties en activiteiten met leeftijdgenoten te delen. De beter functionerende autistische adolescenten kunnen beseffen dat zij anders zijn dan anderen en zij kunnen lijden onder hun sociale onhandigheid en isolement.

Communicatiestoornis

De taal-spraakontwikkeling van autistische kinderen is afwezig of vertraagd. Dit geldt zowel voor het taalbegrip als voor de taaluiting. Bij ongeveer 50% ontwikkelt de taalfunctie zich in het geheel niet (Rutter, 1978). Indien de taal zich wel ontwikkelt, wordt deze naast de achterstand in de taalontwikkeling gekenmerkt door één of meerdere van de volgende specifieke stoornissen:

1 *Echolalie.* Het zinloos, letterlijk herhalen van een door een ander tevoren uitgesproken woord of (deel van een) zin heet echolalie. Bijvoorbeeld wanneer een ouder aan het kind vraagt: "Wil jij een koekje?", en het kind antwoordt met een exacte herhaling van deze woorden, soms zelfs met dezelfde intonatie.
2 *Papegaaiespraak.* Dit fenomeen is analoog aan echolalie, met dit verschil dat het hier gaat om het letterlijk herhalen van woorden die dagen, weken, of zelfs maanden tevoren gehoord zijn.
3 *Verwisselen van persoonlijke voornaamwoorden.* Autistische kinderen verwisselen vaak 'ik' en 'jij'.
4 *Spraakstoornissen.* Abnormale intonatie, ritme en articulatie komen vaak voor.

Echolalie is een gevolg van een gebrek aan taalbegrip en wordt dan ook niet alleen bij autisme gezien, doch ook bij andere aandoeningen waarbij het taalbegrip gestoord is. Echolalie kan ook voorkomen bij gezonde, jonge kinderen aan het begin van hun taalontwikkeling.

Autistische kinderen en adolescenten zijn niet voldoende in staat de taal als communicatiemiddel te gebruiken. Zij zijn niet in staat een gesprek te initiëren. Vaak hanteren zij de taal op stereotype, repetitieve wijze, waarbij het zinloos herhalen van woorden of zinnen geen communicatieve functie heeft, doch een vorm is van zintuiglijke autostimulering.

Autistische kinderen zijn in hun taalbegrip vaak concretistisch. Dit wil zeggen dat zij figuurlijk bedoelde zegswijzen letterlijk kunnen opvatten.

Niet alleen de taal/spraakontwikkeling is gestoord, ook het begrijpen, imiteren en hanteren van gebaren is afwezig of is sterk gestoord. Symbolisch spel, vooral het voor kinderen typische sociaal imitatiespel, is bij autistische kinderen niet of in sterk gestoorde vorm aanwezig.

Beperkt repertoire aan bezigheden en interesses

Autistische kinderen vallen op door hun beperkte, stereotype interesses en bezigheden, waar talloze voorbeelden van te geven zijn, zoals: het steeds maar aan en uit doen van het licht; het voortdurend ruiken aan voorwerpen; het dwangmatig stellen van vragen dat door het onderwerp en de intensiteit niet meer binnen een normale sociale context valt; preoccupaties en bizarre vaardigheden die vaak nutteloos zijn, zoals het uit het hoofd kunnen opzeggen van delen van het telefoonboek of spoorboekje; of bewegingen die steeds maar herhaald worden zoals het rond de lengte-as tollen van het lichaam. Deze bezigheden hebben als doel om voorspelbare sensaties op te roepen.

Het dwangmatig vasthouden aan bepaalde routines of situaties wordt in de angelsaksische literatuur 'insistence on sameness' genoemd. Voldoet de omgeving niet aan de vaak bizarre eisen van het kind, dan kan het kind reageren met woede of angst.

De stereotype vaardigheden kunnen op het zeer beperkte terrein dat ze beslaan een normale tot begaafde indruk maken. Het valt echter op dat de vaardigheden te geïsoleerd zijn en te weinig in een sociale context gehanteerd kunnen worden, om nuttig te kunnen zijn voor het algehele functioneren. De term 'closed loop phenomena' wordt wel gebruikt om aan te geven dat de diverse vaardigheden en interesses geïsoleerd, verbrokkeld en met een tekort aan onderlinge relatie in de persoon aanwezig zijn.

Andere eigenschappen

Naast de drie bovenvermelde hoofdkenmerken kunnen onderstaande, aan de hoofdkenmerken verwante, eigenschappen voorkomen.

Stoornissen in reactie op prikkels uit de omgeving. Sommige kinderen reageren niet of nauwelijks op pijnprikkels, of het roepen van hun naam (hyporesponsiviteit), terwijl zij extreem gevoelig kunnen zijn voor andere prikkels zoals het, zelfs over grote afstand, waarnemen van bepaalde geluiden (hyperresponsiviteit). De hyporesponsiviteit voor bepaalde omgevingsprikkels doet ouders soms vermoeden dat hun kind doof of blind is.

Stoornissen in de motoriek. Autistische kinderen houden zich vaak bezig met stereotype, zelfstimulerende activiteiten, zoals fladderen met de armen, het aannemen van verwrongen lichaamshoudingen, hoofdbonzen en schommelen van het lichaam. Soms komt automutilatie voor.

Stoornissen in intellectueel functioneren. Ongeveer 60% van de autistische kinderen heeft een IQ lager dan 50, 20% tussen de 50 en 70, en 20% boven de 70 (Ritvo & Freeman, 1987). Vaak vertonen autistische kinderen een disharmonisch intelligentieprofiel, met uitschieters van beter functioneren op testonderdelen waar ruimtelijk inzicht en handelen voor nodig zijn, terwijl zij op onderdelen waarbij verbale vaardigheden een rol spelen minder goed presteren. Autistische kinderen hebben een relatief goed 'rote memory'. Dit betekent dat zij even goed in staat zijn om zinloze informatie te onthouden en te reproduceren (bijvoorbeeld een willekeurige reeks woorden die geen logische samenhang vertonen) dan zinnige informatie, vooral wanneer deze enigszins abstract of symbolisch is. Normale kinderen kunnen informatie veel beter onthouden wanneer er een zinnige samenhang is, bijvoorbeeld een reeks woorden die tezamen, een voor het kind, betekenisvolle zin vormen.

Vóórkomen

Door de in de loop der jaren steeds wisselende diagnostische criteria is het moeilijk prevalentiecijfers te geven die gelden voor de thans aangehouden definitie van autisme. Geschat wordt dat autisme voorkomt bij 6,5 per 10.000 kinderen (Gillberg, 1994). De prevalentie van kinderen met een aan autisme verwante contactstoornis wordt vele malen groter geschat dan die van autisme, doch dit blijft gissen gezien het ontbreken van algemeen aanvaarde diagnostische criteria. De verhouding jongens-meisjes bij autisme is ongeveer 3 : 1. In een recent overzicht van epidemiologische onderzoeken concludeerde Gillberg (1994) dat er geen verband is tussen sociale klasse en het vóórkomen van autisme

Differentiaaldiagnose

Autisme dient onderscheiden te worden van:

Verstandelijke handicap. Niet-autistische kinderen met een verstandelijke handicap vertonen een minder uitgesproken contactstoornis, terwijl de intellectuele achterstand harmonischer verdeeld is over het verbaal en performaal functioneren. Kinderen met een verstandelijke handicap kunnen, hun niveau van verstandelijk functioneren in acht nemend, goed affectief contact met anderen maken en zij bezitten communicatieve vaardigheden.

Taalstoornis. Kinderen met een specifieke stoornis in de ontwikkeling van de taalfunctie bij een normale intelligentie, zullen hun handicap vaak trachten te compenseren door gebruik te maken van niet-talige communicatie zoals gebaren, mimiek en oogcontact. Zij kunnen wèl de ook voor autistische kinderen specifieke taalstoornissen, zoals echolalie, vertonen. Symbolisch spel, spontane spraak en reactie op vragen die gesteld worden vertonen kinderen met een taalstoornis wèl, doch autistische kinderen niet.

Gehoorstoornis. Deze kinderen hebben een aantoonbare stoornis van de gehoorfunctie. Een gehoortest of eventueel 'auditory evoked responses' zijn van belang om de gehoorstoornis vast te stellen. Dove kinderen zullen door middel van gebaren of oogcontact proberen duidelijk te maken wat zij willen.

Reactieve hechtingsstoornis. Zeer ernstige emotionele deprivatie kan een beeld geven met taalachterstand, apathie, autostimulerende activiteiten en contactstoornis (zie hoofdstuk 13). Deze kinderen vertonen echter niet de voor autisme typische eenzijdige interesses en stereotype vaardigheden. Verder blijken gedepriveerde kinderen inhaalgroei in de ontwikkeling te vertonen wanneer zij in een omgeving gebracht worden met voldoende affectief contact en voldoende stimulering.

Schizofrenie. Kenmerken van schizofrenie, zoals op volwassen leeftijd voorkomend (wanen, hallucinaties, formele denkstoornissen zoals incoherentie, en een episodisch beloop), kunnen gesignaleerd worden op de kinderleeftijd, doch het optreden ervan vóór de adolescentie is zeer zeldzaam (zie hoofdstuk 22).

Desintegratieve stoornis. Deze kinderen laten een plotselinge achteruitgang met verlies van functies in de ontwikkeling zien na een aanvankelijk ongestoorde ontwikkeling van tenminste twee jaar. Uiteraard is bij deze kinderen een uitgebreid neurologisch onderzoek geïndiceerd teneinde eventueel aanwijsbare oorzaken van een dergelijke achteruitgang op te sporen.

Rett syndroom. Dit syndroom, dat alleen bij meisjes voorkomt, ontwikkelt zich na een normale ontwikkeling van 6 tot 18 maanden. Daarna openbaart zich een progressief verlies van de spraak- en de handfuncties. Verder vertonen deze meisjes stereotype handbewegingen en een vermindering van interesse in sociaal contact. Er is sprake van een verstandelijke handicap die alle functies gelijkelijk treft. Ondanks de contactstoornis maakt het kind wèl oogcontact, dat soms zelfs zeer intens is. Tenslotte vertonen deze meisjes vaak ademhalingsstoornissen zoals hyperventileren, inslikken van lucht en vasthouden van de adem (van Acker, 1992; Gillberg, 1986).

Aan autisme verwante contactstoornis. Kinderen met een aan autisme verwante contactstoornis vallen op door hun sociale onhandigheid en geïsoleerdheid naast een onvermogen om sociale interacties te begrijpen en er naar te handelen. Verder kunnen zij gepreoccupeerd zijn met bizarre interesses en vallen zij op door hun dwangmatig vasthouden aan bepaalde routines. Dit alles bij normale of bovennormale intelligentie. Het zijn kinderen bij wie de diagnosticus geneigd is de diagnose autisme te stellen doch onvoldoende symptomen aantreft om de diagnose te kunnen stellen. Vroeger werd deze stoornis ook wel autistiforme stoornis genoemd.

Etiologie

Autisme is een op basis van gedragskenmerken gedefiniëerd syndroom waarvan de oorzaak onbekend is. De groep autistische kinderen is een zeer heterogene groep met waarschijnlijk zeer diverse werkingsmechanismen die tot hetzelfde fenotypische beeld leiden.

De meeste deskundigen zijn het erover eens dat autisme een cerebraal-organische dysfunctie is, hoewel niet duidelijk is welke werkingsmechanismen aan dit beeld ten grondslag liggen. Er zijn voldoende aanwijzingen dat autisme niet, zoals men in het verleden wel aannam, veroorzaakt wordt door slecht ouderschap. Het idee dat een tekort aan emotionele geïnvolveerdheid en empathie van de ouders autisme zou veroorzaken heeft de naam 'refrigerator parents' doen ontstaan. Er is hierbij te weinig rekening gehouden met het verlammende effect dat de contact- en communicatiestoornis van het kind op de ouder kan hebben.

Genetische factoren

Er is een aantal aanwijzingen dat genetische invloeden een rol spelen bij het ontstaan van autisme (Folstein & Piven, 1991). De prevalentie van autisme bij broers of zussen van autistische kinderen is 2-3%. Dit is vele malen hoger dan in de algemene populatie. De concordantie voor autisme bij monozygote tweelingen is beduidend groter dan bij dizygote. Verder blijkt dat de kans verhoogd is dat zowel ouders als broers en zussen van autistische kinderen eigenschappen vertonen op het gebied van sociaal en cognitief functioneren die milder zijn dan bij autisme voorkomt, doch conceptueel verwant zijn. Het gaat hierbij om stoornissen in de taal/spraakontwikkeling en milde contactuele eigenaardigheden. Bij enkele autistische kinderen wordt het zogenaamde 'fragiele-X' gevonden. Dit is een afwijking van het X-chromosoom die meestal gepaard gaat met een verstandelijke handicap (zie hoofdstuk 3). Het is de op één na frequentste vorm van verstandelijke handicap. Deze kinderen hebben degeneratieve stigmata (zoals een hoog voorhoofd, laag ingeplante oren en een uitstekende kaak) en hebben autistische kenmerken.

Neurologische factoren

Uit de vele onderzoeken die verricht zijn naar de rol van organische invloeden op het ontstaan van autisme is geen eenduidige conclusie te trekken. Er is een aantal verbanden gevonden tussen autisme en diverse neurologische factoren (Schreibman, 1988). Dit zijn vrijwel allemaal correlationele verbanden waarbij het niet duidelijk is hoe de oorzaak en gevolg keten verloopt. Zo kan autisme aangetroffen worden bij kinderen met tubereuze sclerose, fenylketonurie, congenitale rubella, en cerebrale lipidose.

Abnormale EEG's worden vaker bij autistische kinderen dan bij normale kinderen aangetroffen. Ongeveer 30% krijgt tenminste een epileptisch insult voor de volwassenheid bereikt wordt.

Verder worden er bij autistische kinderen vaker neurologische 'soft signs' (zoals hypotonie, op de tenen lopen, slechte coördinatie, nog aanwezige primitieve reflexen) en 'minor physical anomalies' (zoals hypertelorisme, vergrote schedelomtrek, misvormde oren) aangetroffen.

Autopsie en moderne 'brain-imaging' technieken zoals CT, MR en PET scan hebben tot nu toe geen eenduidige resultaten opgeleverd.

Het vóórkomen van een medische aandoening bij autisme is ongeveer 10%. De kans op associatie met een medische aandoening is groter wanneer er sprake is van een ernstige verstandelijke handicap, en gering bij laagnormale intelligentie. Hoewel een goed lichamelijk onderzoek van autistische kinderen van belang is, vooral bij een laag IQ en/of epilepsie, is het niet nodig om routinematig een lumbaalpunctie, EEG, 'brain-imaging', of uitgebreid stofwisselingsonderzoek te verrichten, tenzij er speciale klinische indicaties voor bestaan (Rutter, e.a., 1994).

Zwangerschap en geboorte

Complicaties voor of rond de geboorte komen iets vaker voor bij autistische kinderen (Nelson, 1991). Het is echter niet duidelijk of deze complicaties het risico op autisme vergroten, of dat er een achterliggende factor is (bijvoorbeeld een genetische) die zowel de geboortecomplicaties als het autisme veroorzaken.

Biochemische en neurofysiologische factoren

Biochemisch onderzoek dat zich richt op de rol van neurotransmitters, neuropeptiden en hormonen heeft nog geen eenduidig resultaat opgeleverd. Een vrij consistente, maar nog niet goed begrepen, bevinding is de verhoogde serotoninespiegel in het bloed van autistische patiënten (Anderson & Hoshino, 1987). Onderzoek naar de zintuiglijke prikkelverwerking waarbij gebruik gemaakt wordt van 'event related potentials', heeft nog geen eenduidige resultaten opgeleverd (Ornitz, 1987; Schreibman, 1988).

Behandeling en beleid

Autisme is in de meeste gevallen een chronische handicap. Dit betekent dat er, nadat de diagnose gesteld is, gestart wordt met hulp die zich over vele jaren, soms zelfs het gehele leven van het kind (en de ouders!), zal uitstrekken. In de eerste fase hebben ouders behoefte aan uitleg over de diagnose, de oorzaak, wat er aan gedaan kan worden en wat de prognose is. Ouders zullen vaak in eerste instantie zo ontredderd zijn dat voor deze uitleg ruim de tijd genomen moet worden. Eventueel dient dit over meerdere contacten uitgesmeerd te worden. Er dient een zekere balans gevonden te worden tussen realistische uitleg over de ernst en chroniciteit van de stoornis enerzijds, en perspectief op ontwikkeling, ook al verloopt deze traag en gestoord, anderzijds. Hierbij dient ook al snel besproken te worden dat er geen oorzakelijke therapie voor autisme bestaat, doch dat dit niet betekent dat de inbreng van de ouders en van anderen in de omgeving, ten einde het kind in zijn ontwikkeling te stimuleren, niet belangrijk zou zijn. Ook dient 'genetic counseling' gegeven te worden.

Na deze beginfase moet een plan opgesteld worden voor het verdere beleid. De doelen hierbij zijn (Rutter, 1985): (1) het stimuleren van de ontwikkeling; (2) het verminderen van stereotype en storende gedragspatronen; en (3) het verminderen van de draaglast voor het gezin.

De ouders moeten geholpen worden om via uitleg over de stoornis aansluiting te zoeken bij het ontwikkelingsniveau van het kind en het kind van daaruit bemoedigend te stimuleren. Hierbij moeten de doelen realistisch gesteld worden. Voor jonge kinderen is er eventueel 'home training' die vanuit de ambulante geestelijke hulpverlening geboden kan worden en waarbij een trainer bij het kind thuis de ouders aanwijzingen geeft en voordoet hoe om te gaan met het gedrag van het kind. Ook zijn er stichtingen voor autistische kinderen die hulp kunnen bieden. Gespecialiseerde hulp zoals fysiotherapie, logopedie, motorische therapie kan een steentje bijdragen aan een optimale ontwikkeling.

Bij een ernstige verstandelijke handicap, of bij ernstig gestoord gedrag (bijvoorbeeld automutilatie) dat in de normale gezinsomgeving niet te hanteren is, dient dagbehandeling of dag/nachtbehandeling overwogen te worden. Het verdient de voorkeur een autistisch kind in het gezin te laten opgroeien tenzij de ouders niet in staat zijn een voldoende gunstig klimaat te scheppen om de ontwikkeling van het kind te stimuleren.

Voor oudere kinderen die niet ernstig verstandelijk gehandicapt zijn dient geschikt onderwijs gevonden te worden. Voor de meesten zal dat speciaal onderwijs zijn waar het aantal leerlingen per leerkracht relatief gunstig is. Enkele normaal intelligente autistische kinderen en vele kinderen met een aan autisme verwante contactstoornis zullen gewoon onderwijs kunnen volgen. Voorwaarde is dat de school voldoende is toegerust en zich wil inzetten om een kind met een dergelijke ontwikkelingsstoornis onderwijs te geven. Dit betekent dan ook dat de leerkracht advies over de aanpak gegeven moet worden.

Gedragstherapeutische technieken kunnen gebruikt worden om gewenst gedrag (bijvoorbeeld zindelijkheid, spraak, zelfredzaamheid) aan te leren (Howlin & Rutter, 1987). Ook kan men door systematische trainingsprogramma's het kind ongewenst rigide en stereotyp gedrag afleren.

Medicatie kan zinvol zijn als symptomatische behandeling van gedrag dat ernstig storend is voor de omgeving (zoals agressie) of dat de ontwikkeling van het kind zelf belemmert. In deze gevallen zijn neuroleptica effectief (Haldol^{R}, Orap^{R}, Dipiperon^{R}). Aangezien dit onderdeel is van een specialistische behandeling zal hier niet verder op de medicamenteuze behandeling ingegeaan worden.

Beloop en prognose

De prognose van autisme is slecht. Dit neemt niet weg dat het van groot belang is dat de omgeving zoveel mogelijk eraan bijdraagt dat datgene wat het autistische kind aan ontwikkelingspotentieel heeft ook tot uiting kan komen. Slechts 1-2% kan een zelfstandig leven leiden, 10% functioneert redelijk en kan binnen een normale werkkring functioneren, terwijl 60% zo ernstig gehandicapt blijft dat institutionalisering in de meeste gevallen nodig blijkt.

De prognose wordt door de volgende factoren ongunstig beïnvloed: (1) lage intelligentie, (2) de aanwezigheid van organische afwijkingen, (3) een niet of zeer laat op gang gekomen taal/spraak ontwikkeling, en (4) ernstige symptomatologie. Ook de kwaliteit van de behandeling en het beleid (zoals onderwijs) rond het autistische kind speelt een rol.

3 Verstandelijke handicap

Inleiding

Door de jaren heen is de naamgeving voor het individu met een intellectuele achterstand aan verandering onderhevig geweest. In het Nederlandse standaardwerk over dit onderwerp zijn vroegere termen als zwakzinnigheid, mentale retardatie, of geestelijke handicap verlaten en is er gekozen voor de term *verstandelijke handicap* (van Gemert & Minderaa, 1993).

De DSM-IV geeft aan dat er sprake is van een verstandelijke handicap ('mental retardation') wanneer (1) *het niveau van intellectueel functioneren beduidend onder het gemiddelde ligt* (IQ van 70 of lager, gemeten met een intelligentietest), en (2) *er gelijktijdig tekorten of beperkingen zijn in het adaptief functioneren.* Met adaptief functioneren wordt bedoeld de mate waarin iemand erin slaagt om tegemoet te komen aan de eisen geldend voor zijn/haar leeftijd met betrekking tot vaardigheden, zoals: communicatie, zelfverzorging, dagelijks huishoudelijke taken, interpersoonlijke vaardigheden, gebruik van algemene voorzieningen, het plannen en richting geven van activiteiten, schoolse vaardigheden, vrije tijdsbesteding, gezondheid en veiligheid.

Niveau van intellectueel functioneren

Het niveau van intellectueel functioneren kan gemeten worden met een gestandaardiseerde intelligentietest en kan vastgelegd worden in een maat die *intelligentiequotiënt* of *IQ* heet (Verhulst, 1991). IQ is de verhouding tussen de mentale leeftijd (vastgesteld met behulp van een test) en de kalenderleeftijd, vermenigvuldigd met 100.

De frequentieverdeling van de scores op een intelligentietest voor een bepaalde leeftijd, heeft theoretisch de vorm van een normaalverdeling (zie Figuur 3.1). Deze verdeling heeft per definitie een gemiddelde van 100 en een standaarddeviatie van 16. Figuur 3.1 geeft de bij iedere standaarddeviatie behorende IQ score weer. De standaarddeviaties links van het gemiddelde en de daarbij behorende IQ scores markeren categorieën die corresponderen met verschillende graden van ernst van verstandelijke handicap. De DSM-IV hanteert deze grenzen ook om vier graden van verstandelijke handicap aan te geven (Tabel 3.1). De IQ grenzen die de DSM-IV hanteert zijn niet scherp, maar beslaan een range van 5 IQ punten. Het is aan de diagnosticus om in grensgevallen uit te maken tot welke categorie een individu behoort. Naast de vier categorieën van verstandelijke han-

Figuur 3.1.Frequentieverdeling van IQ scores

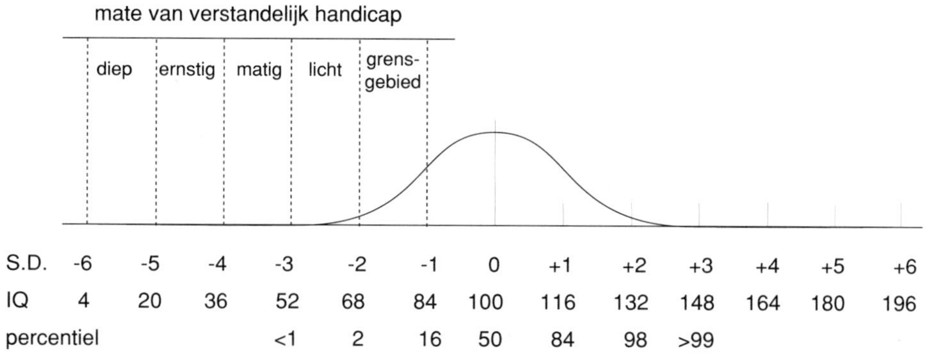

dicap is er nog een grensgebied corresponderend met een IQ range van 71 tot 84, dat '*borderline mental functioning*', of in het Nederlands 'zwakbegaafdheid', wordt genoemd.

Tabel 3.1 Indeling verstandelijke handicap naar graad van ernst

Mate van ernst van verstandelijke handicap	**I.Q.**
Licht	50-55 tot 70
Matig	35-40 tot 50-55
Ernstig	20-25 tot 35-40
Diep	onder 20-25

In werkelijkheid is de frequentieverdeling van IQ scores niet geheel normaal verdeeld, doch vertoont een overmaat aan de linkerkant van de curve (Verhulst, 1991). Dit geldt vooral onder het niveau corresponderend met een IQ van 50 waar de theoretische curve slechts weinig individuen voorspelt. Dit, meer dan te verwachten, aantal laag scorenden representeert de groep verstandelijk gehandicapten met een organische stoornis (zie later).

De voorspellende waarde van het IQ gemeten bij kinderen in de eerste levensjaren is gering. Voorzichtigheid is dan ook geboden om uitspraken te doen over de ontwikkeling van jonge kinderen op basis van hun ontwikkelingsniveau, tenzij er sprake is van een evidente, zeer ernstige organische stoornis.

Kinderen met een verstandelijke handicap vertonen een ontwikkeling van hun cognitieve en adaptieve functies, maar deze ontwikkeling verloopt vertraagd vergeleken met normale kinderen. Bovendien ligt het eindniveau bij kinderen met een verstandelijke handicap lager dan bij kinderen met normale intelligentie. Na het bereiken van het eindniveau wordt het gat tussen de prestaties van kinderen met een verstandelijke handicap en die van de normgroep steeds groter. Ondanks het feit dat de ontwikkeling bij verstandelijk gehandicapten vertraagd verloopt en een lager eindniveau heeft, is het patroon van de cognitieve ontwikkeling, onder andere de volgorde van diverse stadia, hetzelfde als bij normaal begaafden (Zigler, 1969).

We kunnen voor de vier groepen verstandelijk gehandicapten het hoogste niveau van functioneren relateren aan de cognitieve ontwikkelingsstadia van Piaget (Verhulst, 1991). Lichte verstandelijke handicap komt overeen met een functioneren op het *concreet-operationele* niveau. Deze kinderen zullen geen formeel-operationele (abstracte) denkstrategieën kunnen ontwikkelen. Matige tot ernstige verstandelijke handicap komt ongeveer overeen met een functioneren op *pre-operationeel niveau*, terwijl diep geretardeerde kinderen het *sensori-motorische 'denken'* niet zullen overstijgen.

Adaptief functioneren in het dagelijks leven

Zoals uit de DSM definitie blijkt, is het IQ niet het enige criterium waarop de diagnose verstandelijke handicap gesteld kan worden. De omgeving zal pas een vermoeden krijgen van een achterstand in de ontwikkeling op basis van het func-

Tabel 3.2 Algemene vaardigheden van verstandelijk gehandicapten, naar graad van ernst en naar leeftijdsgroep

Graad van ernst (IQ)	**0 – 5 jaar**	**6 – 20 jaar**
Diep (0 tot 20-25)	ernstige retardatie; minimale vermogens voor sensomotoir functioneren; heeft verpleging nodig.	enige motorische ontwikkeling; gevoelig voor minimale training in zelfhulp.
Ernstig (20-25 tot 35-40)	geringe motorische ontwikkeling; minimale spraakontwikkeling, meestal niet in staat te profiteren van training in zelfhulp.	kan spreken, of leren te communiceren, kan getraind worden in elementaire verzorging; heeft baat bij systematisch trainen.
Matig (35-40 tot 50-55)	kan spreken of leren te communiceren; slecht sociaal inzicht en redelijke motorische ontwikkeling; gebruik van training in zelfhulp; redt zich met begeleiding.	heeft baat bij training in sociae en arbeidsvaardigheden; meestal niet verder 4e groep BS; kan leren omzelf te reizen in bekende omgeving.
Licht (50-55 tot 70)	kan sociale en communicatieve vaardigheden ontwikkelen; minimale achterstand in sensomotorisch functioneren; onderscheidt zich meestal pas later van normalen.	kan komen tot ± 8e groep BS; kan begeleid worden in aanleren van sociale regels.

Naar Millon (1969)

tioneren van het kind in dagelijkse situaties. Welke situaties dit zijn, zal afhangen van de ernst van de handicap. Zo kan een lichte achterstand pas laat ontdekt worden, wanneer bijvoorbeeld blijkt dat het kind niet goed mee kan op school, terwijl een ernstige handicap al op jonge leeftijd opvalt als blijkt dat basale functies als motoriek, intermenselijk contact, of taal niet of vertraagd tot ontwikkeling komen. Van groot praktisch belang is de mate waarin kinderen vaardigheden bijgebracht kunnen worden. Kinderen met IQs van 20 tot 50 worden *trainbaar* en met IQs boven de 50 *leerbaar* genoemd.

Tabel 3.2 geeft een indeling van adaptieve vaardigheden van kinderen en jeugdigen met een verstandelijke handicap weer. Kenmerkende vaardigheden zijn gegroepeerd naar niveau van handicap en naar (kalender)leeftijd.

Etiologie

De kans dat een organische oorzaak aangetoond kan worden voor de verstandelijke handicap is afhankelijk van het IQ. Bij een IQ onder de 50 wordt in 75% van de gevallen een organische oorzaak gevonden (Le Coultre, 1993), bij een IQ boven de 50 is dit percentage lager, namelijk ongeveer 30 tot 40% (Bregman & Hodapp, 1991).

Tabel 3.3 geeft een overzicht van de belangrijkste etiologische factoren die verantwoordelijk zijn voor een verstandelijke handicap.

Tabel 3.3 Overzicht etiologische factoren bij verstandelijke handicap

Aanlegfactoren

Genetisch
- morfologische verandering van één of meer chromosomen
- verandering van een enkel gen (monogeen)
- verandering van meerdere genen (polygeen)

Prenataal verworven
- infectie
- toxisch
- ionische straling

Onbekend

Beschadiging

Perinataal
- geboortetrauma
- hypoxie
- intracaniële haemorrhagieën
- rhesusantagonisme

Postnataal
- trauma
- vaatstoornissen
- infectie
- systeemziektes

Non-organische psychosociale omgevingsfactoren

Een onderscheid wordt gemaakt tussen aanlegfactoren die tijdens de embryonale periode hun werking op de ontwikkeling van de hersenen uitoefenen, en externe invloeden die een beschadiging van het centrale zenuwstelsel teweeg brengen rond de partus en de postnatale periode. Tenslotte zijn er de non-organische omgevingsinvloeden zoals sensori-motorische stimulering door de ouders, onderwijs en andere psychosociale en economische factoren, die van invloed kunnen zijn op de uiteindelijke ontwikkeling van de verstandelijk gehandicapte.

Genetische invloeden

Afwijkingen in het genetisch materiaal kunnen op diverse wijzen tot stand komen (Ten Kate, 1993) en zijn onder te verdelen in: (1) afwijkingen die door morfologische verandering of mutatie van één of meer chromosomen ontstaan, (2) monogenetische afwijkingen die reeds bij de ouders aanwezig waren (overerfbare afwijkingen), (3) afwijkingen ten gevolge van polygene invloeden.

Chromosoomanomalieën worden gekenmerkt door een teveel of te weinig aan genetisch materiaal. De bekendste en frequentst voorkomende chromosomale afwijking, is het syndroom van Down.

Overerfbare afwijkingen ontstaan door veranderingen in een enkel gen, zijn: autosomaal recessieve aandoeningen (bijvoorbeeld fenylketonurie; PKU); autosomaal dominante aandoeningen (bijvoorbeeld tubereuze sclerose); X-chromosaal recessieve aandoeningen (bijvoorbeeld het fragiele-X syndroom); en X-chromosomaal dominante aandoeningen.

Polygeen bepaalde invloeden spelen een rol indien een eigenschap, bijvoorbeeld intelligentie, beïnvloed wordt door een aantal genetische factoren (Ten Kate, 1993). De diverse combinaties van verschillende allelen (de alternatieve vormen van een gen) vormen een brede range aan genotypen. Het additieve effect van de genetische informatie bepaalt uiteindelijk een eigenschap zoals IQ, analoog aan andere menselijke eigenschappen, zoals lengte.

Om als voorbeeld te dienen veronderstellen we dat het IQ bepaald wordt door twee genen (Achenbach, 1982). In werkelijkheid zijn het er waarschijnlijk meer. Deze genen noemen we A en B. Stel dat een allel van ieder gen (aangeduid als A^+ en B^+) het IQ in positieve zin beïnvloedt, terwijl de andere allel dit niet doet (aangeduid als A° en B°). Verder veronderstellen we dat de twee allelen ($^+$ en $^\circ$) niet dominant of recessief zijn, maar additief. Iemand met een allel A^+ en A° bevindt zich tussen iemand met twee A^+ allelen of twee A° allelen. Iemand met het genotype $A^+B^+A^+B^+$, die dus homozygoot is voor de IQ bevorderende allelen (vier $^+$ allelen), zal een zeer hoog IQ hebben. Iemand die homozygoot is voor allelen die het IQ niet bevorderen (afwezige $^+$ allelen), heeft het genotype $A^\circ B^\circ A^\circ B^\circ$ en een zeer laag IQ. Degenen die heterozygoot zijn, hebben combinaties (in totaal 14) waarin één, twee, of drie bevorderende allelen ($^+$) aanwezig zijn met respectievelijk een laag, gemiddeld of hoog IQ. Samengevat zijn de in totaal 16 genotypen onder te verdelen in vijf categorieën, namelijk gekenmerkt door de aanwezigheid van 0, 1, 2, 3, of 4 allelen die het IQ bevorderen. Indien we aannemen dat motivatie, ervaringsinvloeden (o.a. door leren), andere eigenschappen van het individu en eigenschappen van de IQ test (iedere test benadert slechts het werkelijke IQ), uiteindelijk mede bepalen hoe het fenotype zal zijn, kunnen we ons voorstellen dat zelfs de vijf categorieën genotypen uit ons voorbeeld, een brede, continue range aan IQ scores kan opleveren.

De variabiliteit in genotypen is vele malen groter indien een eigenschap als IQ door meer dan twee genen bepaald wordt.

Syndroom van Down

Er is een veelheid van genetisch bepaalde syndromen die gepaard gaan met een verstandelijke handicap. Hier zullen slechts de belangrijkste en meest frequent voorkomende besproken worden.

Het syndroom van Down komt voor met een incidentie van 1 tot 2 per 1000 geboortes en is daarmee de meest frequent voorkomende aandoening met bekende oorzaak die bij verstandelijk gehandicapten aangetroffen kan worden. De oorzaak van de aandoening is een chromosoomanomalie, namelijk het in drievoud aanwezig zijn van chromosoom 21 (trisomie 21). Men spreekt in dergelijke gevallen van standaard trisomie 21.

De kans op trisomie 21 neemt sterk toe met toename van de leeftijd van de moeder. De kans op herhaling bij een volgende zwangerschap is 1 tot 2%.

De kans op herhaling is echter groter indien er sprake is van *translocatie*. Dit is een veel zeldzamere vorm van het Down syndroom, waarbij er geen sprake is van het vóórkomen van drie aparte chromosomen 21, maar van het vóórkomen van het materiaal van een extra 21 chromosoom op een ander chromosoom (translocatie). Het resultaat is hetzelfde, namelijk er is genetisch materiaal van drie 21 chromosomen aanwezig, met als gevolg het Down syndroom. Indien een ouder drager is van een dergelijk translocatie chromosoom, is de kans op een volgend kind met Down syndroom vele malen groter. Dit heeft implicaties voor het genetisch advies aan ouders van een kind met het Down syndroom. De trisomie 21 is goed aantoonbaar op een karyogram (chromosomenkaart). Indien een vrouw met Down syndroom een kind krijgt, is de kans op een nakomeling met het Down syndroom even groot als de kans op een normaal kind. Op de ethische implicaties met betrekking tot geboorteregeling wordt hier niet verder ingegaan.

Down syndroom heeft een vrij goed herkenbaar fenotype dat wordt gekenmerkt door onder andere: microcefalie, grote uitstekende tong, epicanthus, platte neusrug, doorlopende handplooi, korte gedrongen nek, vierkante handen, hypotonie en eventueel diverse geassocieerde lichamelijke afwijkingen, zoals een hartgebrek, atresie van de slokdarm, enzovoorts.

Het IQ van kinderen met het Down syndroom varieert sterk met uitschieters naar de grens tussen laagnormaal en licht verstandelijke handicap, maar meestal met IQs tussen de 35 en 50. Er zijn ook uitschieters naar het niveau van diepe verstandelijke handicap. Het IQ van kinderen met het Down syndroom is over de tijd even stabiel als bij normale kinderen. Dit wil zeggen dat de rangorde van een individu binnen een groep kinderen met het syndroom van Down over de tijd tamelijk gelijk blijft. Bij een mentale leeftijd van 3 1/2 tot 5 jaar wordt voor de meeste kinderen met een Down syndroom een plafond bereikt. Daarna neemt de afstand tussen het niveau van prestaties bij deze kinderen ten opzichte van dat van normale kinderen toe, omdat normale kinderen zich verder blijven ontwikkelen. Ondanks het feit dat de prestaties van kinderen met het syndroom van Down niet afnemen zal het IQ enigszins dalen ten gevolge van de toename van de verschillen met de normpopulatie.

Wat betreft de taal is de grammaticale ontwikkeling het sterkst vertraagd, terwijl het sociaal gebruik van de taal de minste achterstand vertoont. De sociale vaardigheden zijn relatief goed ontwikkeld. Het affect is over het algemeen vlakker dan bij normale kinderen. Zij hebben grote moeite met het richten van de aandacht ten einde informatie uit de omgeving te verkrijgen. De algemene indruk is die van vriendelijke, redelijk sociaal vaardige en coöperatieve kinderen.

Later in het leven is er een verhoogd risico op het vroegtijdig ontwikkelen van dementie die gelijkenis vertoont met de ziekte van Alzheimer. Er zijn dan ook recente theorieën die een gemeenschappelijke genetische afwijking postuleren als oorzaak van de cognitieve stoornis bij beide aandoeningen.

Fragiele-X syndroom

Het fragiele-X syndroom is een X chromosomale aandoening, die noch geheel recessief, noch dominant is. Er is dus sprake van een zeer ongebruikelijke X gebonden overerving. Ongeveer 20% van de mannelijke patiënten met het abnormale gen is niet geretardeerd. De kleinzonen van mannelijke patiënten zijn echter wel vaak aangedaan en vertonen alle kenmerken van het syndroom. Deze progressie in ernst over de generaties heen wordt door genetici 'anticipatie' genoemd (Dykens, Hodapp & Leckman, 1994). Vrouwen die draagster zijn en het fragiele-X gen hebben, zijn in een derde van de gevallen verstandelijk gehandicapt.

Behalve de verstandelijke handicap bestaat het fragiele-X syndroom uit de volgende lichamelijke kenmerken: een lang gezicht, grote oren en (bij mannelijke patiënten) grote testikels. Ook kunnen zij autistische kenmerken vertonen (zie hoofdstuk 2).

De naam van het syndroom houdt verband met een vormafwijking van het X chromosoom onder zekere condities. Deze vormafwijking is niet in alle gevallen aantoonbaar.

Het fragiele-X syndroom komt na het Down syndroom op de tweede plaats van bekende genetische oorzaken van verstandelijke handicap. Aangezien het Down syndroom wel genetisch bepaald is, maar in de meeste gevallen *niet* erfelijk, is het fragiele-X syndroom dus de frequentst voorkomende *erfelijke* oorzaak van verstandelijke handicap.

Fenylketonurie

Fenylketonurie (PKU) is een autosomaal recessieve aandoening die bij 1 op de 16.000 pasgeborenen voorkomt. Eén op de zestig (!) mensen is echter drager voor dit gen. De kans op PKU is groter indien ouders bloedverwant zijn. Door ontbreken van het enzym fenylalanine hydroxylase kan het aminozuur fenylalanine dat aanwezig is in veel voedingsstoffen, niet omgezet worden in tyrosine, met als gevolg ophoping van fenylalanine en abnormale afbraakstoffen. Hierdoor ontstaat irreversibele schade aan de hersenen. Een in de eerste levensmaanden ingesteld fenylalanine-arm dieet kan verstandelijke handicap voorkomen. Een te laat ingesteld dieet heeft geen gunstig effect meer op de schade toegebracht aan de intellectuele ontwikkeling.

Door het in 1974 in ons land ingestelde screeningsprogramma waarin alle pasgeborenen, middels een hielprik, op het bestaan van PKU worden onderzocht, worden vrijwel alle PKU kinderen opgespoord en op een dieet gezet. Indien ouders en kind zich strikt aan het dieet houden wordt daarmee een ernstige verstandelijke handicap voorkomen. Op de leeftijd van 6 1/2 jaar waren IQ testscores van PKU-kinderen niet afwijkend van die van gezonde kinderen (Slijper, e.a., 1988). Op 15-jarige leeftijd werd echter een lichte tendens gevonden naar lagere IQ scores (gemiddeld IQ ongeveer 90; Huisman, e.a., 1992).

Onbekende genetische aandoeningen

Er is een aantal syndromen geassocieerd met verstandelijke handicap van onbekende oorsprong, waarbij een genetische oorzaak verondersteld wordt. Een voorbeeld is het *Rett syndroom* (van Acker, 1992), dat in verband met de geassocieerde autistiforme kenmerken in hoofdstuk 2 besproken is.

Pre-, peri- en postnataal verworven aandoeningen

Een aantal kinderen kan verstandelijk gehandicapt raken door externe invloeden die hersenletsel veroorzaken. *Prenatale factoren* zijn: intra-uteriene infecties (bijvoorbeeld: rubella, toxoplasmose, cytomegalievirus, lues); teratogene stoffen (bijvoorbeeld: alcohol, heroïne, cocaïne, medicijnen, waaronder anti-epileptica); ioniserende straling.

Perinatale factoren zijn: hypoxie; intracraniële bloedingen ten gevolge van de geboorte (vooral bij laag geboortegewicht); direct mechanisch letsel van de hersenen, en hyperbilirubinemie.

Postnatale factoren zijn: infecties (bijvoorbeeld meningitis, encephalitis); vaatstoornissen; hersentrauma; en zeldzame systeemziektes (bijvoorbeeld het hemolytisch uremisch syndroom; HUS).

Van de door bovengenoemde factoren veroorzaakte stoornissen, zullen er slechts twee nader belicht worden, namelijk effecten van alcohol- en druggebruik door zwangere moeders en laag geboortegewicht.

Effecten van alcohol- en druggebruik door zwangere moeders

Alcoholgebruik van de moeder tijdens de zwangerschap kan schade toebrengen aan het zich ontwikkelende zenuwstelsel van de foetus. Excessief gebruik kan, naast verstandelijke handicap, leiden tot de volgende kenmerken die tezamen het *foetaal alcohol syndroom* vormen (FAS): microcefalie, dunne bovenlip en afwezig gleufje in de bovenlip, kleine oogspleten, wipneus en oorschelpmisvormingen. Verder kunnen er afwijkingen aan diverse inwendige organen optreden. Minder excessief, doch fors, alcoholgebruik houdt eveneens risico's in voor de intellectuele ontwikkeling van het kind, doch het is tot nu toe niet bekend hoe groot de alcohol inname moet zijn alvorens er van een vergroot risico sprake is.

Onderzoek naar het functioneren van kinderen met een FAS op langere termijn, bevestigde het grote risico op achterstand in de verstandelijke ontwikkeling en toonde aan dat de intellectuele achterstand over de tijd persisteert (Steinhausen, Willems & Spohr, 1993). Ook hebben kinderen met een FAS een vergroot risico op het later ontwikkelen van gedragsproblemen en emotionele problemen. Echter, het is niet bekend of latere psychopathologie het directe gevolg van prenatale blootstelling aan alcohol is, danwel het gevolg van het vaak bij alcoholistische ouders voorkomende deficiënte ouderschap.

Druggebruik door moeders in de zwangerschap, zoals heroïne en cocaïne, kan bij pasgeborenen het neonatale abstinentiesyndroom (NAS) geven met kenmerkende, neurologische en algemeen lichamelijke verschijnselen, waarvoor opname op een afdeling neonatologie nodig is. Er is verder een verhoogde kans op prematuriteit en neonatale sterfte. Onderzoeken naar de gevolgen voor de intellectuele ontwikkeling laten geen eenduidig beeld zien. Sommigen vinden lagere IQ testresultaten bij kinderen van verslaafde moeders, anderen niet (Soepatmi, 1992). Vermoedelijk worden de verschillen in uitkomst deels veroorzaakt door verschillen in kwaliteit van prenatale zorg.

Zeer laag geboortegewicht

Een zeer laag geboortegewicht (onder de 1500 gram) komt in ons land voor bij 0,6% van alle levendgeborenen. Er is een groot risico op beschadiging van de hersenen, meestal door intracerebrale bloedingen. Door middel van echografie zijn intracerebrale afwijkingen, zoals vergroting van de ventrikels of parenchymbeschadigingen, aantoonbaar.

Onder kinderen met een zeer laag geboortegewicht komen, meer dan bij kinderen met een normaal geboortegewicht, neurologische en/of verstandelijke handicaps voor (Weisglas, 1992). Dit bleek vooral het geval bij kinderen met echografische afwijkingen van de hersenen vastgesteld in de eerste weken na de geboorte.

Bij kinderen met milde intellectuele ontwikkelingsproblemen bleek dat omgevingsinvloeden van belang waren op de intellectuele ontwikkeling op langere termijn.

Onderzoek bij kinderen op de leeftijd van 3 1/2 jaar, toonde aan dat laag geboortegewicht het risico op later probleemgedrag, onder andere aandachtstekort, vergroot (Weisglas, 1992). Verder vertonen deze kinderen op 3-jarige leeftijd een gering vermogen te komen tot leeftijdadequaat spel, en een te weinig ontwikkeld vermogen om eigen wensen en intenties kenbaar te maken (De Raeymaecker, 1981). Er is nog weinig bekend over het functioneren van deze kinderen in de adolescentie en op volwassen leeftijd.

Omgevingsfactoren en polygene genetische invloeden

Zoals eerder aangegeven kan er bij 60 tot 70% van de individuen met een lichte verstandelijke handicap, op basis van onze huidige kennis, geen organische oorzaak aangetoond worden.

Licht verstandelijk gehandicapte kinderen hebben vaak één of twee ouders die eveneens een licht verstandelijke handicap hebben. Het ligt dan ook voor de hand te veronderstellen dat genetische invloeden hiervoor verantwoordelijk zijn. In de paragraaf over polygene genetische invloeden werd besproken hoe IQ beïnvloed wordt door het additieve effect van meerdere genen. Indien beide ouders een laag IQ hebben, is de kans groot dat hun kinderen op basis van overerving eveneens een laag IQ zullen hebben. Een groot deel van de lichte verstandelijke handicaps zou dan te verklaren zijn op basis van genetische factoren.

Echter, dit is slechts ten dele het geval. Ook omgevingsfactoren oefenen hun invloed uit. Zij bepalen in hoeverre het genotypisch potentieel verwezenlijkt zal worden (Haskins, 1986). Ernstige onderstimulering kan de intellectuele ontwikkeling belemmeren, terwijl adequate stimulering het intellectueel functioneren kan bevorderen.

Het volgende klassieke onderzoek toont het belang van omgevingsfactoren aan (Skeels, 1966). Dit onderzoek werd verricht onder kinderen in een weeshuis waar zintuiglijke stimulering minimaal was en waar affectief contact met volwassenen nagenoeg ontbrak. Een groot aantal van de in het weeshuis geplaatste kinderen had licht geretardeerde ouders. Van de kinderen in het weeshuis werd een aantal geplaatst in een instituut voor verstandelijk gehandicapten, waar deze kinderen 'geadopteerd' werden door volwassen geretardeerde (!) vrouwen die een warme, moederlijke interesse in deze kinderen toonden onder supervisie van de instituutsstaf. Een aantal van deze kinderen werd later, naar aanleiding van hun opvallende positieve ontwikkeling, naar adoptiegezinnen geplaatst. De andere kinderen verbleven langere tijd (minimaal tot hun vierde jaar) in het weeshuis. De 'geadopteerde' groep bleek op zesjarige leeftijd een gemiddeld IQ van 96 te hebben, terwijl de groep die langere tijd in het weeshuis verbleef IQs tussen de 60 en 70 had. Adequate zorg en voldoende stimulering hadden dus een aanmerkelijke verbetering in de intellectuele ontwikkeling tot gevolg.

Ook meer recente onderzoeken konden de nuttige effecten van adequate stimulering bij gedepriveerde kinderen aantonen. Echter, bij kinderen die adequaat opgevoed worden, blijken genetische invloeden sterker en dragen extra gunstige omgevingsinvloeden nauwelijks meer bij aan intellectuele groei van het kind.

Samengevat kunnen we stellen dat bij de groep kinderen met een niet-organische, licht verstandelijke handicap, erfelijke factoren in interactie met omgevingsinvloeden verantwoordelijk zijn voor de intellectuele achterstand. Hoe groot de bijdrage is van elk van deze factoren varieert van geval tot geval. Tijdige, adequate stimulering kan deze kinderen helpen een optimaal IQ en niveau van aanpassing te bereiken.

Geassocieerde psychiatrische stoornissen

Er is bij verstandelijk gehandicapten vaak sprake van psychopathologie. Schattingen variëren van 30 tot 50% (bijvoorbeeld Rutter, Tizard & Whitmore, 1970). Uiteraard is er een aantal probleemgedragingen dat direct terug te voeren is tot de ontwikkelingsachterstand, zoals enuresis, onvoldoende gewetensfunctie, slechte concentratie, en kinderlijke angsten.

Als min of meer *geïsoleerde symptomen*, die vaak interventie noodzakelijk maken, komen hyperactiviteit, tics, aanvallen van agressie en automutilatie voor. Explosieve, plotseling optredende agressieve aanvallen kunnen een epilepsie equivalent zijn. *Psychiatrische stoornissen* die kunnen voorkomen zijn: autisme en aan autisme verwante stoornissen, stemmingsstoornissen, angststoornissen en agressieregulatiestoornissen.

Zoals bij ieder individu is er een zekere balans tussen draagkracht en draaglast. De emotionele draagkracht bij verstandelijk gehandicapten is gebrekkig. Gaat de draaglast de draagkracht te boven, en dit kan al door een kleine verandering in de dagelijkse routine, dan zal de verstandelijk gehandicapte kunnen reageren met onrust, angst, agressie of chaotisch gedrag. Zoals bij jonge kinderen zal de spanning direct in motorische onrust geuit worden.

Behandeling en beleid

Uiteraard geldt dat preventie en behandeling van organisch oorzakelijke factoren, waar mogelijk, dient te geschieden. Hierop wordt hier niet verder ingegaan. We beperken ons tot de behandelingsaspecten die het gedrag en de cognitieve en sociale aspecten van de ontwikkeling van de verstandelijk gehandicapte betreffen.

Het aan de ouders brengen van de boodschap dat hun kind verstandelijk gehandicapt is, dient vaak enkele gesprekken te beslaan die pas gehouden kunnen worden na grondig medisch-lichamelijk en psychologisch onderzoek, opdat de vele vragen die ouders kunnen hebben goed gefundeerd beantwoord kunnen worden. Bij duidelijk zichtbare aandoeningen, zoals bij kinderen met het syndroom van Down, zijn ouders het meest gebaat bij onmiddellijke duidelijkheid en bevestiging van hun vermoedens.

Reacties van ouders variëren en kunnen onder andere zijn: wanhoop, ongeloof, schuldgevoel en zelfverwijt, boosheid gericht op de partner, de arts of het kind. Ouders dienen begeleid te worden om de krenking van het hebben van een gehandicapt kind te kunnen verwerken. Boosheid en chronisch verdriet zijn reacties die vrijwel alle ouders van een gehandicapt kind vertonen. Een van de grootste moeilijkheden voor ouders is dat het pijnlijke besef dat het kind een handicap heeft nooit verdwijnt. Elke ontwikkelingsfase is een confrontatie met het feit dat het kind vaardigheden mist of slechts zeer traag ontwikkelt.

Ouders die ontkennen dat er iets met hun kind aan de hand is of die zich onbegrepen voelen, kunnen een zogenaamd *'shopping pattern'* ontwikkelen. Zij gaan van de ene deskundige naar de andere, in de hoop te horen dat het wel meevalt met hun kind of dat de handicap verholpen kan worden.

Van belang is de ouders informatie te geven over het te volgen beleid en/of behandeling en om eventueel misverstanden hieromtrent bespreekbaar te krijgen. Uiteraard zal bij een jong kind met zekere voorzichtigheid over de toekomst gesproken moeten worden aangezien de ontwikkeling nog maar aan het begin is. Het is zaak een zekere balans te zoeken tussen enerzijds reële voorlichting over de handicap, opdat ouders de ernst niet ontkennen of bagatelliseren, en anderzijds bemoediging van de ouders. Door aan te geven dat het kind zich verder zal ontwikkelen, zij het met een veel trager tempo kan ouders perspectief geboden worden (tenzij er sprake is van een relatief zeldzame diepe verstandelijke handicap). Verder moeten ouders geïnformeerd worden over het belang van optimale omgevingsinvloeden waar zij zelf ook een bijdrage aan kunnen leveren. Ook al spelen genetische factoren een rol (bijvoorbeeld bij het Down syndroom), dan nog zijn omgevingsinvloeden zoals adequate stimulering, juiste schoolkeuze, goede verzorging en optimale opvoeding, van belang om te zorgen dat het potentieel van het kind ook verwezenlijkt wordt. Anderzijds moeten de verwachtingen weer niet al te hoog gespannen zijn omdat dan het gevaar groot is dat de druk op het kind om te presteren te groot wordt. Ook ontkenning dat het kind vaardigheden mist, kan leiden tot overtraining.

De combinatie verstandelijke handicap en verwaarlozing is desastreus. Deze wordt helaas in individuele gevallen nog wel gezien, doch deplorabele toestanden in tehuizen zoals dit vroeger wel het geval was, en ook recent nog in landen als Roemenië aangetroffen werden, bestaan gelukkig niet meer in ons land. Tegenwoordig is er een netwerk van diverse voorzieningen speciaal voor verstandelijk gehandicapten en hun ouders. Deze voorzieningen worden hieronder kort besproken.

Zorg voor verstandelijk gehandicapten

Er is de laatste tientallen jaren veel verbeterd in ons land met betrekking tot de zorg voor verstandelijk gehandicapten, hoewel financiële krapte gemakkelijk afgewenteld dreigt te worden op deze groep. Verworvenheden zijn onder andere: de introductie van teams voor vroegtijdige onderkenning, het stimuleren van ambulante zorg, de integratie van de verstandelijk gehandicapte in onderwijs en maatschappij, en het al lang geleden invoeren van humane zorg in residentiële instellingen. Een overzicht van onderwijs- en zorginstellingen wordt gegeven in Tabel 3.4.

Vroegtijdige onderkenning. Teams voor vroegtijdige onderkenning van ontwikkelingsstoornissen (VTO) zijn het product van samenwerking tussen instellingen die werkzaam zijn op het gebied van hulpverlening aan jonge kinderen. Deze teams zijn laagdrempelig, gratis toegankelijk en bedoeld voor kinderen van 0 tot 7 jaar. Ouders kunnen hun kind rechtstreeks aanmelden, of zij kunnen worden verwezen door consultatiebureau, huisarts, school, enzovoorts. VTO teams fungeren als knooppunt voor diagnostiek en behandeling door middel van coördinatie van de verschillende betrokken instanties. Op deze manier worden in de beginfase, bezorgde of ontredderde ouders wegwijs gemaakt in de wirwar van instellingen.

Tabel 3.4 Zorginstellingen voor verstandelijk gehandicapten

Vroegtijdige onderkenning van ontwikkelingsstoornissen (VTO)

Sociaal Pedagogische Dienst

- Maatschappelijk werk
- Praktisch Pedagogische Gezinsbegeleiding (PPG)
- Begeleid zelfstandig wonen
- Vrijwillige pleegzorg

Kinderdagverblijf (KDV)

Onderwijs

- ZMLK (zeer moeilijk lerende kinderen)
- MLK (moeilijk lerende kinderen)
- VSO (voortgezet speciaal onderwijs)

Residentiële instellingen

Later vervult het VTO team de rol van begeleider van ouders en kind totdat verdere opvang gerealiseerd is.

Sociaal Pedagogische Dienst (SPD). De SPD heeft als doel ambulante hulp- en dienstverlening te bieden aan verstandelijk gehandicapten (en hun ouders) om te bevorderen dat zij zich binnen hun mogelijkheden volledig kunnen ontplooien (Wijbenga, 1993). De SPD is er voor alle leeftijden. Tot de taken behoren, onder andere: gezinsbegeleiding, begeleiding bij pleegzorg, schoolmaatschappelijk werk en maatschappelijk werk in voorzieningen zoals kinderdagverblijven.

Kinderdagverblijf (KDV). Het kinderdagverblijf is een semiresidentiële voorziening voor verstandelijk en meervoudig gehandicapten in de leeftijd van 2 tot 17 jaar. Het KDV is bedoeld als dagopvang met therapeutische mogelijkheden voor kinderen die niet in aanmerking komen voor een andere instelling of voor school. Na een aantal jaren KDV worden de meeste kinderen geplaatst op een school (meestal ZMLK), terwijl een minderheid doorstroomt naar een inrichting.

De inrichting voor verstandelijk gehandicapten. Dag- en nachtopvang voor verstandelijk gehandicapten is uiteraard alleen voor kinderen met zeer ernstige of meervoudige handicaps. Ook speelt de draagkracht van het gezin mee, waarin ook rekening gehouden dient te worden met de eventuele andere kinderen in het gezin. Uithuisplaatsing dient ook overwogen te worden als de thuisomgeving te weinig lichamelijke en emotionele zorg, of adequate cognitieve stimulering kan bieden. Goed geoutilleerde inrichtingen met teams van deskundigen kunnen voor ernstig gehandicapte kinderen een gunstig effect teweeg brengen op de ontwikkeling van het kind.

Speciaal onderwijs. De vraag is of een verstandelijk gehandicapt kind betere ontwikkelingsmogelijkheden heeft op een gewone basisschool temidden van normaal begaafde kinderen, danwel op een vorm van speciaal onderwijs temidden van kinderen van eenzelfde ontwikkelingsniveau maar met minder interactie met buurtkinderen door de grotere afstand tussen school en huis. Onderzoek toonde aan dat kinderen met laagnormale IQs (80 tot 85) meer baat hadden bij gewoon onderwijs versus speciaal onderwijs voor verstandelijk gehandicapten, terwijl kinderen met lagere IQs meer baat hadden bij speciaal onderwijs (Goldstein, 1967). Uiteraard is het niet gunstig als een kind gedurende jaren de ervaring heeft te falen omdat hij of zij onderwijs kreeg dat te hoog gegrepen was. Het is wellicht mogelijk om licht verstandelijk gehandicapte kinderen aangepast onderwijs binnen de gewone basisschool te geven. Deze vorm van geïntegreerd onderwijs wordt onder andere voorgestaan door de Vereniging voor een Geïntegreerde Opvoeding van Mongoloïde Kinderen. Er zou onderzocht kunnen worden welke aanpassingen nodig zijn en of deze aanpak inderdaad het gewenste effect heeft.

Er zijn twee vormen van speciaal onderwijs:

1 *ZMLK*-school (school voor zeer moeilijk lerende kinderen) voor 4 1/2- tot 20-jarigen met een IQ tussen de 30 en 60. Deze kinderen zijn trainingsvatbaar en diegenen met een IQ boven de 50 vaak enigszins leerbaar.
2 *MLK*-school (school voor moeilijk lerende kinderen) voor 6- tot 20-jarigen met een IQ tussen de 60 en 80. Deze kinderen zijn leerbaar.

Gedragstherapie. Om gewenst gedrag aan te leren, of om ongewenst gedrag af te leren, kunnen gedragstherapeutische principes worden toegepast. Voorbeelden van gewenst gedrag dat aangeleerd kan worden zijn: zelfverzorging, zelfstandig reizen en sociale vaardigheden. Voorbeelden van ongewenst gedrag dat afgeleerd kan worden, zijn: automutilatie, stereotypieën, en storend en agressief gedrag. De resultaten zijn wisselend en vaak afhankelijk van de ernst van de verstandelijke handicap. Aangezien veel gedragsmodificerende technieken vrij eenvoudig te leren zijn, kunnen ouders geïnstrueerd worden thuis het gedrag van hun kind te beïnvloeden. Om gedragstherapie effectief te doen zijn dienen doelen helder geformuleerd te worden en haalbaar te zijn voor het kind. Bovendien zal het bij veel verstandelijk gehandicapten nodig zijn dat zelfs na aanleren van gewenst gedrag de omgeving continu het gewenste gedrag moet blijven bekrachtigen.

Farmacotherapie. Psychofarmaca kunnen nuttig zijn bij de behandeling van psychiatrische stoornissen bij verstandelijk gehandicapten (Bregman & Hodapp, 1991).

Een veel voorkomend probleem is de *aandachtstekortstoornis met hyperactiviteit.* Evenals bij kinderen met een normaal IQ, is methylfenidaat (Ritalin[R]) vaak effectief, hoewel het resultaat afhankelijk is van het IQ (zie voor dosering, hoofdstuk 6). Kinderen met een laag IQ (< 45, of een mentale leeftijd lager dan 4 1/2 jaar) reageren minder of zelfs soms met verslechtering op stimulantia dan kinderen met hogere IQs (Aman, e.a., 1991).

Bij *autisme* en *aan autisme verwante contactstoornissen* geassocieerd met verstandelijke handicap, is er een aantal gedragssymptomen waarvoor medicatie geïndiceerd kan zijn, zoals: automutilatie, agressief gedrag, hyperactiviteit, stereotypieën en affectieve labiliteit. Neuroleptica, zoals haloperidol (Haldol[R]), kunnen in deze gevallen voorgeschreven worden, hoewel *tardieve dyskinesieën* bij een relatief groot deel van de behandelde patiënten (ruim 20%) beschreven werden tijdens langdurig gebruik (Anderson, e.a., 1984). Neuroleptica hebben echter wel een gunstig effect op stereotypieën, hyperactiviteit en zich sociaal terugtrekken. Ook fenfluramine (Ponderal[R]) en opiaatantagonisten zoals naltrexon, zouden een gunstig effect hebben. Verder onderzoek is hier echter gewenst.

Geïsoleerd voorkomende *automutilatie* kan behandeld worden met de neuroleptica haloperidol (Haldol[R]), pimozide (Orap[R]), of pipamperon (Dipiperon[R]). Geïsoleerd voorkomend *agressief gedrag* kan eveneens met neuroleptica behandeld worden. Ook kunnen, bij heftig aanvalsgewijs optredend (auto)agressief gedrag, lithium of anti-epileptica voorgeschreven worden, zoals carbamazepine of valproïnezuur.

Beloop

Uiteraard is het beloop afhankelijk van de ernst van de verstandelijke handicap. Diep zwakzinnige kinderen zijn meestal hun hele leven aangewezen op intensieve residentiële zorg. Ernstig en matig verstandelijk gehandicapten hebben ook later in het leven veel begeleiding nodig, hoewel zij in staat geacht worden eenvoudige dagelijkse handelingen zelf uit te voeren indien zij adequaat getraind zijn. Een deel zal uiteindelijk in inrichtingen of gezinsvervangende tehuizen opgevangen moeten worden.

De grootste groep, de licht verstandelijk gehandicapten, hebben de beste prognose. Ongeveer driekwart is later werkzaam in ongeschoolde of laaggeschoolde arbeid en tussen de 50 en 80% kan later met meer of mindere begeleiding zelfstandig leven. Zij blijven een kwetsbare groep, die zich in de laagste sociaal economische regionen bevindt en vaak extra zorg en bescherming behoeft, bijvoorbeeld in de vorm van beschermd werken in een sociale werkplaats.

4 Taal- en spraakstoornissen

Inleiding

Taal is het belangrijkste communicatiemiddel voor de mens en kan gedefinieerd worden als het vermogen om complexe symbolen, die een bepaalde betekenis hebben binnen een sociale context, te begrijpen en te produceren. Spraak, de productie van betekenisvolle klanken, is één van de uitingsvormen van taal. Naast spraak kennen we ook geschreven taal, gebarentaal en innerlijke taal. Taal is een vorm van kennis, terwijl spraak de uiting is van deze kennis in gedrag.

Taal is een belangrijk hulpmiddel om sociale, culturele, artistieke en wetenschappelijke doelen te bereiken. Deze doelen zijn creatief van aard en staan niet zozeer in dienst van de biologische overleving. Echter, hoewel een mens in biologische zin zou kunnen overleven zonder het gebruik van taal, zal hij of zij niet in staat zijn om als sociaal wezen te functioneren. Dit geldt zeker voor onze moderne samenleving, waarin taal een essentiële rol speelt. Een achterstand in de taalontwikkeling of een gestoorde taalfunctie kan dan ook een handicap vormen.

Tijdige detectie en behandeling van een achterstand in de taal/spraakontwikkeling kan van preventief belang zijn. Secundair aan taal/spraakstoornissen kunnen emotionele problemen of gedragsproblemen ontstaan, evenals problemen op de schoolleeftijd met lezen, spellen en schrijven. Een achterstand in de taal/spraakontwikkeling kan in sommige gevallen het meest op de voorgrond staande symptoom van doofheid of van een neurologische aandoening zijn. Tijdige behandeling van taal/spraakstoornissen kan een gunstig effect hebben op zowel de taal/spraakstoornis als de secundaire gevolgen ervan.

In dit hoofdstuk komen aan de orde: stoornissen in de taal/spraakontwikkeling, stotteren en electief mutisme.

Taalstoornis

Indien er sprake is van een taalniveau dat in beduidende mate achter is ten opzichte van het nonverbale intelligentieniveau, en indien de taalachterstand interfereert met het leren of het sociaal functioneren, dan is er sprake van een taalstoornis. Indien er sprake is van een verstandelijke handicap, of van somatische stoornissen zoals een gehoorstoornis, dan spreken we alleen van een taalstoornis wanneer de taalproblemen groter zijn dan op basis van de geassocieerde problemen verwacht kan worden.

De meeste kinderen zijn met 18 maanden in staat twee-woordzinnetjes te produceren. Echter, er is een aantal kinderen dat niet, of vertraagd, het vermogen ontwikkelt taal te produceren en/of te begrijpen. Kinderen met een taalstoornis vertonen, naast een verlaat en vertraagd aanleren van taal, de volgende eigenschappen (Hegde, 1991):

1 Geringe woordenschat *(semantisch probleem)*. De woordenschat van het taalgestoorde kind groeit langzaam. Bovendien staan nieuw geleerde woorden niet direct tot zijn of haar beschikking (woordvindingsstoornissen). Het kind hanteert en begrijpt vooral veel gebruikte en eenvoudige woorden en heeft een voorkeur voor concrete boven meer abstracte woorden.
2 Beperkt gebruik van de *morfologische elementen* van de taal, zoals het vervoegen en verbuigen van woorden, en een beperkt vermogen de betekenis van deze vervoegingen en verbuigingen te begrijpen. Het kind maakt vele grammaticale fouten.
3 Beperkt gebruik en begrip van samenvoegingen van woorden tot zinnen *(syntactisch probleem)*. Het kind spreekt in korte, vaak incomplete zinnen en heeft moeite met het begrijpen van relatief lange en complexe zinnen. Het kind laat lidwoorden en voorzetsels weg.
4 Het taalgestoorde kind heeft moeite met het gebruik van de taal in een sociale context. Veel van deze kinderen zullen niet uit zichzelf een conversatie initiëren of onderhouden. Zij zullen hooguit korte antwoorden geven op vragen. Dit is een *pragmatisch probleem*.

De ernst van de taalstoornis kan variëren evenals de mate waarin de expressie danwel het begrip van de taal gestoord is. De DSM-IV maakt een onderscheid tussen een *expressieve taalstoornis*, waarbij met name de taaluiting gestoord is, en een *gemengde receptieve/expressieve taalstoornis*, waarbij zowel de taaluiting als het taalbegrip gestoord is. Het hakkelende en schrale taalgebruik van het taalgestoorde kind wordt met de engelse term *'non-fluent'* aangeduid.

Kinderen met een taalstoornis hebben een grotere kans op de aanwezigheid van een psychiatrische stoornis dan kinderen met een normale taalontwikkeling (Beitchman, Hood & Inglis, 1990; Cohen, e.a., 1993). De aard van de geassocieerde stoornis kan variëren van een angststoornis tot een aandachtstekortstoornis en gedragsstoornis. Het is niet duidelijk hoe de causale keten verloopt. Met andere woorden, het is mogelijk dat de taalstoornis voorafgaat aan de psychiatrische stoornis, of dat kinderen met een psychiatrische stoornis een verhoogd risico lopen op een gestoorde taalontwikkeling. Ook is het mogelijk dat zowel de taalstoornis als de psychiatrische stoornis beide veroorzaakt worden door een derde factor. Zo blijkt dat sommige kinderen met een vertraagde taalontwikkeling ook andere tekenen van een vertraagde ontwikkeling vertonen, zoals enuresis en encopresis. De vertraagde maturatie kan ten grondslag liggen aan zowel de taalstoornis als de psychiatrische stoornis.

Kinderen met een taalstoornis hebben een grotere kans op het ontwikkelen van problemen met het leren.

Vóórkomen

Door problemen met de definiëring van taalstoornissen is het niet mogelijk een betrouwbare prevalentieschatting te geven. Prevalentiecijfers variëren van 1% tot 13%. Taalstoornissen komen vaker bij jongens dan bij meisjes voor.

Etiologie

Bij het merendeel van de kinderen met een taalstoornis kan geen organische oorzaak worden vastgesteld. Eerstegraads verwanten van deze kinderen zouden in het verleden relatief vaak problemen met lezen, spellen, of de articulatie hebben vertoond. Verder bleek dat er bij familieleden vaak sprake was van laat spreken (MacKeith & Rutter, 1972). Aangezien een taalstoornis samen kan gaan met andere tekenen van een vertraagde ontwikkeling, wordt verondersteld dat de taalstoornis een mogelijk familiair bepaalde en al bij de geboorte in aanleg aanwezige ontwikkelingsstoornis is zonder duidelijke oorzaak.

Een kind kan na een ongestoorde taalontwikkeling door een neurologische oorzaak (hersenletsel, tumor, of vasculair accident) in mindere of meerdere mate plotseling het taalvermogen verliezen. In stricte zin kunnen we in een dergelijk geval ook spreken van een taalstoornis. Het is echter gebruikelijk om in dergelijke gevallen (ook bij kinderen) van een *afasie* te spreken.

Een, vrij zeldzaam, neurologisch beeld dat gekenmerkt wordt door een plotselinge teruggang van de taal (afasie), in combinatie met epilepsie, is het *syndroom van Landau en Kleffner* (Op Heij, e.a., 1990).

De taalstoornis bij een afasie op zich verschilt niet van die bij een kind met een taalstoornis zonder neurologische aandoening. De prognose van de afasie is afhankelijk van de aard van de neurologische aandoening. Bij cerebrale schade is het herstellend vermogen van het cerebrum bij kinderen minder goed dan wel verondersteld wordt (van Dongen, van Harskamp & Loonen, 1977)

Differentiaaldiagnose

Het niet goed of te laat spreken van een kind is een niet zeldzame klacht waarmee de arts geconfronteerd kan worden. De ontwikkelingsstoornis van de taal zonder duidelijke organische oorzaak, en de verworven afasie op basis van een neurologisch lijden, dienen onderscheiden te worden van de volgende beelden waarbij de taal gestoord kan zijn:

1 *Verstandelijke handicap*. Een algemene ontwikkelingsachterstand gaat uiteraard ook gepaard met een achterstand in de taalontwikkeling.
2 *Gehoorstoornis*. Doofheid is na verstandelijke handicap de meest vóórkomende oorzaak van een gestoorde taalontwikkeling. Bij ieder kind met een achterstand in de taalontwikkeling dient het gehoor onderzocht te worden. Diagnostische moeilijkheden zijn niet zozeer te verwachten bij kinderen met een evidente gehoorstoornis, maar juist bij kinderen met partiële doofheid of met intermitterende doofheid, bijvoorbeeld door regelmatig optredende infecties

van het middenoor. Dove kinderen maken, evenals kinderen met een taalstoornis, over het algemeen een goed contact, maken hun wensen kenbaar door gebaren en mimiek, en hebben een ongestoorde imitatie en spel.

3 *Affectieve verwaarlozing met onderstimulatie.* Kinderen die ernstig verwaarloosd worden en in hun taalontwikkeling onvoldoende gestimuleerd, vertonen naast een gestoorde emotionele ontwikkeling ook vaak een vertraagde taalontwikkeling. Deze kinderen vertonen een duidelijke vooruitgang in de taalontwikkeling wanneer ze in een stimulerende omgeving en binnen een affectief adequaat klimaat worden opgevangen.

4 *Autisme.* Autistische kinderen vertonen naast een afwezige of sterk vertraagde taalontwikkeling de kenmerkende stoornissen in de sociale interacties. Bovendien is er, wanneer er enige taalontwikkeling is, sprake van een gestoord taalgebruik, gekenmerkt door echolalie en het verwisselen van persoonlijke voornaamwoorden.

Behandeling en beleid

Bij de behandeling van kinderen met taalstoornissen is het van belang dat hierbij niet alleen het kind zelf, maar ook de ouders en de school (leerkracht, remedial teacher), betrokken worden. Dit om te bevorderen dat datgene wat in de individuele behandelingscontext geleerd is, ook in dagelijkse situaties gehanteerd wordt. Het is van belang dat het nieuw verworven taalgedrag kan generaliseren.

De behandeling vindt meestal plaats door een logopedist. Echter, wanneer een taalstoornis geassocieerd is met andere problemen (leerproblemen, gedragsproblemen, emotionele problemen, lichamelijke aandoeningen) dient een gecoördineerde behandeling in teamverband plaats te vinden.

De behandeling bestaat uit de volgende componenten: het aanleren van een voldoende woordenschat, zinsbouw en morfologie (verbuigen, vervoegen); het begrijpen van voldoende woord- en zinsbetekenissen en het leren hanteren van de taal in sociale situaties. Bij de aanwezigheid van specifieke stoornissen zoals autisme, doofheid of geestelijke handicap moet de behandeling aangepast worden.

De behandeling van de taalstoornis berust op gedragstherapeutische principes. Allereerst zal de behandelaar proberen te bewerkstelligen dat het kind woordjes of zinnen nazegt. Bijvoorbeeld, door het laten zien van een plaatje van een *koe* en het kind te vragen: "Wat is dit?", gevolgd door: "Zeg maar, koe". Wanneer het kind een juist antwoord geeft, volgt verbale *bekrachtiging* (bijvoorbeeld door te zeggen: "Goed zo!"), en bij een onjuist antwoord een verbale *bestraffing* (bijvoorbeeld: "Nee, dat is niet goed").

Ouders en leerkrachten kunnen direct bij de behandeling betrokken worden door hen te laten participeren tijdens de behandelingscontacten. Ook kunnen zij geïnstrueerd worden om zoveel mogelijk in dagelijkse situaties taaloefeningen te vervlechten. Een belangrijke strategie hierbij is het aanbieden van zogenaamde uitbreidingen op wat het kind zelf zegt. Een voorbeeld is een kind dat, wijzend naar de slapende poes, zegt: "Mamma, kijk, poesje", waarop de moeder reageert: "Ja, de poes ligt te slapen". In dit voorbeeld is het antwoord een zin die iets complexer en grammaticaal juister is dan de zin van het kind. Anderzijds is het aangeboden taalniveau weer niet zo complex dat het kind de zin niet goed begrijpt. Men neemt aan dat deze strategie de taalontwikkeling bevordert van zowel het normale als het taalgestoorde kind. Het aanbieden van uitbreidingen zou veel stimulerender werken dan het verbeteren van het taalgebruik van het kind, hetgeen dan ook afgeraden wordt.

Een zorgvuldig geplande behandeling, toegespitst op het individu en uitgevoerd met actieve steun van de omgeving, heeft het meeste succes. Niet aangeraden wordt een jong kind met een taalstoornis op een crèche of peuterspeelzaal te plaatsen met het idee dat het in contact brengen van het kind met de verbale interacties met leeftijdgenoten stimulerend zal werken. Eerder zal een 'jungle' van niet goed te interpreteren geluiden het kind ertoe kunnen bewegen zich terug te trekken uit de sociale interacties. Het belangrijkste vehiculum waarmee de taalontwikkeling bevordert wordt zijn betekenisvolle en op het individuele kind toegespitste, verbale interacties van het kind met een volwassene.

Op de schoolleeftijd kunnen kinderen met een taalstoornis gebaat zijn met plaatsing op een school voor gehoorgestoorde en spraakgebrekkige kinderen.

Prognose

De prognose van een taalstoornis is afhankelijk van eventuele lichamelijke aandoeningen, doch is over het algemeen gunstig. De meeste kinderen met een taalstoornis die niet geassocieerd is met doofheid, autisme, verstandelijke handicap en die niet het gevolg is van een neurologische aandoening, ontwikkelen taal. Hoe jonger het kind is wanneer de taal zich ontwikkelt, des te beter de prognose. Vroegtijdige interventie kan voorkomen dat er secundair aan het taalprobleem, leer- en gedragsproblemen en emotionele problemen ontstaan.

Spraakstoornissen

Het terrein van de spraakstoornissen omvat stoornis van de articulatie (fonologische stoornis), en stoornis in de vloeiendheid van de spraak (stotteren).

Articulatiestoornis

Een stoornis van de articulatie kan (1) een constitutioneel bepaalde ontwikkelingsstoornis zijn; (2) het gevolg zijn van anatomische of neurologische afwijkingen, en (3) secundair zijn aan een gehoorstoornis of verstandelijke handicap.

Klinisch beeld. De spraak van kinderen met een articulatiestoornis wordt gekenmerkt door:

1 Het weglaten van klanken, bijvoorbeeld *sapen* in plaats van *slapen*.
2 Het vervangen van een moeilijke klank door een minder moeilijke klank, bijvoorbeeld *tekelen* inplaats van *tekenen*.
3 Het verdraaien van klanken, bijvoorbeeld *baj* in plaats van *bal*.

Deze kenmerken staan gerangschikt op volgorde van ernst: het weglaten van klanken wordt als ernstiger gekenmerkt dan het vervangen van klanken, hetgeen weer ernstiger is dan het verdraaien van klanken. Het gaat hierbij om een onvermogen om een voor de leeftijd adequaat niveau van spraak te produceren. Dit houdt in dat het bij een articulatiestoornis vaak gaat om kenmerken van spraak die bij jongere kinderen wel als normaal beschouwd kunnen worden.

Uiteraard is het belangrijk om te evalueren in hoeverre de gestoorde articulatie interfereert met de sociale communicatie en met het functioneren op school.

Vóórkomen. Articulatiestoornissen komen vaker bij jongens voor dan bij meisjes (2:1) en vaker bij jongere kinderen dan bij oudere kinderen. Dit laatste impliceert een vertraagde maturatie als onderliggend probleem (zie de etiologie).

Differentiaaldiagnose. Voor de behandeling is het van belang na te gaan of de articulatiestoornis gecompliceerd wordt door een stoornis in de taalontwikkeling, of voorkomt in het kader van een verstandelijke handicap (algemene ontwikkelingsachterstand), autistische stoornis (contactstoornis en specifieke taalstoornis) of gehoorstoornis. Vooral bij een specifieke uitval van klanken met een hoge frequentie (/f/ en /s/), dient men alert te zijn op een verminderde gehoorfunctie en moet verder audiologisch onderzoek volgen. Onderzoek van de spraakorganen dient plaats te vinden om na te gaan of eventuele anatomische of neurologische oorzaken ten grondslag liggen aan de articulatiestoornis.

Etiologie. Articulatiestoornissen zijn geassocieerd met psychiatrische stoornissen zoals angsten, aandachtstekortstoornis, enuresis en sociale problemen, evenals problemen met leren lezen en met een taalstoornis. Het is niet duidelijk in hoeverre deze geassocieerde problemen het gevolg zijn van de articulatiestoornis, of dat zowel de articulatiestoornis als de geassocieerde stoornissen het gevolg zijn van eenzelfde etiologische factor, bijvoorbeeld een constitutioneel bepaalde ontwikkelingsachterstand. De veronderstelling dat er sprake is van een vertraagde rijping wordt gesteund door de observatie dat de articulatiestoornis in de loop van de ontwikkeling vaak verbetert, en dat bij een articulatiestoornis meestal die klanken het sterkst zijn aangedaan die ook in een normale ontwikkeling het laatst verworven worden, namelijk de /l/, /r/, /v/, en /z/.

Spraakstoornissen die niet veroorzaakt worden door een somatisch lijden, komen familiair voor (Beitchman, Hood & Inglis, 1992). Deze observatie steunt de veronderstelling dat een genetische component een rol speelt.

Behandeling en prognose. Het natuurlijk beloop van een articulatiestoornis is gunstig indien er geen somatische oorzaak aanwezig is en de stoornis niet in het kader van een ernstige aandoening zoals geestelijke handicap of autisme, voorkomt. De behandeling bestaat uit logopedische hulp.

Stotteren

Stotteren is een verzamelnaam voor diverse vormen van niet vloeiende spraak (engels: 'dysfluencies'), zoals: *herhalingen* ("Ba-ba-bal"), *blokkades* ("Ik ga voet-<pauze> ballen"), of *verlenging* ("Llllamp") van letters, lettergrepen of hele woorden, of tussenvoegingen van woordjes of geluiden ("Uh...uh ik ga lezen"). Deze problemen met de spraak gaan vaak gepaard met tremoren of grimasseren van de kaken of lippen, of met tic-achtige bewegingen in het gezicht, zoals oogknipperen. Soms doet ook de grove motoriek mee, zoals het buigen van de romp of het bewegen van de armen.

Vrijwel iedereen vertoont momenten waarop de spraak niet vloeiend is, afhankelijk van, onder andere, de snelheid van spreken, vermoeidheid en kennis van het onderwerp. Pas wanneer het niet vloeiend spreken in frequentie een zekere grens overschrijdt gaat het de toehoorder opvallen. Deze grens wordt bereikt wanneer er bij meer dan 5% van de gesproken woorden sprake is van niet-vloeiend spreken. Ook de aard van het niet-vloeiend spreken bepaalt of dit opvalt of niet. Zo worden vooral herhalingen van delen van woorden en verlenging van klanken bij stotteraars gehoord. Ook de duur van de onderbreking, herhaling of verlenging is van belang.

Veel kinderen vertonen in het begin van hun spraakontwikkeling stotterfenomenen. Ongeveer 4% van de schoolgaande kinderen in de algemene bevolking zou last van stotteren hebben. De prevalentie is hoger op de peuter- en kleuterleeftijd dan erna (Hegde, 1991). De verhouding jongens : meisjes voor stotteren is 4 : 1.

Hoewel een episode van stotteren onderdeel van een normale spraakontwikkeling kan vormen, dient het extra aandacht te krijgen bij:

- excessief herhalen van de eerste lettergreep van woorden;
- tremor van de mond of kaak;
- toename van toonhoogte en geluidssterkte;
- emotionele problemen (angst, depressie) en zich terugtrekken uit contacten.

De oorzaak van stotteren is onbekend, ondanks de vele theorieën die erover bestaan. Stotteren blijkt wel familiair bepaald. Tweelingonderzoek toonde aan dat de concordantie voor stotteren groter is bij monozygote dan bij dizygote tweelingen. Dit is een aanwijzing dat een genetische component aanwezig is.

De behandeling van stotteren dat niet gecompliceerd wordt door emotionele problemen of gedragsproblemen, geschiedt door een logopedist of door een gedragstherapeut. Door sommigen wordt nagestreefd dat de vloeiendheid van de spraak normaliseert. Anderen menen dat dit niet mogelijk is en prefereren een eindtoestand van zogenaamd 'vloeiend stotteren'. In sommige gevallen hebben psychofarmaca (butyrofenonen) een gunstig effect op stotteren (Burns, Brady & Kurnvilla, 1978), doch medicamenteuze behandeling is op dit moment niet de behandeling van eerste keuze.

Ongeveer 30% van de stotteraars verbetert zonder veel professionele hulp. Stotterende kinderen die voor de leeftijd van 5 à 6 jaar al een eerste episode van stotteren hadden, lopen een grote kans chronische stotteraars te worden.

Electief Mutisme

Electief mutisme is een zeldzame aandoening waarbij een kind uitsluitend spreekt in een voor hem of haar bekende omgeving tegen gezinsleden of andere naasten, terwijl de verbale communicatie met anderen volledig ontbreekt. Bij deze kinderen is er sprake van een weigering om tegen vreemden te praten en niet zozeer van een onvermogen. Hoewel de symptomen zich reeds tussen het derde en het vijfde jaar openbaren, zoekt men vaak pas hulp als het kind op de basisschool zit en na enige tijd nog steeds niet tegen de leerkracht en leeftijdgenoten praat.

Het niet tegen vreemden praten van jonge kinderen is geen onbekend verschijnsel. Leerkrachten rapporteren dat er kinderen zijn die de eerste maanden na het eerste bezoek aan de basisschool weigeren te praten. De stress en onbekendheid van de schoolsituatie veroorzaakt dat deze kinderen een korte mutistische periode doormaken, gevolgd door het op gang komen van een normale verbale communicatie. Dit is niet het geval bij kinderen met electief mutisme.

Behalve het mutisme zien we bij electief mutistische kinderen vaak de volgende symptomen (Kolvin & Fundudis, 1981): negativisme en koppigheid; een hechte, symbiotische band met de moeder; timide en apathisch in het contact met leeftijdgenoten; eventuele tekenen van immaturiteit zich uitend in enuresis of encopresis. Verder blijkt er bij deze kinderen vaak een taal- spraakstoornis te bestaan, die werd geconstateerd door hun spraak thuis op te nemen op een bandrecorder. Electief mutistische kinderen proberen wel enigszins te communiceren door middel van gebaren en mimiek. In de voor hen vertrouwde omgeving kunnen ze zelfs graag en veel praten.

De etiologie van electief mutisme is niet bekend. Mogelijk spelen genetische factoren een rol, hetgeen gesteund wordt door de bevinding dat in de families van deze kinderen relatief vaak electief mutisme, extreme verlegenheid en taal-spraakstoornissen voorkomen. Ook psychogene factoren lijken een rol te spelen. Verondersteld wordt dat de nauwe, symbiotische band met de moeder het kind belemmert in zijn emotionele en sociale ontwikkeling. Het ontbreekt aan een klimaat waarin een zekere mate van gezonde agressie bij het kind aanwezig kan zijn die nodig is om zich los te maken en zich autonomie te verwerven.

De behandeling van electief mutisme is moeilijk. Individuele behandeling, gezinstherapie en gedragstherapie kunnen verbetering bewerkstelligen. Over het natuurlijk beloop van electief mutisme zijn geen systematische gegevens bekend.

5 Leerstoornissen

Inleiding

De school is één van de belangrijke gebieden van functioneren voor kinderen in onze Westerse maatschappij. Om op school goed te functioneren, moet een jong kind aan een aantal algemene voorwaarden voldoen. Alleen dan zal het kind de gestructureerde, systematische en op het leren gerichte benadering van de school gedurende een hele dag aankunnen en ervan kunnen profiteren (zie Verhulst (1991) voor een bespreking van algemene leervoorwaarden).

Problemen met schoolse taken komen voor bij de meeste kinderen die in zorg zijn bij instellingen voor geestelijke gezondheidszorg, ongeacht de reden van aanmelding (Verhulst, 1985). Niet goed meekomen op school kan dan ook vele oorzaken hebben, onder andere: (1) algemene verstandelijke handicap (hoofdstuk 3); (2) zintuigelijke stoornissen; (3) culturele kenmerken of pedagogische verwaarlozing, waardoor er een tekort is aan aanbod van mogelijkheden om te leren; (4) gedragsproblemen en/of emotionele problemen die interfereren met schoolse taken of het leren, zoals aandachtsstoornissen of druk en agressief gedrag (zie hiervoor de diverse hoofdstukken over psychiatrische stoornissen); (5) problemen met de motivatie en ten slotte (6) constitutioneel bepaalde, specifieke leerstoornissen.

Specifieke leerstoornissen zijn *onverwachte*, basale moeilijkheden bij het leren lezen, spellen, of rekenen. Onverwacht, omdat het optreedt bij kinderen van normaal intellectueel niveau. Er is een discrepantie tussen het IQ en de specifieke vaardigheden die, wat betreft niveau, ver onder het IQ liggen. Specifieke leerstoornissen kunnen veroorzaakt worden door genetische factoren, hersenbeschadiging, ongunstige omgevingsfactoren met tekorten in de stimulering van de cognitieve ontwikkeling, of door een combinatie van deze factoren.

Er kan een onderscheid gemaakt worden tussen een verlies van reeds aanwezige schoolse vaardigheden (hetgeen vaak verwijst naar organisch-cerebrale aandoeningen) en een basaal onvermogen om bepaalde schoolse vaardigheden vanaf het begin aan te leren.

Het terrein van de specifieke leerstoornissen is uiterst complex en specialistisch. Hierop begeven zich onder andere (neuro)psychologen, pedagogen, didactici, kinder- en jeugdpsychiaters, linguïsten en neurologen. Er bestaan dan ook vele controversen over definiëring, onderliggende mechanismen en etiologie van de leerstoornissen. Voor een diepgaande bespreking hiervan is hier geen plaats. We beperken ons tot een globale bespreking van de leesstoornis (dyslexie) en de spellingsstoornis. De rekenstoornis is veel minder grondig onderzocht en wordt hier niet verder behandeld. Veel principes die voor de lees- en spellingsstoornis gelden, zijn ook op de rekenstoornis van toepassing.

Het leerproces

Het leerproces bestaat uit vier componenten: '*input*', *integratie*, *geheugen*, en '*output*' (Silver, 1989).

De perceptuele *'input'* is een centraal proces. Problemen kunnen zich voordoen in de visuele of auditieve sfeer. Een voorbeeld van een visueel perceptieprobleem is het kind dat een *b* en een *d* verwisselt, of een *6* en een *9*. Ook het van links naar rechts lezen (en schrijven), zonder woorden of zinnen over te slaan of te herhalen, kan voor sommige kinderen een groot probleem zijn.

De volgende stap, *integratie,* bestaat uit processen waardoor de binnenkomende informatie begrepen kan worden, onder andere: het *vasthouden van de juiste volgorde* (bijvoorbeeld binnen een verhaal, zin, of van letters of cijfers); *abstraheren* (het uit de directe, concrete context lichten van een woord of symbool), en *organiseren* van een veelheid van nieuwe en reeds geleerde informatie.

De derde component is het *geheugen.* Wanneer dit gestoord is, vormt dit een grote belemmering bij het leren. Ten slotte is er de *'output',* in de zin van het vormen van woorden tot gesproken taal, of motorische uitingen, zoals schrijven.

Specifieke lees- en spellingsstoornissen

Lees- en spellingsstoornissen gaan vaak hand in hand, hoewel beide ook afzonderlijk kunnen voorkomen (Yule & Rutter, 1985). In de algemene bevolking heeft ongeveer 4% van de kinderen op de schoolleeftijd een leesstoornis; jongens meer dan meisjes, in een verhouding van 3 : 1.

Klinisch beeld

Kinderen met lees- en spellingsstoornissen kunnen onder andere de volgende problemen laten zien: niet onderscheiden van verschillende lettervormen (*b* en *d*); problemen met de juiste volgorde (*klas* en *slak*); problemen met het snel en foutloos opsporen van fonemen (klankeenheden) uit geschreven letters, waardoor er teveel aandacht is voor dit proces en te weinig voor de betekenis van het geschrevene; het niet correct 'vertalen' van fonemen naar letters. Uiteraard hebben deze kinderen moeite met lezen, spellen en begrijpen van geschreven taal.

Een minderheid van de kinderen met lees- en spellingsstoornissen heeft problemen met de ruimtelijke oriëntatie of met de motoriek. Het overwegende probleem bij lees- en spellingsstoornissen is een centraal taalprobleem en niet een probleem met de visueel-motorische functie. Dit in tegenstelling tot populaire ideeën over stoornissen van de oogbewegingen, het evenwichtsorgaan, coördinatie van de ogen bij convergentie, enzovoorts, die verantwoordelijk gesteld worden voor leerstoornissen en waarop sommige behandelvormen berusten.

Etiologie

Tweeling- en familie-onderzoek tonen aan dat erfelijke factoren een rol spelen bij het ontstaan van lees-, en spellingsstoornissen (Pennington, 1991). Vaders en in mindere mate moeders, evenals broers en zusters van kinderen met een leesstoornis, vertonen cognitieve stoornissen, met name wat betreft verbale informatieverwerkingsprocessen. Ook kunnen er niet-erfelijke, aangeboren factoren in het spel zijn. Cerebraal-organische factoren kunnen lees-en spellingsstoornissen geven door interferentie met het leerproces op verschillende niveaus.

Omgevingsfactoren kunnen eveneens een rol spelen bij het ontstaan of verergeren van lees- en spellingsproblemen. Zo zijn er gezinnen waarin evidente verwaarlozing en onderstimulering voorkomt. Ook zijn er tussen gezinnen grote culturele verschillen in aanbod van taal aan het kind. Positieve invloeden op de leesvaardigheid, zoals door het voorlezen door de ouders en het aanmoedigen van lezen van geschreven taal, zijn niet in alle gezinnen aanwezig.

Leesstoornissen zijn frequent geassocieerd met antisociaal gedrag. Kinderen met leesstoornissen kunnen door hun falen een gering gevoel van eigenwaarde ontwikkelen. Dit kan, in combinatie met ongunstige omgevingsfactoren, tot antisociaal gedrag leiden.

Behandeling

Verbetering van de leesvaardigheid en spelling kan optreden door individueel onderwijs. Dit kan bijvoorbeeld door '*remedial teaching*', waarbij het kind in individuele contacten geholpen wordt om fonemen in letters te herkennen en om van fonemen correct geschreven taal te maken. Scholen voor kinderen met *leer- en opvoedingsmoelijkheden (LOM)* zijn, beter dan reguliere basisscholen, toegerust om kinderen met lees- en spellingsstoornissen te helpen.

Het stimuleren van de leesvaardigheid en de spelling gebeurt met behulp van gedragstherapeutische principes, onder andere door bekrachtiging. Veel kinderen met leermoeilijkheden hebben de ervaring gehad te falen, met negatieve gevolgen voor hun gevoel van eigenwaarde. Wanneer zij merken dat door de hulp en hun eigen inspanningen, het leren stapje voor stapje verbetert, kan deze ervaring een gunstige invloed hebben op hun zelfgevoel. Hierdoor kan er een verbetering van de stemming en het gedrag optreden. Het is belangrijk om ouders bij de behandeling te betrekken, bijvoorbeeld door het kind thuis te laten voorlezen uit hiervoor door de behandelaars geselecteerde boeken.

Het nut van psychostimulantia bij lees- en spellingsstoornissen is gering en heeft weinig praktische waarde.

Beloop

De prognose van lees- en spellingsstoornissen is afhankelijk van de ernst van de eventuele organische component en van omgevingsfactoren. Een stimulerend gezinsklimaat in combinatie met aangepast onderwijs, vergroot de kans dat kinderen met lees- en spellingsstoornissen zich gunstig ontwikkelen en uiteindelijk tot een bevredigend opleidings- en beroepsniveau kunnen komen. Kinderen met leerproblemen die onder minder gunstige omstandigheden opgroeien, hebben een minder rooskleurige toekomst. Uit het feit dat leerstoornissen onder bepaalde omstandigheden beïnvloedbaar zijn volgt, dat tijdige ontdekking en een adequate aanpak hun nut kunnen hebben.

6 Aandachtsstoornissen en hyperactiviteit

Inleiding

Overbeweeglijk, rusteloos en impulsief gedrag en een gebrek aan concentratie bij kinderen en jeugdigen vormen regelmatig gehoorde klachten van ouders en leerkrachten. Deze gedragingen behoeven op zich niet pathologisch te zijn en kunnen zowel bij normale kinderen en jeugdigen als bij kinderen en jeugdigen met diverse psychiatrische stoornissen voorkomen. Pas wanneer zich de combinatie voordoet van overbeweeglijkheid met een tekort aan gerichte aandacht op een niveau dat niet meer bij de leeftijd hoort, is er sprake van een psychiatrische stoornis. Deze stoornis wordt in zijn algemeenheid gekenmerkt door een chaotische en ongeorganiseerde gedragsstijl.

In het verleden werden overactief, impulsief gedrag en concentratiestoornissen beschreven bij zwakzinnige en neurologisch beschadigde kinderen. De stoornis in het gedrag werd gezien als het gevolg van de organisch-cerebrale aandoening. Deze relatie geldt slechts voor een kleine subgroep van de overactieve patiënten. In een later onderzoek werd gevonden dat de meeste kinderen met hersentraumata *géén* overactief gedrag toonden (Rutter, 1977). De terminologische verwarring werd versterkt door de wijd verbreide veronderstelling dat ieder aandachtsgestoord kind met overbeweeglijk en impulsief gedrag een hersenbeschadiging zou hebben die de oorzaak is van de gedragsstoornis. Dit ondanks het feit dat minder dan 5% van een groep onderzochte kinderen met een aandachtsstoornis een hersenbeschadiging bleek te hebben. Echter, de veronderstelde relatie tussen hersenbeschadiging en aandachtsstoornis en hyperactiviteit bij kinderen was de oorzaak van het ontstaan van de termen 'Minimal Brain Damage', en later 'Minimal Brain Dysfunction' (MBD). Er dient nadrukkelijk vermeld te worden dat deze termen verouderd zijn en niet gesteund worden door empirisch onderzoek. Dit impliceert niet dat er voor aandachtsstoornissen en hyperactiviteit geen cerebraalorganische factoren in het spel kunnen zijn (zie later).

Aangezien het meeste onderzoek naar hyperactiviteit en de behandeling ervan zich richt op kinderen (meestal jongens) van de basisschoolleeftijd, wordt in dit hoofdstuk over kinderen gesproken, alhoewel hyperactiviteit ook bij jeugdigen een rol kan spelen.

Klinisch beeld

De meesten kunnen zich een beeld vormen van aandachtsgestoorde en hyperactieve kinderen. Zij zijn gedreven en energiek, zijn geen moment in rust en handelen zonder erbij na te denken. Zij kunnen hun aandacht slechts kort op eenzelfde activiteit gericht houden en hun gedrag is chaotisch en impulsief. Zij zijn onhandig, hebben regelmatig ongelukjes en wat in hun handen komt gaat kapot. Leerkrachten klagen vaak over het feit dat deze kinderen voortdurend onrust om zich heen zaaien, slordig zijn, onnodige geluiden maken in de klas en matig presteren ondanks hun gemiddelde intelligentie. Zij hebben conflicten met leeftijdgenoten en met volwassenen en krijgen voortdurend kritiek.

DSM-IV kenmerken

De diagnostische criteria van de DSM-IV (APA, 1993) voor de categorie Aandachtstekort/Hyperactiviteit Stoornis (engels: Attention-deficit/Hyperactivity Disorder; ADHD) staan vermeld in Tabel 6.1.

De DSM-IV hanteert als essentiële kenmerken voor ADHD de aanwezigheid van een niet bij de leeftijd passende (1) aandachtsstoornis, (2) hyperactiviteit en (3) impulsiviteit. Als (arbitrair) criterium hanteert de DSM-IV dat ten minste zes van de negen in Tabel 6.1 samengevatte kenmerken voor aandachtsstoornis aanwezig dienen te zijn, en tenminste vier van de zes kenmerken voor hyperactiviteit-impulsiviteit. DSM-IV hanteert bovendien een onderverdeling in drie subgroepen:

1 ADHD van het voornamelijk aandachtsgestoorde type.
2 ADHD van het voornamelijk hyperactief-impulsieve type.
3 ADHD van het gecombineerde type.

Een symptoom wordt pas aanwezig geacht wanneer het gedrag interfereert met normaal functioneren en wanneer het niet passend is bij het ontwikkelingsniveau van het kind.

Andere criteria vermeld in de DSM-IV zijn: de stoornis moet tenminste zes maanden bestaan, en moet begonnen zijn voor het zevende jaar; de symptomen moeten in twee of meer contexten aanwezig zijn (bijvoorbeeld op school en thuis), en de stoornis moet klinisch significante problemen geven of belemmering in sociaal functioneren of in het functioneren op school of op het werk.

Aandachtstekort

Aandacht is een moeilijk te omschrijven en te beoordelen begrip dat met een veelheid van gedragingen en psychologische processen te maken heeft. Taylor (1986) definiëert aandacht als die processen waarmee op systematische wijze informatie uit de omgeving wordt opgenomen. Zonder deze processen zou leren niet goed mogelijk zijn en zou het gedrag slecht gereguleerd zijn. Problemen met de aandacht kunnen bestaan uit:

Tabel 6.1 Diagnostische criteria voor Aandachtstekort/Hyperactiviteit Stoornis (DSM-IV)

A. Aandachtstekort

(1) heeft vaak moeite om de aandacht goed bij details te houden, of maakt slordigheidsfouten in schoolwerk, werk, of andere activiteiten

(2) heeft vaak moeite om de aandacht bij taken of spel te houden

(3) lijkt vaak niet te luisteren naar wat er tegen hem/haar gezegd wordt

(4) volgt aanwijzingen of opdrachten vaak niet volledig op, en maakt schoolwerk, karweitjes, of taken op het werk niet af

(5) heeft moeite taken en activiteiten te organiseren

(6) vermijdt vaak, of heeft grote weerzin tegen, taken (zoals schoolwerk, huiswerk) waar langerdurende mentale inspanning bij nodig is

(7) verliest vaak dingen die nodig zijn voor uitvoeren van taken of activiteiten (bijvoorbeeld huiswerk, pennen, boeken, gereedschap of speelgoed)

(8) is vaak snel afgeleid door externe stimuli

(9) is vaak vergeetachtig bij dagelijkse bezigheden

B. Hyperactiviteit-impulsiviteit

Hyperactiviteit

(1) friemelt of frunnikt vaak met handen of voeten of wiebelt in stoel

(2) staat op van plaats op school of in andere situaties waar verwacht wordt dat hij/zij moet blijven zitten

(3) rondrennen of klimmen in situaties waar dit niet gepast is (bij adolescenten of volwassenen kan dit beperkt zijn tot gevoelens van rusteloosheid)

(4) heeft vaak moeite om rustig te spelen of om rustig met vrije tijdsactiviteiten bezig te zijn

Impulsiviteit

(5) flapt antwoorden eruit nog voordat de vraag geheel gesteld is

(6) heeft moeite om in een rij te wachten, of op zijn/haar beurt te wachten tijdens spel of in groepssituaties

1 Zich niet goed kunnen richten op taakrelevante stimuli en het onvoldoende negeren van irrelevante stimuli (verhoogde afleidbaarheid).
2 Onvoldoende lang bij een taak kunnen blijven (tekort aan onafgebroken aandacht).
3 Onvoldoende alertheid ('underarousal').

Daarnaast kan de motivatie van het kind een rol spelen. Kinderen die geen zin hebben in een taakje kunnen een ongeconcentreerde indruk maken.

In diverse onderzoeken zijn de prestaties nagegaan van hyperactieve kinderen op aandachtstests. Van oorsprong ontworpen om de aandacht van personen bij de waarneming van radarsignalen te onderzoeken, zijn er tests om na te gaan hoe goed een kind een taakje kan uitvoeren tegen een achtergrond van irrelevante stimuli. Hyperactieve kinderen presteren op dit soort tests beduidend slechter dan niet-hyperactieve kinderen. Zij maken meer fouten, zijn minder in staat relevante van irrelevante stimuli te scheiden en zij vertonen langere reactietijden (Whalen, 1989).

Aandachtstekort dient van overbeweeglijkheid onderscheiden te worden. Sommige onderactieve of slome kinderen steken weinig op van wat de leerkracht zegt, terwijl sommige overbeweeglijke, alerte kinderen de behandelde stof juist goed kunnen volgen.

Kinderen met aandachtsstoornissen hebben niet voldoende het vermogen om, zoals Douglas (1972) beschrijft, 'to stop, look, and listen'. Hun gedrag is chaotisch en ongeorganiseerd; zij fladderen van de ene niet afgeronde bezigheid naar de andere en zij zijn snel afgeleid.

De meeste kinderen echter lijken zelf geen last te hebben van dit gedrag. Een probleem vormt echter het feit dat de aandachtsstoornis interfereert met de leerprocessen. De basisschoolleeftijd is dan ook de periode bij uitstek waarop kinderen met aandachtsstoornissen worden aangemeld voor onderzoek en behandeling. Sommige kinderen kunnen hun aandachtsstoornis beschrijven en lijken er wèl last van te hebben, zoals een 9-jarig jongetje dat op een LOM-school zat en zijn aandachtsproblemen als volgt verwoordde: "Het is altijd zo rommelig in mijn hoofd; maar als mijn meneer naast me staat dan kan ik beter denken". Hij gaf hiermee ook aan dat de structurerende invloed van de leerkracht, op wie hij erg gesteld was, een voor hem zelf voelbaar effect had.

Volgens de DSM-IV dient rekening gehouden te worden met het ontwikkelingsniveau van het kind. In de loop van de ontwikkeling zal het vermogen toenemen om de aandacht op externe stimuli gericht te houden, of de aandacht gericht bij een zelfde bezigheid te houden. Het jonge kind, nieuwsgierig als het is, zal zijn aandacht vooral richten op interessante, nieuwe externe stimuli. Oudere kinderen, daarentegen, zijn veel meer in staat om relevante informatie uit de omgeving op te nemen die nodig is om problemen op te lossen of taken te verrichten.

Bij het afnemen van de anamnese verwoorden ouders nogal eens dat het gedrag van hun kind over het algemeen chaotisch, onrustig en ongeorganiseerd is, doch dat het kind aandachtig bezig kan zijn met activiteiten die de interesse sterk wekken, zoals een computerspelletje. Dit hoeft echter niet in tegenspraak te zijn met de diagnose ADHD. Overigens blijken kinderen met deze stoornis, vergeleken met normale kinderen, veel minder informatie uit interessante stimuli uit de omgeving te halen, ondanks het feit dat zij er geboeid en aandachtig mee bezig kunnen zijn.

Hyperactiviteit

Met hyperactiviteit of overbeweeglijkheid kan een aantal gedragingen bedoeld worden. Ten eerste is er het onrustig friemelen met handen, spelen met voorwerpen, draaien van het hoofd of draaien en wiebelen op de stoel (engels: 'fidgeting'). Dit soort gedrag hoeft op zich geen groot probleem te vormen. Kinderen die op school goed functioneren en zich goed kunnen concentreren, kunnen ook dit gedrag vertonen. Dit is wellicht lastig voor de leerkracht, doch op zich geen reden tot behandeling.

Ten tweede is er een vorm van overbeweeglijkheid waarbij het kind wat betreft de grove motoriek onrustig is, zoals voortdurend opstaan en rondlopen. Ook hiervan kunnen we niet zondermeer stellen dat dit soort gedrag klinisch relevant is.

De derde vorm van overbeweeglijkheid heeft te maken met niet doelgerichte, ongeorganiseerde, chaotische overbeweeglijkheid in situaties waar een zekere mate van rust vereist is. Het is vooral de kwaliteit van de overbeweeglijkheid en niet zozeer de kwantiteit die van klinisch belang is en die interfereert met een normaal leerproces en met normale sociale relaties.

Impulsiviteit

Met impulsiviteit kunnen twee aspecten bedoeld worden. Het eerste verwijst naar ongecontroleerd gedrag van kinderen die ongevoelig lijken voor de gevolgen en die slechts de bevrediging of het plezier op korte termijn nastreven, zonder remmingen of het maken van afwegingen. Deze gedragsstijl wijkt niet duidelijk af van die van kinderen met antisociale gedragsstoornissen.

De tweede vorm van impulsiviteit verwijst naar een cognitieve strategie die gekenmerkt wordt door een te snelle, vaak onjuiste, oplossing van een probleem. Het kind reageert voordat het probleem volledig begrepen is en voordat er voldoende lang nagedacht is over mogelijke oplossingen. Impulsieve kinderen hebben moeite met datgene wat de meeste ouders hun kinderen voorhouden, namelijk: "Eerst denken, dan doen". Impulsiviteit kan meestal wat ingeperkt worden door de structurerende aanwezigheid van een volwassene.

Situationele hyperactiviteit versus hyperactiviteit in meerdere contexten

Kinderen kunnen zich in verschillende contexten (thuis, school, spreekkamer) geheel anders gedragen (zie hoofdstuk 1). Zo is het niet ongewoon dat een kind dat verwezen is door de school in verband met aandachtsstoornissen en hyperactief gedrag tijdens het onderzoek in de spreekkamer een vrij rustige indruk maakt. Bij het opbouwen van het totaalbeeld is het dan ook belangrijk informatie van zowel ouders als leerkracht te betrekken. Ook is het van belang om bij kinderen met probleemgedrag op school een goed beeld van hun cognitieve functies te krijgen door middel van psychologisch en psychiatrisch onderzoek en/of door middel van cognitieve opdrachtsituaties tijdens het psychiatrisch onderzoek.

Het betrekken van meerdere informanten in het diagnostisch proces is vooral van belang bij de evaluatie van ADHD kinderen, aangezien kinderen die alleen thuis hyperactiviteit vertonen andere kenmerken hebben dan kinderen die dit zowel thuis als op school hebben. Kinderen die zowel thuis als op school hyperactiviteit vertonen hebben vaker cognitieve stoornissen en lichte neurologische afwijkingen, en vertonen sterkere persistentie in de tijd van het probleemgedrag dan kinderen die òf thuis, òf op school hyperactief zijn (Schachar, Rutter & Smith, 1981).

Geassocieerde symptomen

Een aantal andere symptomen kan naast aandachtstekort en hyperactiviteit-impulsiviteit voorkomen. Wat betreft het gedrag in zijn algemeenheid zijn ADHD kinderen vaak agressief en luidruchtig. Verder lijden zij vaak onder een gering gevoel van eigenwaarde. Dit is waarschijnlijk het gevolg van de reacties van de omgeving en door hun falen op school. Wat betreft het cognitief functioneren blijken ADHD kinderen minder goede resultaten te behalen op IQ-tests en kunnen zij specifieke leerstoornissen vertonen, hoewel dit niet altijd het geval is. De aandachtsstoornis en hun impulsieve denkstrategieën interfereren met de geheugenfunctie. Er is relatief vaak sprake van een vertraagde taal/spraak ontwikkeling. Verder zijn zij niet goed in staat hun eigen gedrag te beoordelen. Ze lopen een groot risico op een normale basisschool te falen. Veel ADHD kinderen zijn dan ook aangewezen op speciaal onderwijs, met name LOM-onderwijs. Wat betreft het sociaal functioneren roept het gedrag van deze kinderen vaak negatieve reacties op, zowel bij volwassenen als bij leeftijdgenoten. Door hun ongeorganiseerde, drukke gedrag vergen ADHD kinderen veel aandacht en energie van de leerkracht. Wanneer de leerkracht hierdoor geïrriteerd raakt en het kind vijandig gaat benaderen, kan er gemakkelijk een neergaande spiraal ontstaan waarbij het kind zich lastiger en agressiever gaat gedragen en de schoolprestaties verder afnemen. Uiteraard kunnen ook ouders vermoeid en geïrriteerd raken door het niet afnemende chaotische, drukke gedrag van hun kind. Bovendien blijken ADHD kinderen ongezeglijker en minder gevoelig voor correctie te zijn. In de contacten met leeftijdgenoten ontstaan vaak problemen door hun impulsieve, verbaal of fysiek agressieve en storende gedrag. Er zijn vaak ruzies en niet zelden zijn zij het mikpunt van pesterijen van andere kinderen. Desondanks zijn hyperactieve kinderen meestal sterk gericht op het maken van contact met anderen. Vaker dan normale kinderen nemen zij het initiatief tot het aangaan van contact.

Vóórkomen

Prevalentieonderzoek waarin gebruik gemaakt werd van DSM criteria voor aandachtstekortstoornis met hyperactiviteit, geeft prevalentiecijfers variërend van 2,2% tot 9,9%. Aandachtstekortstoornissen komen vaker bij jongens dan bij meisjes voor, in een verhouding van ongeveer 3:1 in de algemene bevolking.

Differentiaaldiagnose

ADHD moet onderscheiden worden van:

1 *Leeftijdsadequate overbeweeglijkheid.*
2 *Verstandelijke handicap.* Kinderen met een verstandelijke handicap hebben vaak ook de symptomen van ADHD. Echter deze laatste diagnose mag pas toegevoegd worden wanneer de symptomen ernstiger zijn dan bij de mentale leeftijd past.
3 *Autisme en aan autisme verwante contactstoornissen.* Veel van deze kinderen vertonen ook ADHD symptomatologie.
4 *Stemmingsstoornissen.* Hierbij kunnen motorische onrust en concentratiestoornissen optreden.

Etiologie

In de loop der jaren zijn vele factoren en werkingsmechanismen onderzocht op hun vermeende relatie met stoornissen van de aandacht en hyperactiviteit. De meeste auteurs zijn van mening dat er niet slechts één factor de oorzaak is, doch een veelheid van elkaar beïnvloedende factoren.

Invloed op de hersenfunctie. Factoren zoals bloedverlies tijdens de zwangerschap, zuurstoftekort tijdens de baring en vroeggeboorte kunnen hersenbeschadiging veroorzaken met als gevolg neurologische afwijkingen bij de pasgeborene. Soms kan dit resulteren in een blijvende verstandelijke handicap. Sameroff & Chandler (1975) vonden echter dat, hoewel bij pasgeborenen de effecten van perinatale risicofactoren aantoonbaar waren, dit op de schoolleeftijd niet meer het geval was (uitgezonderd de zeldzame afwijkingen resulterend in ernstige verstandelijke handicap). De effecten van de pre- en perinatale risicofactoren vertoonden een zogenaamd 'wash-out' effect. Verder bleek dat de prognose van pre- en perinatale complicaties het slechtst is voor kinderen die in een ongunstige psychosociale omgeving opgroeiden. De gevolgen van niet al te grote schade aan het (jonge) zenuwstelsel kunnen dus beperkt blijven, mits er optimale omgevingscondities aanwezig zijn (Werner, Bierman & French, 1971). Ook bleek dat de door interactie met ongunstige omgevingsfactoren ontstane psychopathologie niet specifiek is. Het belang van pre- en perinatale invloeden als oorzaak voor aandachts- en activiteitsstoornissen is dus slechts beperkt.

Kinderen die een trauma of infectie van de hersenen krijgen, lopen een groot risico op het ontwikkelen van een psychiatrische stoornis (zie hoofdstuk 21). Echter, hoewel enkele van deze kinderen hyperactief zijn, vertonen anderen juist onderactiviteit en te grote vasthoudendheid van de aandacht (Rutter, Graham & Yule, 1970).

Toxische stoffen zijn onderzocht op hun schadelijke effecten op het zenuwstelsel. Lood kan in hoge doses ernstige encefalopathie veroorzaken. In lagere lichaamsconcentraties zou lood met leer- en gedragsproblemen en met name met een gestoorde aandacht en concentratie, geassocieërd zijn. Dit verband is in diverse onderzoeken aangetoond en blijft, hoewel zwak, aanwezig ook wanneer er voor de effecten van ongunstige socio-economische factoren gecorrigeerd wordt (Taylor, 1986). Veel meningsverschillen bestaan er ten aanzien van de gevolgen van voedselkleurstoffen, salicylaten en middelen om voedsel te conserveren. Volgens Feingold (1975) waren vooral hyperactieve kinderen ontvankelijk voor de negatieve invloeden van deze stoffen. Hij was een voorstander van een dieet dat arm is aan deze stoffen. Placebo-gecontroleerd onderzoek kon echter het gunstige effect van dit dieet niet ondersteunen voor groepen hyperactieve kinderen. Waarschijnlijk is er wel een kleine subgroep hyperactieve kinderen (minder dan 5% van alle hyperactieve kinderen) die gevoelig is voor voedseladditiva.

Genetische factoren. Familie-onderzoeken tonen aan dat ouders van hyperactieve kinderen vaak zelf als kind hyperactiviteit vertoonden (Vandenberg, Singer & Pauls, 1986). Echter, de retrospectieve aard van dit soort onderzoek maakt de resultaten onbetrouwbaar. Recent, methodologisch goed uitgevoerd, tweelingonderzoek toonde aan dat monozygote tweelingen grotere overeenkomsten vertoonden dan dizygote tweelingen wat betreft objectief gemeten aandachtsproblemen en wat betreft hun scores op een ouder- en leerkrachtenvragenlijst (Goodman & Stevenson, 1989).

Neurofysiologische en neurochemische factoren. Onderzoek naar verbanden met aandachtsstoornissen en hyperactiviteit leverde tot nu toe nog geen eenduidige resultaten op.

Psychosociale factoren. Bij veel ADHD kinderen is het individuele gedrag omgevingsafhankelijk. Over het algemeen neemt het drukke, ongeorganiseerde gedrag af bij introductie van nieuwe, interessante, prikkels en bij het bieden van structuur. Op groepsniveau is er geen duidelijk verband tussen het vóórkomen van hyperactiviteit en sociaal-economische factoren. Zoals eerder besproken is er wèl een interactie tussen perinatale problemen en ongunstige omgevingsfactoren, doch dit was niet specifiek voor hyperactiviteit.

Er is een duidelijk verband tussen het verblijf van een kind in een tehuis en de aanwezigheid van hyperactiviteit. Toch blijken de hyperactieve tehuiskinderen uiteindelijk niet slechter te functioneren dan niet-hyperactieve tehuiskinderen. Dit heeft mogelijk te maken met het feit dat zij door hun gedrag frequenter in aanraking met volwassenen komen, hetgeen een voordeel is.

Behandeling en beleid

De behandeling van het kind met ADHD kan verdeeld worden in specifieke aspecten (farmacotherapie en psychotherapie) en in meer algemene aspecten (uitleg en begeleiding van ouders, leerkracht, schooltype, verdere medische zorg). Beide aspecten komen hier aan de orde.

Farmacotherapie

Psychofarmaca die in aanmerking komen voor gebruik bij kinderen met ADHD zijn: stimulantia (methylfenidaat en d-amfetamine); neuroleptica (fenothiazines en butyrofenonen); tricyclische antidepressiva; en clonidine.

Het meest onderzochte middel voor de behandeling van ADHD is methylfenidaat (Ritaline[R]). Het grote aantal kinderen in de Verenigde Staten dat met methylfenidaat behandeld wordt (5,9% [!] van alle basisschoolleerlingen; Safer & Krager, 1988), is ernstig bekritiseerd. In ons land wordt de indicatie voor het geven van methylfenidaat scherper gesteld. Tabel 6.2 geeft de dosering bij de behandeling met methylfenidaat weer.

Tabel 6.2 Dosering behandeling ADHD met methylfenidaat (Ritalin[R])

Methylfenidaat (Ritalin[R])		
< 6 jaar	:	niet
> 6 jaar	:	2 of 3 giften van 0,3 tot 0,7 mg/kg; totale dagelijkse dosering 0,9 tot 2,1 mg/kg/dag. Beginnen met 5 mg 1 of 2 keer per dag (bij ontbijt en middageten); ophogen met 5 tot 10 mg per week tot optimale dosering is bereikt. Niet boven een dagelijkse dosering van 30 mg in verband met mogelijke groeiremming; eventueel in weekends en tijdens vakanties geen medicatie.
bijwerkingen	:	onder andere slapeloosheid en eetlustvermindering; de medicatie moet worden gestaakt bij optreden van agitatie, verwardheid of tics.

Er wordt met klem benadrukt dat medicatie voor ADHD nooit gegeven dient te worden zonder duidelijke inbedding in een algeheel beleid waarin ook andere maatregelen (zie onder) nodig zijn. Het geven van medicatie moet gezien worden als een middel om het kind toegankelijk te maken voor andere maatregelen. De lange termijn effecten van farmacotherapie zijn niet voldoende onderzocht.

Psychotherapie

Gedragstherapie en cognitieve gedragsmodificatie komen het meest in aanmerking voor de behandeling van kinderen met ADHD.

Gedragstherapie. Operante conditionering is de meest bekende vorm van behandelen van probleemgedrag bij ADHD kinderen. Gewenst gedrag en de afwezigheid van ongewenst gedrag worden op gestructureerde en overzichtelijke wijze beloond. Goed samenspel tussen de school en ouders is van groot belang.

Cognitieve gedragsmodificatie. Bij deze vorm van behandeling wordt kinderen geleerd om niet impulsief te reageren op een taak of probleem, doch om eerst te wachten, goed te kijken en dan na te denken alvorens te antwoorden.

Er zijn aanwijzingen dat een combinatie van medicatie en gedragstherapie een gunstig effect heeft. Individuele gesprekstherapie kan gehanteerd worden om het kind te leren zich bewuster te maken van het eigen gedrag (Taylor, 1986).

Algemene aspecten

Er dient nagegaan te worden hoe het kind op de diverse fronten (thuis, op school, in contacten met leeftijdgenoten) functioneert en welke problemen het meest interfereren met een gezonde ontwikkeling. Wanneer de diagnose ADHD gesteld is, dient uitleg aan ouders hierover gegeven te worden. Aangezien de leerkracht meestal een belangrijke schakel in de behandeling is, is het van belang hem of haar in een vroeg stadium van de behandeling te betrekken. Een belangrijke eerste stap die bij de bespreking van de diagnose gemaakt kan worden is het anders benoemen van het gedrag van het kind. Vaak worden overbeweeglijkheid, impulsiviteit of een aandachtsprobleem als ondeugend gedrag gezien. Het kan soms helpen om te wijzen op de onvermogens van het kind. Zowel ouders als leerkracht kunnen gewezen worden op het belang van een duidelijke structuur en regelmaat, het duidelijk en consequent aangeven van grenzen en het bij kleine kinderen op rustige wijze en in korte zinnen verbaliseren.

Goede samenwerking tussen behandelaar en ouders is nodig om de therapie uit te voeren. Zo kunnen ouders geïnstrueerd worden thuis gedragstherapeutische technieken toe te passen, waarbij het van belang is situaties zoals eten, aankleden, huiswerk maken, of boodschappen doen, te herstructureren en in kleinere, overzichtelijke eenheden op te delen. Op die manier is het mogelijk om uit de vicieuze cirkel te komen van probleemgedrag, gevolgd door negatieve of afwijzende reacties van de omgeving, en dit weer gevolgd door gevoelens bij het kind van falen en waardeloosheid, met tenslotte versterking van het probleemgedrag.

Ook op school dient gedetailleerd nagegaan te worden waar leerstrategieën, contacten met leeftijdgenoten en gedrag in de klas op te splitsen zijn in te beïnvloeden onderdelen, die vervolgens met behulp van gedragstherapeutische technieken aangepakt kunnen worden. Soms is het inschakelen van een 'remedial teacher' zinvol, of is een verwijzing naar een school voor speciaal onderwijs van belang. Het idee dat kinderen met ADHD het beste functioneren in een sterk prikkelarme omgeving is achterhaald en kan bij sommigen een omgekeerd effect hebben, doordat het kind juist prikkels gaat opzoeken.

Beloop en prognose

Follow-up onderzoeken naar het functioneren van schoolgaande jongens met ADHD tonen aan dat de meesten impulsief en aandachtsgestoord blijven gedurende hun kinderjaren tot in de adolescentie, waarbij falen op school, en antisociaal gedrag een groot probleem vormen. De variabelen die het meest predictief waren bestonden uit: agressief gedrag, negatieve gezinsinvloeden, laag IQ en slechte contacten met leeftijdgenoten (Weiss, e.a., 1971). Hyperactieve kinderen lopen een verhoogde kans om als volwassene een psychiatrische stoornis te ontwikkelen, met name een antisociale of afhankelijke persoonlijkheidsstoornis en alcoholisme.

7 Antisociale gedragsstoornissen

Inleiding

Ongeveer eenderde tot de helft van de verwijzingen van kinderen en jeugdigen naar instellingen voor geestelijke gezondheidszorg betreft agressief en/of antisociaal gedrag. Antisociale gedragsstoornissen zijn verbonden met veel leed. Kinderen en jeugdigen die dit soort gedrag vertonen zijn zelf vaak het slachtoffer (geweest) van inadequate zorg, verwaarlozing of mishandeling, terwijl de slachtoffers van antisociale daden financiële, of erger, lichamelijke en psychische schade kunnen lijden. Lang heeft het idee bestaan dat antisociaal gedrag bij kinderen van voorbijgaande en weinig ernstige aard zou zijn. Robins (1981) echter heeft aangegeven dat bij chronisch delinquenten het antisociale gedrag vaak al aanwezig was op de basisschoolleeftijd. Ernstig antisociaal gedrag ontstaat zelden voor het eerst op volwassen leeftijd, maar heeft herkenbare voorlopers, met name in de vorm van agressief gedrag op de kinderleeftijd of adolescentie. Antisociale gedragsstoornissen zijn één van de weinige stoornissen op de kinderleeftijd en in de adolescentie waarvan de relatie met volwassen psychiatrische stoornissen, met name de antisociale persoonlijkheid, duidelijk is aangetoond.

Klinisch beeld

In de DSM-IV worden de termen ‘conduct disorder’ en ‘oppositional-defiant disorder’ gehanteerd. Een probleem met de vertaling in het Nederlands van de term ‘conduct disorder’, namelijk ‘gedragsstoornis’, is dat de kinder- en jeugdpsychiatrie ook gedragsstoornissen kent die niet equivalent zijn aan ‘conduct disorders’. Het is daarom beter om van ‘antisociale gedragsstoornis’ te spreken wanneer we ‘conduct disorder’ bedoelen. Oude, in Nederland bekende termen voor deze stoornis op de kinderleeftijd en adolescentie zijn ‘ontwikkelingspsychopathie’ en ‘psychopathiforme gedragsstoornis’.

De DSM-IV spreekt van antisociale gedragsstoornis als aan tenminste drie van de in Tabel 7.1 samengevatte criteria wordt voldaan en tenminste zes maanden aanwezig zijn.

Tabel 7.1 Diagnostische criteria voor Antisociale Gedragsstoornis (DSM-IV)

(1)	pest, bedreigt of intimideert vaak anderen
(2)	zet vaak aan tot vechtpartijen
(3)	heeft wapen gebruikt dat ernstig fysiek letsel aan anderen kan toebrengen (bijvoorbeeld knuppel, steen, gebroken fles, mes, pistool)
(4)	heeft iemand bestolen (roof, tasjesroof, gewapende overval)
(5)	is lichamelijk wreed geweest ten opzichte van anderen
(6)	is lichamelijk wreed geweest ten opzichte van dieren
(7)	heeft iemand tot seksueel contact gedwongen
(8)	liegt vaak of verbreekt beloftes om iets van een ander gedaan te krijgen of om verplichtingen te ontlopen
(9)	blijft vaak 's nachts weg van huis ondanks ouderlijk verbod, met een aanvang rond het 13e jaar
(10)	heeft dingen van waarde gestolen zonder confrontatie met het slachtoffer, thuis of buitenshuis (winkeldiefstal, inbraak, valsheid in geschrifte)
(11)	heeft met opzet brandjes gesticht met het doel ernstige schade toe te brengen
(12)	heeft met opzet eigendommen van anderen vernield (anders dan brandstichten)
(13)	is minimaal tweemaal overdag van huis weggelopen (of éénmaal gedurende langere tijd)
(14)	spijbelt vaak van school, met een aanvang voor het 13e jaar (voor werkenden, ongeoorloofde afwezigheid van werk)
(15)	heeft in iemands huis, gebouw of auto ingebroken

'Oppositional-defiant Disorder', in het Nederlands oppositioneel-opstandig gedrag, is te beschouwen als een milde variant van de antisociale gedragsstoornis. Aangezien er slechts een gradueel verschil is tussen beide DSM-IV classificaties, wordt er verder in dit hoofdstuk geen onderscheid aangebracht. De kenmerken voor oppositioneel-opstandig gedrag staan in Tabel 7.2 vermeld.

Tabel 7.2 Diagnostische criteria voor Oppositioneel-Opstandig gedrag (DSM-IV)

(1)	heeft veel driftbuien
(2)	maakt vaak ruzie met volwassenen
(3)	weigert vaak toe te geven of te voldoen aan verzoeken of regels van volwassenen
(4)	doet vaak met opzet dingen die anderen vervelend of storend vinden
(5)	geeft anderen vaak de schuld voor eigen fouten of gedrag
(6)	is lichtgeraakt of snel geïrriteerd door anderen
(7)	is vaak boos en haatdragend
(8)	is vaak hatelijk of wraakzuchtig

Naast de kernsymptomen zijn er enkele geassociëerde symptomen van belang. Deze zijn:

- Kinderen met antisociale gedragsstoornissen hebben een lager IQ en vertonen geringere schoolprestaties (Rutter & Garmezy, 1983). Het sterkst zijn leesstoornissen geassocieerd.
- Hyperactiviteit en aandachtsstoornissen.

- Sociaal-cognitieve stoornissen. Kinderen en jeugdigen met antisociaal gedrag vertonen vaak stoornissen in hun vermogen om probleemoplossende strategieën te hanteren die te maken hebben met sociale interacties. Deze kinderen en jeugdigen hebben de neiging om acties van anderen (bijvoorbeeld gebaren) als vijandig te interpreteren. Ook kunnen zij zich moeilijk in anderen verplaatsen.
- Relatiestoornissen. Het agressieve en impulsieve gedrag, evenals de sociale onhandigheid van deze kinderen en jeugdigen, roepen afwijzing door leeftijdgenoten op. Ook met volwassenen zijn zij niet goed in staat positieve relaties te onderhouden.

Het is mogelijk dat falen op school via het oproepen van gevoelens van minderwaardigheid en weerstand tegen de schoolsituatie, tot antisociaal gedrag aanleiding geeft. Een tweede mogelijkheid is dat zowel bij de cognitieve problemen als het antisociale gedrag een gemeenschappelijke etiologische factor in het spel is. Deze kan met omgevingsfactoren of met (aangeboren) temperamentsfactoren te maken hebben.

Uit diverse empirische onderzoeken (Quay, 1986) blijkt dat er twee hoofdpatronen of syndromen van antisociaal gedrag op de kinderleeftijd en adolescentie bestaan. Het eerste syndroom is gerelateerd aan agressief gedrag en het tweede wordt voornamelijk gekenmerkt door delinquent gedrag.

Bij delinquente kinderen en jeugdigen nemen contacten met leeftijdgenoten een belangrijke plaats in, hoewel de diepgang van de contacten zeer matig is. Zij nemen vaak een harde, onverschillige en manipulerende houding aan in hun contacten die op directe behoeftebevrediging zijn gericht. Hun handelen blijft het liefst verborgen voor de omgeving.

Kinderen en jeugdigen met een antisociale gedragsstoornis waar de agressiviteit op de voorgrond staat vertonen gedrag waaruit vaak hun ernstige contactstoornis blijkt. Pesten en gepest worden, liegen, ongeliefd zijn bij andere kinderen, regelmatig vechten en niet mee kunnen doen met spelletjes of andere sociale activiteiten, zijn uitingen van de gestoorde relatie met leeftijdgenoten. Het zijn vaak 'Einzelgängers' die vaak alleen opereren en nogal eens met heftige agressie kunnen reageren. Zij uiten hun agressie vaak openlijk.

Loeber (1985) maakte dan ook nog een ander onderscheid, namelijk tussen antisociaal gedrag dat zich meestal afspeelt buiten het gezichtsveld van volwassenen ('covert') en antisociaal gedrag waarbij de confrontatie met een ander wordt aangegaan ('overt').

Concluderend kunnen we stellen dat diverse onderzoeksbevindingen convergeren naar het bestaan van de volgende twee hoofdtypen antisociale gedragsstoornissen:

- Gedrag gekenmerkt door agressie en normovertredende handelingen die zich voltrekken in aanwezigheid van, of in confrontatie met, anderen. Dit soort gedrag gaat vaak samen met gestoorde relaties met leeftijdgenoten.
- Gedrag gekenmerkt door normovertredende handelingen die zich in de regel onttrekken aan het oog van de volwassenen en die vaak, maar niet noodzakelijk, samen met anderen worden uitgevoerd.

Vóórkomen

Men schat dat ongeveer 9% van de jongens en 2% van de meisjes onder 18 jaar een antisociale gedragsstoornis heeft. Een probleem is de variatie in gehanteerde diagnostische criteria in de diverse onderzoeken. In een overzicht van epidemiologische onderzoeken (Costello, 1989) varieerde de prevalentie tussen de 1.5% en 5.5%. Het betrof hier echter relatief jonge kinderen en jeugdigen (tussen 4 en 16 jaar). De stoornis kwam meer voor bij jongens dan bij meisjes en vaker bij kinderen van ouders uit lagere sociaal economische klassen. Antisociale gedragsstoornissen blijken vaker voor te komen in stedelijke dan in rurale gebieden. Verder blijken deze stoornissen in onze westerse samenleving in ernst en frequentie toe te nemen.

Differentiaaldiagnose

De volgende differentiaaldiagnostische overwegingen kunnen gemaakt worden:

- Voorbijgaand, geïsoleerd antisociaal gedrag als onderdeel van een overigens ongestoorde ontwikkeling is te onderscheiden van antisociale gedragsstoornis op basis van het tijdelijke en geïsoleerde karakter. Deze kinderen vertonen overigens geen ernstige stoornissen in hun schoolfunctioneren en sociale functioneren. Ook kunnen onbewuste schuldgevoelens en strafbehoefte of gevoelens van minderwaardigheid en onlust de drijfveer van het gedrag vormen.
- Niet zelden vormen antisociale gedragsstoornissen in de adolescentie het begin van een schizofreen proces.
- Aandachtstekort/Hyperactiviteit Stoornis gaat regelmatig gepaard met antisociale gedrag. Beide diagnosen sluiten elkaar niet uit. Indien ze samen voorkomen dienen beide diagnosen gesteld te worden.

Etiologie

Inzichten met betrekking tot etiologie van antisociale gedragsstoornissen en werkingsmechanismen betreffen twee gebieden: (1) psychosociale omgevingsinvloeden en -kenmerken en (2) biologische en constitutionele invloeden en kenmerken.

Psychosociale invloeden en -kenmerken

Ouder-kind interacties. Gezinnen met kinderen met antisociale gedragsstoornissen worden gekenmerkt door inadequate ouder-kind interacties. Ouders van deze kinderen blijken hun kinderen op ineffectieve wijze socialiseringbevorderend gedrag aan te leren en antisociaal gedrag af te leren (Rutter & Giller, 1983). Het gaat in deze gezinnen om een ontbreken van strategieën die duidelijkheid, rust en structuur moeten bieden binnen een begripsvolle en liefdevolle context. De interacties worden vaak gekenmerkt door wederzijdse irritatie en boosheid. Het communiceren bestaat meestal uit snauwen van opdrachten, mopperen en bekritiseren van het slechte gedrag van het kind of de jeugdige, waarbij het vaak niet duidelijk gemaakt wordt om welke aspecten van het gedrag het precies gaat. Gezinnen van kinderen en jeugdigen met antisociale gedragsstoornissen bieden meestal weinig onderlinge steun, ondernemen weinig als gezin in zijn geheel, worden gekenmerkt door agressieve interactiepatronen en er is vaker sprake van duidelijke dominantie van één van de gezinsleden.

Patterson (1982) bestudeerde nauwkeurig de opvoedingspatronen in gezinnen met (jonge) kinderen die veel agressief en/of antisociaal gedrag vertoonden. Het is vooral het inconsequente onvoorspelbare gedrag van de ouders dat het probleemgedrag onderhoudt. Vooral negatieve bekrachtiging speelt een belangrijke rol bij het opstapelen van negatieve reacties (Verhulst, 1991).

Naast de negatieve ouder-kind interacties kan antisociaal gedrag ook door 'modeling' overgedragen worden van ouders op kind. Agressief en delinquent gedrag van ouders kan als voorbeeld staan voor hetzelfde gedrag bij het kind, zeker als dit gedrag van het kind ook nog gewaardeerd wordt.

Bevindingen die pleiten voor een causaal verband tussen gezinsvariabelen en antisociaal gedrag zijn dat verbeteringen in de gezinsrelaties samenhangen met een afname van het risico op later antisociaal gedrag; dat veranderingen in gezinsrelaties na echtscheiding (zowel verbetering als verslechtering) verband houden met gelijksoortige veranderingen in het gedrag van het kind; en dat aanhoudende gezinsproblemen geassocieerd zijn met een verhoogde kans op recidief van het delinquente gedrag.

Incomplete gezinnen en huwelijksconflicten. Huwelijksconflicten zijn geassocieerd met antisociaal gedrag bij kinderen en vooral bij jongens indien wonend bij een niet-hertrouwde moeder. De werkingsmechanismen zijn waarschijnlijk

1 het vaak samengaan van huwelijksconflicten met affectieve tekorten in de ouder-kind relatie;
2 tekortschietende opvoedkundige houding van de ouders, waardoor een afname aan ouderlijke controle;
3 het 'leereffect' dat uitgaat van het zien van frequent ruziënde ouders.

Gezinsgrootte en sociale klasse. Hoe talrijker het aantal kinderen in het gezin is, deste groter de kans op antisociaal probleemgedrag. Verder werd gevonden dat antisociale gedragsstoornissen frequenter voorkomen bij kinderen uit lagere sociale klassen. Echter, deze associatie is zwak nadat er gecontroleerd is voor gezinsvariabelen en IQ.

Biologische en constitutionele invloeden

Autonome zenuwstelsel. Experimenten wijzen uit dat het angstniveau bij delinquente jongens lager is dan bij normale jongens en dat het vermogen om te leren van aversieve stimuli, zoals pijnprikkels, verminderd is. Deze verschijnselen verwijzen naar een verminderde responsiviteit van het autonome zenuwstelsel. Verder blijken veel kinderen met antisociale gedragsstoornissen problemen met het vasthouden van de aandacht te hebben.

Genetische factoren en temperament. Genetische factoren zijn mogelijk van enige invloed bij het ontstaan van antisociaal gedrag. Het is mogelijk dat temperamentsfactoren in het kind, die waarschijnlijk een genetische basis hebben, van invloed zijn op het ontstaan van antisociaal gedrag. Interacties tussen temperamentsfactoren en omgevingsinvloeden bepalen het beloop. Sommige kinderen zijn van nature beweeglijker, moeilijker te hanteren en te reguleren en zij reageren sterker op onplezierige stimuli, zoals frustraties, dan andere kinderen. Deze kinderen hebben behoefte aan een meer dan gemiddeld competente omgeving teneinde zich optimaal te kunnen ontwikkelen. Vooral de relatief moeilijk te hanteren kinderen vormen een risicogroep wanneer ouders met vijandigheid, intolerantie of inconsistentie op het gedrag van hun kind reageren.

Behandeling en beleid

Allereerst dient niet alleen gekeken te worden naar de individuele psychopathologie van het kind of de jeugdige, ook moet het functioneren van de ouders (indien beiden aanwezig) en het gezin beoordeeld worden. Afhankelijk van de draagkracht van de ouders en het gezin en hun bereidheid en vermogen om een belangrijk aandeel in een behandeling op zich te nemen zal voor een ambulante danwel residentiële aanpak gekozen worden.

Ambulante behandeling

Ouderbegeleiding is bedoeld om verandering in de situatie van pedagogische onmacht te brengen door ouders efficiëntere opvoedingsstrategieën te leren. Helaas betreft het vaak ouders die zelf nog sterke behoefte hebben aan directe beloning van hun inspanningen. Een belangrijk doel is om agressief gedrag van het kind of de jeugdige te corrigeren door positieve bekrachtiging van gewenst gedrag of door lichte straf voor ongewenst gedrag (bijvoorbeeld 'time-out' of verlies van bepaalde privileges). Daarnaast is het van belang het kind of de jeugdige socialisering bevorderend gedrag te leren. In zijn algemeenheid geldt dat een belangrijk doel van de ouderbegeleiding moet zijn de ouders te leren structuur aan te brengen en bepaald gedrag van het kind of de jeugdige af te keuren zonder hem of haar als persoon af te keuren, terwijl ouders daarnaast hun kind alternatieve vormen van gedrag dienen voor te spiegelen.

De resultaten van zogenaamde 'Parent Management Training' blijken gunstig te zijn (Kazdin, 1987), hoewel de meeste interventieprogramma's met relatief gunstige resultaten, zich hebben gericht op jonge kinderen. 'Overt' antisociaal gedrag blijkt beter voor verandering vatbaar dan 'covert' antisociaal gedrag, zeker wanneer dit voorkomt bij adolescenten. Immers, 'covert' gedrag zal zich grotendeels onttrekken aan het oog, en dus ook de invloed, van de volwassenen. Verder blijkt de duur van de behandeling van invloed te zijn. Hoe korter de behandeling, des te slechter de resultaten. Uiteraard bepalen ouder- en gezinskenmerken het resultaat van de behandeling. Daarnaast is van belang hoeveel steun vooral de moeder vanuit haar directe sociale omgeving krijgt.

Gezinstherapie stelt als doelen:

- vergroting van positieve bekrachtiging door gezinsleden onderling en toename van reciproke interacties;
- het bewerkstelligen van een duidelijke communicatie;
- het steun bieden in het verduidelijken wat gezinsleden van elkaar verwachten of wensen;
- bewerkstelligen van constructieve onderhandelingen;
- het steun bieden in het zoeken naar oplossingen voor interpersoonlijke problemen (Kazdin, 1987).

De spaarzame evaluatiegegevens wijzen erop dat gezinstherapie positieve veranderingen kan bewerkstelligen in gezinnen met kinderen die antisociaal gedrag vertonen.

Cognitieve therapie. Deze vorm van behandeling is erop gericht kinderen en jeugdigen te helpen de eerder besproken leemtes in hun cognitieve functies op te vangen. Kinderen en jeugdigen met antisociaal gedrag worden getraind in bijvoorbeeld het nagaan welke alternatieven er zijn om een conflict met anderen op te lossen, in het bedenken wat het resultaat zal zijn wanneer een bepaalde handeling in een bepaalde situatie wordt uitgevoerd, in het analyseren hoe problemen in de interpersoonlijke sfeer tot stand zijn gekomen, enzovoorts. Evaluatie van een dergelijke benadering heeft nog te weinig plaats gevonden om een redelijk beeld over de resultaten te krijgen.

Medicatie. Medicatie zal over het algemeen niet de voorkeur verdienen om de antisociale gedragsstoornis te behandelen. Indien agressief gedrag samengaat met ADHD, kan de medicamenteuze behandeling van de ADHD een verbetering van het gedrag in zijn algemeenheid tot gevolg hebben. In zeldzame gevallen waarin heftige, moeilijk beïnvloedbare en niet goed invoelbare agressie optreedt, wordt soms ter ondersteuning tijdelijk neuroleptica gegeven.

Andere vormen. Groepstherapie wordt ook wel toegepast bij de behandeling van kinderen en jeugdigen met antisociaal gedrag. Hoewel deze vorm van behandeling meestal wordt toegepast in het kader van een residentiële behandeling, is groepstherapie ook in ambulante vorm toegepast. Hierbij kan de nadruk liggen op het beïnvloeden van ineffectieve sociale interactiepatronen. Er is weinig bekend over de resultaten van een dergelijke aanpak. Verder zijn er semi-residentiële opvang- en behandelingsmogelijkheden voor kinderen met antisociale gedragsstoornissen zoals het Medisch Kleuter Dagverblijf voor jonge kinderen en de Boddaerthuizen voor de schoolgaande jeugd. Voor jeugdigen worden er soms nuttige activiteiten ontplooid in buurthuizen die antisociale gedragsgestoorde jeugdigen in contact kunnen brengen met gezonder functionerende leeftijdgenoten. Ook zijn er voor deze jeugdigen soms specifieke projecten zoals projecten voor weggelopen jeugdigen, chronische spijbelaars, enzovoorts. Er is onderzoek nodig naar de effecten van deze projecten.

Residentiële behandeling

Indien de draagkracht van de ouders of de ernst van de stoornis (bijvoorbeeld in het geval van ernstige agressie) een ambulante behandeling niet mogelijk maakt, is residentiële behandeling geïndiceerd. Falen van een ambulante behandeling kan zowel bij het kind of de jeugdige als bij de ouders gevoelens van minderwaardigheid, machteloosheid en uitzichtsloosheid versterken. Een kind of jeugdige onnodig uit huis plaatsen ontneemt hem of haar de mogelijkheid om de zich toch al moeizaam ontwikkelende continuïteit in sociale relaties enigszins te ontplooien. Het is helaas zo dat in vele residentiële settingen het verloop van medewerkers groot is waardoor het langdurig opgenomen kind nog vele verlatingen te verwerken krijgt. Verder is de door ouders vaak geuite angst dat het kind of de jeugdige in een residentiële omgeving antisociaal gedrag van anderen kan overnemen, niet geheel onterecht. Toch biedt een residentiële behandeling voor de meest ernstige antisociaal gedragsgestoorde kinderen en jeugdigen een goede mogelijkheid om de ontwikkeling in positieve zin om te buigen. Hierbij is het van belang dat de diverse gebieden van disfunctioneren systematisch in de behandeling aandacht krijgen. Naast de emotionele en sociale ontwikkeling moet vooral ook belang gehecht worden aan de cognitieve ontwikkeling. Speciaal geschoolde leerkrachten kunnen het kind of de jeugdige helpen de cognitieve lacunes op te vullen. Vooral voor de latere prognose is het belangrijk dat jeugdigen kunnen terugvallen op een goede opleiding, waarin zij zich enigszins een gevoel van eigenwaarde kunnen eigen maken.

In de loop der jaren zijn diverse manieren van residentiële behandeling geprobeerd, variërend van een relatief soepele aanpak in een gezinsachtige sfeer tot een zeer strenge en strakke aanpak op gedragstherapeutische basis. De stricte gedragstherapeutische aanpak bleek een redelijk gunstig effect te hebben op het gedrag, doch het succes op langere termijn bleek niet altijd even gunstig. Van essentieel belang bij iedere residentiële aanpak is dat er tevens een beleid bestaat dat gericht is op het veranderen van de situatie thuis. Het beste klimaat voor de behandeling van kinderen en jeugdigen met antisociale gedragsstoornissen is een combinatie van duidelijkheid en vastberadenheid, warmte, harmonie, reële verwachtingen, duidelijke regels en een praktisch gerichte benadering van de nagestreefde veranderingen. In hoeverre de moeizaam verworven veranderingen blijvend zijn, zal in hoge mate afhangen van de situatie waarin het kind of de jeugdige terecht komt na de residentiële behandeling.

Beloop en prognose

In de inleiding van dit hoofdstuk werd al gewezen op het feit dat er geen kinder- en jeugdpsychiatrische stoornis zo sterk persisteert als de antisociale gedragsstoornissen. Dit geeft al aan dat over het algemeen de prognose voor deze stoornissen slecht is. Toch zal het niet met alle kinderen en jeugdigen met antisociale gedragsstoornissen slecht gaan. Vele factoren spelen, een, niet altijd even goed begrepen, rol bij de verdere ontwikkeling van het probleemgedrag.

Hoe meer risicofactoren er in het spel zijn en hoe langer de ontwikkelingsperiode waarin zij hun negatieve invloed kunnen uitoefenen, des te groter de kans op het ontstaan en aanblijven van ernstig antisociaal gedrag, en des te moeilijker het zal zijn hierin verbetering aan te brengen. Vijftig procent van de kinderen met ernstige antisociale gedragsstoornissen bleek later als volwassenen een antisociale persoonlijkheid te hebben (Robins, 1966). Ongeveer 80% van de kinderen die aangemeld waren in verband met antisociaal gedrag bleek als volwassene een psychiatrische stoornis te krijgen. Naast antisociale persoonlijkheid werden diverse andere diagnosen gesteld zoals psychotische en neurotische stoornissen, alcoholisme, enzovoorts.

Loeber (1985) ging na welke de belangrijkste factoren zijn die invloed hebben op de prognose. Gezinsfactoren en psychopathologie van de ouders, zoals alcoholisme of antisociale persoonlijkheid bij vaders, bleken een rol te spelen. Uiteraard zijn ook het voortbestaan van geringe ouderlijke supervisie en relatieconflicten tussen de ouders van groot belang. Een aantal kindfactoren is geassocieerd met een slechtere prognose:

- lagere leeftijd bij aanvang van de symptomen;
- grotere verscheidenheid aan symptomen;
- meerdere contexten (thuis, school, leeftijdgenoten);
- hogere frequentie en grotere ernst van het antisociale gedrag;
- de aard van symptomen;
- het voorkomen van antisociale symptomen die zich aan het zicht van volwassenen onttrekken (stelen, spijbelen).

8 Enuresis en Encopresis

Enuresis

Onder enuresis wordt verstaan het onwillekeurig of opzettelijk lozen van urine in bed (*enuresis nocturna*) of overdag in de broek (*enuresis diurna*). Volgens de DSM-IV is er sprake van enuresis bij een leeftijd van tenminste vijf jaar en een frequentie van twee keer per week gedurende tenminste drie maanden. Ook kan er volgens de DSM-IV sprake zijn van enuresis bij een geringere frequentie, indien er duidelijke problemen door bestaan op het gebied van sociaal functioneren, op school of op het werk. Als de onwillekeurige urinelozing het gevolg is van een lichamelijke afwijking spreekt men van *incontinentie*.

Er wordt onderscheid gemaakt tussen *primaire* enuresis (kinderen die nooit zindelijk zijn geweest) en *secundaire* enuresis (kinderen die na een periode van zindelijkheid weer onzindelijk worden). Primaire enuresis komt ongeveer drie- tot vijfmaal frequenter voor dan secundaire.

Ouders zoeken meestal hulp vanwege het ongemak (dit gold vroeger, in het 'pre-wasmachine' tijdperk nog veel sterker), of het gevoel dat het kind zo langzamerhand te groot is geworden om nog onzindelijk te zijn. Kinderen zelf kunnen last van hun enuresis hebben, vanwege belemmeringen in de sociale sfeer, bijvoorbeeld in het meegaan op een kamp, met een werkweek, of om te gaan logeren. Hierbij spelen angst en schaamte een rol.

Enuresis is op zich geen psychiatrische stoornis, hoewel enuresis wel geassocieerd is met een grotere kans op een psychiatrische stoornis. Deze associatie kan tot stand komen omdat zowel de psychiatrische stoornis als de enuresis een gezamenlijke etiologie hebben (bijvoorbeeld het naast een licht vertraagde ontwikkeling van de blaasfunctie ook voorkomen van een vertraagde ontwikkeling van andere belangrijke functies zoals de taal en spraak), of omdat de enuresis de oorzaak van eventuele psychiatrische problemen is.

Vóórkomen

Controle over de blaasfunctie wordt voor de meeste kinderen voor het derde levensjaar bereikt zonder hiervoor deskundige hulp nodig te hebben. Bedplassen komt meer bij jongens dan bij meisjes voor. Op hun vierde jaar vertoont nog ongeveer 17% van de jongens en meisjes uit de algemene bevolking enuresis nocturna (Verhulst, e.a., 1985). Indien onbehandeld, is de kans om droog te zijn groter voor bedplassers die af en toe nat zijn versus kinderen die dagelijks bedplassen, voor primaire versus secundaire enuresis, en voor meisjes versus jongens.

Etiologie

Zowel biologische rijpingsprocessen als leerprocessen zijn verantwoordelijk voor het verwerven van de willekeurige controle over de mictiereflex. De reden waarom dit bij sommige kinderen vertraagd is, is niet goed bekend. Een aantal mogelijke mechanismen wordt in de literatuur genoemd (De Jonge, 1966; Gross & Dornbusch, 1983; Kaffman & Elizur, 1977; Oudshoorn, 1992; Schaefer, 1979).

Ten eerste spelen genetische factoren een rol. Enuresis komt familiair voor, ook al worden kinderen door anderen dan hun biologische ouders opgevoed.

Genetische factoren. Mogelijk hebben deze genetische factoren invloed op rijpingsprocessen die verantwoordelijk zijn voor de ontwikkeling van neuronale mechanismen die van belang zijn voor de controle over de mictie. Kinderen met enuresis vertonen ook andere verschijnselen die te maken hebben met een vertraagde ontwikkeling, zoals achterstand van de botleeftijd, vertraagde intrede in de puberteit en vertraagde lengte-ontwikkeling.

Andere organische factoren. Enuretische kinderen hebben en verhoogde kans op infecties van de urinewegen. De enuresis kan de oorzaak zijn van de infecties, de infecties kunnen de enuresis veroorzaken, of er kan een onderliggende oorzaak zijn die beide fenomenen verklaart. Bij meisjes komt de associatie enuresis en urineweginfectie vaker voor dan bij jongens.

Verder kunnen onder andere een geringe functionele blaascapaciteit en instabiliteit van de musculus detrusor (de blaasspier die zorgt voor lediging van de blaas en die autonome contracties kan vertonen waartegen het kind moeilijk weerstand kan bieden) verantwoordelijk zijn voor enuresis. Echter, de praktische relevantie van deze bevindingen is niet groot.

Enuresis kan het gevolg zijn van obstipatie. De enuresis verdwijnt dan ook na behandeling van de obstipatie.

Verder is er in 1-3% van de kinderen met enuresis sprake van een neurologische, anatomische of endocriene stoornis die incontinentie veroorzaakt. In de meeste gevallen zijn er naast de enuresis ook andere aanwijzingen voor een algemeen lichamelijk lijden.

Enuresis wordt *niet*, zoals vaak verondersteld, veroorzaakt door een te diepe slaap. Er is geen verband tussen het stadium van de slaapcyclus waarin het kind verkeert, en het optreden van enuresis.

De praktische implicatie van dit alles is, dat het belangrijk is om bij meisjes met enuresis in de diagnostische fase, ook urine-onderzoek te laten verrichten. Indien er verder bij algemeen lichamelijk onderzoek geen aanwijzingen zijn voor andere lichamelijke aandoeningen, is het niet nodig routinematig verder invasief onderzoek te verrichten.

Psychologische factoren. Psychologische factoren, in interactie met factoren die met de biologische rijping te maken hebben, spelen een rol bij het verwerven van de zelfcontrole over de blaasfunctie. Complexe factoren zoals de motivatie van het kind, de mate van vrijwillige controle van het kind over zijn blaasfunctie, en de geïnvolveerdheid van de ouders met het proces van de zindelijkheid, spelen een rol bij het tot stand komen van de zindelijkheid.

De kwaliteit van de interactie tussen ouders en kind is belangrijk. Ouders kunnen dwingend hun eisen stellen of zelfs het kind afkeuren en straffen om zijn onzindelijkheid, met als gevolg dat het kind angstig en onzeker wordt. Anderzijds kunnen ouders het kind te weinig stimuleren tot beheersing van de excretoire functies. Deze 'laissez-faire' houding wordt nogal eens gezien bij ouders die als kind erg streng aangepakt werden voor hun onzindelijkheid. De meeste ouders zullen van nature de zindelijkheidstraining bevorderen met methoden die we vanuit de leertheorie kennen, namelijk door vriendelijke, speelse bekrachtiging van gewenst gedrag.

De associatie met psychiatrische stoornissen. Het vóórkomen van psychiatrische stoornissen bij kinderen met enuresis is iets groter dan bij kinderen in de algemene bevolking. Enerzijds worden problemen als hyperactiviteit, gespannenheid en prikkelbaarheid vaker gezien bij kinderen met enuresis, terwijl er anderzijds een groep kinderen bestaat die omschreven worden als verlegen, angstig en immatuur. Hierbij is het moeilijk uit te maken wat oorzaak en gevolg is. Succesvolle therapie gericht op de enuresis wordt meestal ook gevolgd door een verbetering van het gedrag van het kind in zijn algemeenheid, zoals een opgewektere en minder angstige stemming en een meer leeftijdsadequate en initiatiefvolle houding (Doleys, 1977). Verder kunnen factoren in het spel zijn die zowel de enuresis als psychopathologie veroorzaken.

Secundaire enuresis is wat duidelijker dan primaire enuresis gerelateerd aan emotionele stress zoals ziekenhuisopnamen of andere scheidingen van de ouders, dood of ziekte van een gezinslid, echtscheiding van de ouders en allerlei gebeurtenissen die angst of onzekerheid kunnen oproepen.

Anamnese en onderzoek

Naast de algemene anamnese en het psychiatrisch onderzoek van het kind (zie hoofdstuk 1), kunnen de volgende richtlijnen gegeven worden:

- Wat is de klacht precies (bedplassen, broekplassen; veel of weinig; hoe vaak)?
- Is er sprake van primaire of secundaire enuresis?
- Zijn er factoren bekend die mogelijk verband houden met het begin van de klachten?
- Hoe is de zindelijkheidstraining verlopen?
- Op welke momenten is er sprake van enuresis?
- Hoe reageert het kind; hoe reageren de ouders?
- Wat is er tot nu toe aan gedaan?
- Heeft het plassen consequenties (bijvoorbeeld zelf bed verschonen, schone kleren aan)?
- Heeft enuresis effect op het functioneren van het kind?
- Hoe is het plaspatroon (frequentie, pijnlijke aandrang of mictie, aspect urine, hoeveelheid urine, kwaliteit straal)?
- Zijn er tekenen van psychopathologie bij het kind of in het gezin?
- Hoe is de motivatie voor eventuele behandeling?
- Komt er enuresis voor in de familie (heden en verleden)?

Eventueel dient lichamelijk onderzoek, laboratorium onderzoek of specialistisch urologisch onderzoek uitgevoerd te worden.

Behandeling

De behandeling moet afgestemd zijn op de leeftijd van het kind. Bij kinderen onder 5 à 6 jaar wordt gekeken naar de aard en het beloop van de tot nu toe toegepaste zindelijkheidstraining en naar de interacties tussen ouder en kind. Bij afwezigheid van duidelijke organische stoornissen of psychopathologie kunnen er op basis van de door de ouders geschetste situatie praktische adviezen gegeven worden zoals bewustwording van het plassen (bijvoorbeeld geen luiers dragen), oefenen van plasgedrag (aantal malen opstaan uit bed en proberen te plassen op de WC), belonen van het plassen op de WC en later van het droog zijn. Dit alles op een niet-straffende, niet-dwingende manier en uiteraard gericht op het cognitieve en emotionele ontwikkelingsniveau van het kind.
Wat waarschijnlijk *geen* zin heeft is:

- vochtbeperking;
- opnemen van het kind voor het slapen gaan van de ouders;
- proberen het slaappatroon te beïnvloeden door het kind 's nachts wakker te maken;
- oefenen in het ophouden van de urine teneinde de blaascapaciteit te vergroten.

Voor kinderen na het 6e jaar is er een aantal behandelingsvormen die in diverse variaties en combinaties uitgevoerd kunnen worden.

Gedragstherapie

De plaswekker is een lang beproefd en eenvoudig toe te passen gedragstherapeutische methode die zeer geschikt is om het bedplasprobleem aan te pakken, vooral wanneer er sprake is van ongecompliceerde primaire enuresis, dat wil zeggen enuresis als ontwikkelingsprobleem en niet geassocieerd met psychopathologie. De motivatie van ouder en kind moet redelijk zijn en een goede uitleg vooraf en begeleiding zijn essentieel.

De werking van de plaswekker is waarschijnlijk gebaseerd op operante leertheoretische principes. Het apparaat bestaat uit een matje of een soort luier met onderbroken bedrading die geen stroom doorlaat totdat kleine hoeveelheden elektrolythoudende urine voor de verbinding zorgt. Het kind dat op het matje ligt of met de luier aan slaapt, wordt, zodra het enige urine heeft geloosd, wakker van de wekker die afgaat door de sluiting van het electrisch circuit. Het geheel werkt op batterijen.

Zodra het kind wakker wordt, houdt het op met plassen en krijgt het de opdracht om naar de WC te gaan. Na enkele dagen tot enkele weken verbetert of verdwijnt de klacht. Waarschijnlijk gebeurt dit op basis van het feit dat het kind bedplassen gaat associëren met het onplezierige geluid van de wekker en het wakker worden waardoor het leert de urine op te houden. In gemiddeld 75% van de gevallen verdwijnt het bedplassen (Doleys, 1977), doch ook met deze methode worden recidieven beschreven, die echter snel reageren op herinvoeren van de therapie (Oudshoorn, 1992).

De effectiviteit van de behandeling kan op een aantal manieren nog verder vergroot worden. Het kind en de ouders moet uitgelegd worden dat het reflexmechanisme van de blaas in werking treedt als de blaas vol is. Door te leren dit goed te voelen, kan de plas opgehouden worden. De wekker dient er voor ook 's nachts te leren voelen wanneer de blaas vol is. Nadat uitleg en instructie is gegeven (opstaan en plassen nadat de wekker is gegaan), is het belangrijk ouders en kind terug te zien of telefonisch contact te houden. Het beste is een contact direct na de eerste nacht en daarna wekelijks. Dit behoeven slechts korte contacten te zijn.

Nadat het kind 's nachts droog blijft (bijvoorbeeld een week aaneengesloten 'droge' nachten) kan de recidiefkans verkleind worden door het kind als extra training voor het slapen gaan juist extra te laten drinken.

De 'dry-bed training'. De 'dry-bed training', ingevoerd door Azrin, e.a. (1974), bestaat uit een veelheid van procedures toegevoegd aan de wekkermethode, teneinde het resultaat te versnellen en de recidiefkans te verkleinen.

Deze methode is intensief en niet zondermeer geschikt voor de algemene praktijk aangezien in de oorspronkelijke opzet een 'trainer' gedurende een hele avond en nacht bij het kind thuis de ouders en het kind moet instrueren, met het kind oefeningen moet doen (20 maal opstaan uit bed en naar het toilet om te plassen, waarbij het kind bij aandrang probeert een tijdje de urine op te houden), en vervolgens het kind ieder uur wakker moet maken en naar het toilet moet laten gaan. Voor de periode na de eerste nacht worden de ouders geïnstrueerd oefeningen te doen met het kind. Bollard & Woodroffe (1977) maakten het programma geschikt om in zijn geheel door ouders te laten uitvoeren, en De Haan, Hoogduin en Rombouts (1984) combineerden met goed resultaat de plaswekker met alleen het oefenprogramma, waarbij het kind voor het slapen gaan 20 maal op moet staan om naar het toilet te gaan.

In de praktijk lijken deze programma's het beste uitvoerbaar door diegenen die hier regelmatig mee werken. Deze intensieve aanpak is eigenlijk alleen nodig om hardnekkige gevallen te behandelen.

Farmacotherapie

Imipramine (Tofranil[R]). Als medicamenteuze therapie wordt gebruikt gemaakt van het effect van de tricyclische antidepressiva op enuresis. Doseringen van 1-2,5 mg/kg/dag ('s avonds) hebben na 1 à 2 weken al een gunstig effect (Fournier, e.a., 1987). Het percentage terugval na staken van de medicatie is echter groot en vaak is de uiteindelijke uitkomst niet gunstiger dan op grond van het natuurlijk beloop verwacht kan worden. Verder kunnen bijwerkingen voorkomen, met name dient cardiotoxiciteit benadrukt te worden (Tingelstad, 1991).

Desmopressine (Minrin[R]). Dit is een synthetisch antidiuretisch hormoon dat de uitscheiding van de urine remt en dat als neusspray gegeven kan worden. Het effect op enuresis is gunstig in 10-65% der gevallen. Ook met desmopressine wordt aanzienlijke terugval gerapporteerd na staken.

Encopresis

Encopresis is het herhaaldelijk onwillekeurig of opzettelijk defaeceren in de kleding. Als leeftijdsgrens houdt de DSM-IV vier jaar aan en moet de encopresis gedurende drie maanden iedere maand minimaal éénmaal voorkomen. In tegenstelling tot enuresis komt encopresis voornamelijk overdag voor en komt *primaire* encopresis (kinderen die vanaf de geboorte onzindelijk zijn voor ontlasting) ongeveer even vaak voor als *secundaire* encopresis (kinderen die ooit een periode zindelijk zijn geweest voor ontlasting). Er kan een onderscheid gemaakt worden tussen: (1) kinderen die in staat zijn om controle uit te oefenen over de defaecatie, maar dit niet (altijd) doen (dit is de groep waar in dit hoofdstuk de nadruk op wordt gelegd); (2) kinderen die zich niet bewust zijn van het feit dat zij zich bevuilen (bijvoorbeeld ernstig geretardeerde kinderen), of kinderen die zich er wel van bewust zijn maar geen controle over de defaecatie kunnen uitoefenen (meestal ten gevolge van lichamelijke aandoeningen, zoals neurologische aandoeningen), en (3) kinderen die zich bevuilen ten gevolge van het feit dat de ontlasting te vloeibaar is (bijvoorbeeld kinderen die geobstipeerd zijn en overloopdiarree hebben; kinderen met een lichamelijke aandoening zoals colitis ulcerosa; maar ook kinderen die ten gevolge van acute angst diarree ontwikkelen).

Vóórkomen

Encopresis komt meer voor bij jongens dan meisjes. Na het achtste levensjaar is het zich bevuilen zeldzaam, terwijl het bij jongens van 4-7 jaar bij ongeveer 8% en bij meisjes bij ongeveer 3% voorkomt (Verhulst, 1985). Uitgaande van DSM-IVcriteria (minimaal 1 maal per maand gedurende een periode van tenminste 3 maanden) vond Ligthart (1988) een prevalentie van 2.3% onder 3- tot 6-jarigen in een plattelandsgemeente.

Encopresis vindt meestal thuis en zelden op school plaats en in tegenstelling tot de vaak stoïcijnse houding van het kind ten opzichte van het symptoom, reageert de omgeving vaak met boosheid, walging of angst. Wanneer encopresis enige tijd bestaat, is de kans groot dat tussen ouders en kind de machteloosheid en wanhoop hoog zijn opgelopen.

Encopresis gaat vaak samen met obstipatie. Ophoping van faeces in het sigmoïd en de onvolledige productie van harde en droge ontlasting, wordt obstipatie genoemd. Dilatatie van het sigmoïd en rectum doet de contractiliteit en gevoeligheid verminderen met als gevolg verdere ophoping. De productie van ontlasting is pijnlijk hetgeen nog eens versterkt wordt door fissuren of aambeien. De pijnlijkheid kan vooral bij jonge kinderen angst voor het defaeceren oproepen. Uiteindelijk kan encopresis ontstaan doordat dunne faeces langs de opgehoopte massa loopt en weinig weerstand ondervindt van de gedilateerde en verzwakte sfincter.

Voedsel dat bindend werkt op de ontlasting is onder andere: melk, boter, kaas, vet, vlees en eigeel. Voedsel dat veel vezels bevat en door vochtretentie zachtere ontlasting produceert, is onder andere: fruit, groenten en graanproducten. Lichaamsbeweging heeft een gunstig effect op obstipatie.

Etiologie

De etiologie van encopresis waarvoor geen evident organische factor verantwoordelijk gesteld kan worden, ook wel functionele encopresis genoemd, is niet duidelijk. Helaas is er bijzonder weinig methodologisch verantwoord onderzoek gedaan naar factoren die geassocieerd zijn met encopresis.

Constitutionele, mogelijk genetisch bepaalde factoren. Constitutioneel bepaalde, vertraagde neuro-musculaire rijping speelt mogelijk een rol bij het ontstaan van encopresis.

Psychologische factoren. De houding van de ouders ten opzichte van de zindelijkheidstraining wordt bij encopretische kinderen nogal eens als rigide en intrusief beschreven. Men spreekt in dit verband van 'coercive training'. Anderzijds worden ouders beschreven die teveel een 'laissez-faire houding' tijdens de zindelijkheidstraining hebben ingenomen (Halpern, 1977). De literatuur is hierover niet eenduidig. Wolters (1974) toonde aan dat encopretische kinderen vaak uit disharmonische gezinnen komen.

De zindelijkheid is een terrein waarop het kind zijn autonomie en macht ten opzichte van de ouders kan tonen. Door stimulering, beloning en bemoediging kan het kind, indien het hiertoe cognitief en fysiologisch in staat is, uiteindelijk aanvaarden wat de ouders van hem of haar verwachten. Afhankelijk van de aard van de interactie zal dit proces door het kind beleefd kunnen worden als een verwerven van een functie die autonomie verschaft en waardoor het zich geliefd en gewaardeerd kan voelen.

Een aantal auteurs ziet een verband met bepaalde gedragskenmerken. Echter, onderzoek toonde aan dat de gedragskenmerken van kinderen met encopresis niet specifiek zijn en van velerlei aard kunnen zijn (Achenbach & Lewis, 1971). Het weinige methodologisch goed uitgevoerde onderzoek toont aan dat de associatie tussen encopresis en psychopathologie niet groot is; kinderen met encopresis zouden iets meer sociaal isolement vertonen dan kinderen uit de algemene bevolking die geen encopresis hebben (Ligthart, 1988). Deze bevindingen verschillen sterk van die van auteurs die klinische gevallen van encopresis onderzochten. Zij geven namelijk aan dat er bij de meeste kinderen met encopresis sprake is van ernstige psychopathologie, vaak in combinatie met gezinspathologie.

Zogenaamde 'life events' spelen nogal eens een rol bij het ontstaan van encopresis. Vooral scheiding van de ouders, dood van gezinsleden en geboorte van broertje of zusje kunnen gevolgd worden door encopresis.

Anamnese en onderzoek

Naast de algemene richtlijnen voor de anamnese kunnen de volgende aandachtspunten gebruikt worden:

- Waar bestaat de klacht precies uit (frequentie, pijn, hoeveelheid ontlasting, aspect van de ontlasting zoals consistentie en geur)?

- Is er sprake van obstipatie?
- Is het kind ooit zindelijk geweest?
- Hoe verliep de zindelijkheidstraining en zijn er bijzonderheden in het verleden geweest ten aanzien van de darmfunctie?
- Gaat het kind naar het toilet; heeft het angst voor het toilet?
- Hoe is het eetgedrag van het kind?
- Hoeveel lichamelijke activiteit heeft het kind?
- Hoe reageert het kind, de ouders, broers-zusters en omgeving op de klacht?
- Komt encopresis in de familie voor?
- Zijn er mogelijk precipiterende factoren aanwijsbaar?
- Hoe functioneert het kind verder?
- Hoe functioneert het gezin verder?

Met het oog op de therapie is het zinnig te informeren naar de volgende zaken:
- Wat is tot nu toe geprobeerd om de encopresis te verhelpen?
- Welke belonings- of bestraffingsmaatregelen hebben de ouders reeds geprobeerd?

Het lichamelijk onderzoek zal met name gericht zijn op de aan- of afwezigheid van grote hoeveelheden faeces in de darmen. Palperen van de buik en een rectaal toucher moeten soms aangevuld worden door een buikoverzichtsfoto. Bij verdenking op de ziekte van Hirschsprung moet specialistisch onderzoek (o.a. biopsie) verricht worden.

Behandeling

De belangrijkste reden waarom kinderen met functionele encopresis behandeld worden is de consequentie van dit symptoom voor de interacties in het gezin en voor de rest van de ontwikkeling van het kind. Encopresis zoals zich dit aandient in de praktijk van de kinderarts en kinder-en jeugdpsychiater, is vaak een hardnekkig probleem door de vaak geassocieerde psychopathologie en gezinspathologie, die de encopresis tot een uiterst complex probleem maken.

In ons land werd systematisch onderzoek verricht door Wolters (1974) en Bosch (1984). De behandeling van kinderen met encopresis zal afhangen van de aard van eventuele psychopathologie, maar zal meestal een sterk gedragstherapeutisch karakter hebben.

Diverse therapievormen en combinaties ervan zijn, meestal aan de hand van casuïstiek, beschreven (Schaefer, 1979). De diverse therapievormen zijn te onderscheiden in een aantal hoofdvormen van benadering.

De medische benadering richt zich op het herstellen van het normale ontlastingspatroon en op het verhelpen van de obstipatie. Klysma's, laxantia zoals zemelen, Metamucil^{R} of Duphalac^{R} en irritantia zoals Dulcolax^{R}, worden gebruikt om de darm goed schoon te krijgen. Op deze manier wordt getracht de darmmotiliteit en gevoeligheid weer te normaliseren. Dit regime wordt vaak gecombineerd met een gedragstherapeutische aanpak.

De gedragstherapie gaat er van uit dat bij een verkeerd aangeleerd defaecatiepatroon het kind door middel van belonen en/of straffen een normaal patroon aan te leren is. Het kind wordt bijvoorbeeld beloond voor het doen van zijn ontlasting in de WC, of het hebben van een schone broek gedurende een bepaalde periode. De beloning kan bestaan uit een gewenste bezigheid (bijvoorbeeld een spelletje met de ouders, of ergens naar toe gaan), of speelgoed. Meestal wordt er gewerkt met een lijst waarop aangegeven wordt of het kind naar de WC is geweest of een schone broek had. Een aantal geslaagde gebeurtenissen tezamen is dan goed voor een beloning. Soms wordt in combinatie gewerkt met een milde straf na een ongelukje, zoals het zelf uitwassen van de kleren.

Bij al deze vormen van aanpak is het van groot belang op de medewerking van de ouders te kunnen rekenen. Goede supervisie van de behandeling kan bereikt worden door ouders en kind de gebeurtenissen goed te laten bijhouden op een lijst en hen frequent terug te zien. Deze hercontroles hoeven niet veel tijd in beslag te nemen. Verder is het goed van tevoren de beloningsmogelijkheden met ouder en kind door te nemen en af te spreken. Gedesorganiseerde gezinnen, met weinig ouderlijke supervisie en structuur, zullen dan ook niet zo geschikt zijn om behandelingen uit te voeren waarvoor goede coöperatie van de ouders nodig is.

Een combinatie van medische en gedragstherapeutische aanpak is die van Wright (1975). De behandeling gaat in grote lijnen als volgt. Het kind wordt gelaxeerd. De volgende morgen probeert het kind op de WC te defaeceren. Lukt dit niet, dan wordt het kind weer gelaxeerd waarna het voor het naar school gaat naar de WC moet. Er wordt een beloningssysteem ingesteld voor iedere keer op de WC defaeceren en voor iedere 24 uur schoon te zijn. Er volgt een milde straf voor ieder ongelukje. Wanneer het kind één week zonder ongelukjes schoon blijft, mag het één dag zonder programma. Voor iedere week schoon gaat er een dag af. Voor iedere keer dat er een ongelukje plaatsvindt, wordt er die week een dag met programma bijgeteld.

Het bovenstaande programma is volgens de auteurs zeer effectief. Een wat minder extreme benadering kan echter bestaan uit het eenmalig laxeren van het kind gevolgd door een beloningssysteem. Het is uiteraard van belang om naast deze symptoomgerichte aanpak oog te houden voor het gehele functioneren van kind en gezin.

9 Anorexia Nervosa en Boulimia Nervosa

Inleiding

Anorexia Nervosa en Boulimia Nervosa zijn aandoeningen die meestal beginnen in de adolescentie (15 tot 19 jaar) of jong-volwassenheid (20 tot 25 jaar), hoewel een aanvang voor het vijftiende jaar in een minderheid van de gevallen kan voorkomen. Beide aandoeningen kunnen (alternerend) bij eenzelfde persoon voorkomen.

Anorexia Nervosa

Klinisch beeld

Anorexia Nervosa komt meestal bij meisjes en zelden bij jongens voor. Het is één van de aandoeningen met een niet te verwaarlozen mortaliteit. De DSM-IV kenmerken van anorexia nervosa staan vermeld in Tabel 9.1.

Tabel 9.1 Diagnostische criteria voor Anorexia Nervosa (DSM-IV)

A.	Weigering om het lichaamsgewicht op of boven de ondergrens van het voor de leeftijd en lengte normale lichaamsgewicht te houden.
B.	Sterke angst voor gewichtstoename of om dik te worden, zelfs in het geval van ondergewicht.
C.	Stoornis in de manier waarop het gewicht of de vorm van het lichaam ervaren wordt; overmatige invloed van het gewicht of de vorm van het lichaam op de beoordeling van zichzelf of ontkenning van de ernst van het huidige lage lichaamsgewicht.
D.	Bij vrouwen na de menarche, amenorrhoe, d.w.z. het uitblijven van drie achtereenvolgende menstruele cycli.

Het kernsymptoom is het doelgerichte gewichtsverlies. De DSM-IV hanteert als (arbitraire) grens om van anorexia nervosa te kunnen spreken een gewicht onder de 85% van het voor de leeftijd en lengte normale gewicht. Bij jonge meisjes met anorexia nervosa, die nog niet hun volwassen eindlengte en gewicht bereikt hebben, kan het hoofdsymptoom het uitblijven van gewichtstoename zijn bij een toename van de lengte. Er is dan dus sprake van een relatieve gewichtsafname.

Anorexia nervosa patiënten verliezen gewicht door te vasten (met name door het vermijden van koolhydraatrijke voeding) en door een toename van lichaamsbeweging (bijvoorbeeld door veel te gaan hardlopen of fietsen). Indien dit niet voldoende is (bijvoorbeeld omdat de patiënt ook vreetbuien heeft) kan de gewichtsvermindering nagestreefd worden door het opwekken van braken, of het gebruik van laxantia en/of diuretica.

Hoewel anorexia letterlijk verminderde eetlust betekent, is er bij de patiënt met anorexia nervosa zeker geen gebrek aan eetlust. De stuwende kracht achter de doelgerichte weigering het lichaamsgewicht binnen aanvaardbare grenzen te houden, is de extreme angst om te dik te zijn. Anorexia nervosa patiënten hebben een gestoord lichaamsbeeld. Zelfs in extreem uitgemergelde toestand kunnen zij hun gewicht als te zwaar of hun lichaamsvorm als te dik beoordelen. Zij koesteren de gedachte dat afslanken hen juist prettiger zal doen voelen. Zij verzetten zich tegen pogingen van de omgeving om zich met hun eetgedrag te bemoeien. Vaak houden zij de schijn op dat er niets aan de hand is.

Anorexia nervosa patiënten zijn gepreoccupeerd met alles wat met eten te maken heeft, zoals kookboeken, recepten, of de hoeveelheid calorieën van voeding. Soms laten zij bizarre eetpatronen zien, zoals het snijden van eten in kleine stukjes en het dwangmatig rangschikken of verzamelen van eten. Zij zijn soms uiterst vaardig in het bereiden van smakelijke maaltijden voor anderen.

Bij meisjes of vrouwen die anorexia nervosa ontwikkelen blijft de menstruatie uit, althans wanneer er geen sprake is van pilgebruik. Meisjes die voor de menarche anorexia nervosa ontwikkelen zullen daarmee voorkomen dat zij gaan menstrueren. Anorexia nervosa bij jongens is zeldzaam. De endocriene veranderingen bij jongens en mannen uiten zich in een verlies van seksuele interesse en potentie.

Andere kenmerken

Naast de kernsymptomen zijn de volgende kenmerken van belang (Vandereyken & Meerman, 1984; Verhey, 1992).

1 *Lichamelijke kenmerken.* Behalve de amenorrhoe kunnen vóórkomen: droge huid, cyanose, lanugohaar, haarverlies, gedaalde lichaamstemperatuur, hypotensie, bradycardie, en obstipatie. Laboratoriumonderzoek kan opleveren: hypokaliemie en andere electrolytstoornissen, hypoglycemie en dehydratie. Het tekort aan kalium kan levensgevaarlijk zijn door het optreden van hartritmestoornissen. Electrolytstoornissen kunnen aanwezig zijn bij overigens uiterlijk nog relatief gezonde patiënten en vooral bij hen die regelmatig braken opwekken, laxeermiddelen en/of diuretica gebruiken. Deze, soms levensgevaarlijke, afwijkingen ten gevolge van de anorexia nervosa maken dat het noodzakelijk is dat deze patiënten regelmatig lichamelijk gecontroleerd worden.

2 *Psychologische kenmerken.* Vaak vermelden ouders dat de patiënt premorbide juist de minst problematische was van de kinderen in het gezin. Toch blijkt uit systematisch onderzoek dat een vrij groot deel van de anorexia nervosa patiënten (ruim 70%), behalve de anorexia nervosa, ook nog een andere psychiatri-

sche stoornis heeft (Herzog, e.a., 1992). Het meest frequent werd een depressie gediagnostiseerd. Bij slechts een klein deel werd een persoonlijkheidsstoornis vastgesteld. De premorbide symptomen werden retrospectief vastgesteld, hetgeen het nadeel heeft dat de informatie door de tijdsduur en onder invloed van de huidige stoornis vertekend kan zijn. Een ander onderzoek toonde namelijk aan dat de depressieve symptomen een gevolg waren van de anorexia nervosa en dat zij er niet aan voorafgingen (Rastâm, 1992).

Anorexia nervosa patiënten worden vaak omschreven als ambitieus, perfectionistisch, conformistisch en vertonen een hoog streefniveau en goede prestaties op school en met sport. Zij zijn vaak sociaal geïnvolveerd en ernstig, tonen empathie en zijn over het algemeen bang voor kritiek.

Anorexia nervosa patiënten zouden vaak onder gevoelens van waardeloosheid lijden. De gestoorde lichaamsperceptie werd reeds bij de kernsymptomen genoemd. Sommige auteurs beschrijven anorexia nervosa patiënten als seksueel naïef. Er zou sprake zijn van angst voor seksualiteit en voor het volwassen lichaam.

Dwangmatige persoonlijkheidstrekken worden beschreven (Råstam, 1992), met name met betrekking tot voedsel. Deze kenmerken kunnen echter ook het gevolg zijn van het vasten.

3 *Gezinskenmerken.* De gezinnen van anorexia nervosa patiënten vertonen volgens sommige gezinstherapeuten opvallende overeenkomsten (Minuchin, 1974; Verhey, 1992). Het zouden vaak hechte gezinnen zijn met zwakke grenzen tussen de gezinsleden en met ongezonde coalities. De generatiegrens is vaag waarbij kinderen vaak betrokken zijn in ouderlijke conflicten. De gezinnen zijn sterk kindgericht en overprotectief. Deze gezinstypering is meestal gebaseerd op ervaringen uit de klinische praktijk en konden niet door systematisch onderzoek bevestigd worden (Råstam & Gillberg, 1991).

Het ontstaan van de symptomen

Vaak krijgt men te horen dat het meisje met lijnen begint na een schijnbaar onschuldige opmerking over haar figuur. In een ontwikkelingsfase waarin secundaire geslachtskenmerken zoals borstontwikkeling en volwassen vrouwelijke vetverdeling zichtbaar worden, zijn zij vatbaar voor opmerkingen over hun lichaam. Er zullen echter vele meisjes zijn die soortgelijke opmerkingen te horen krijgen doch geen anorexia nervosa ontwikkelen. Naar aanleiding van dergelijke opmerkingen, die precipiterend werken, begint het meisje te lijnen door voedselrestrictie en toename van lichaamsbeweging. De ouders, die de eerste tijd nog weinig of niets vermoeden, kunnen plotseling gealarmeerd raken wanneer zij hun dochter (deels) uitgekleed zien. Na sterke gewichtsvermindering treden er ook gedragsveranderingen op zoals depressie (indien niet al eerder aanwezig), prikkelbaarheid en teruggetrokkenheid.

Vreetbuien en braken/laxeren

Wanneer het beeld wordt bepaald door het zojuist beschreven beloop dan spreekt men in de DSM-IV van het zogenaamde '*restrictive*' type, te vertalen met het 'pure' type. Wanneer echter de anorexia nervosa patiënt periodes met vreetbuien heeft die gevolgd worden door zelfopgewekt braken en/of het gebruik van laxantia of diuretica, dan spreekt men in de DSM-IV van het '*binge eating/purging*' type, te vertalen met het gemengde type. Uiteindelijk zal ongeveer 50% van de anorexia nervosa patiënten ook vreetbuien of boulimie ontwikkelen (Casper, e.a., 1980). Men is het er niet over eens of de combinatie anorexia nervosa en boulimie als een ongunstig prognostisch teken beschouwd moet worden, danwel als een eerste teken van herstel van de anorexia nervosa.

Eerste symptomen voor de menarche

De meeste anorexia nervosa patiënten ontwikkelen de eerste symptomen als er al een menstruele cyclus aanwezig is en er zich ten gevolge van de anorexia nervosa een secundaire amenorrhoe ontwikkelt. Een minderheid van de anorexia nervosa patiënten ontwikkelt de eerste symptomen nog voor de menarche (Gowers, e.a., 1991). Deze premenarcheale vorm wordt gekenmerkt door angsten verband houdend met de puberteitsontwikkeling. In tegenstelling tot de postmenarcheale patiënt, bij wie de anorexia nervosa kan volgen op een seksuele ervaring, is dit niet het geval bij de premenarcheale patiënt. De premenarcheale anorexia nervosa patiënt zal over het algemeen niet haar toevlucht nemen tot het gebruik van laxantia, en vertoont minder vaak boulimie als geassocieerd verschijnsel. Ook zou de prognose bij deze jonge groep iets gunstiger zijn.

Boulimia Nervosa

Boulimie (Grieks voor 'honger als een rund'), of vreetbuien, als symptoom kan voorkomen (1) als min of meer normaal verschijnsel, (2) in samenhang met psychopathologie die niet een primaire eetstoornis is (bijvoorbeeld als reactie op stress, of bij een depressie); en (3) ten gevolge van organische, vaak neurologische, pathologie.

Boulimie als syndroom, ook wel Boulimia Nervosa genoemd, bestaat uit een regelmatig voorkomend controleverlies over het eetgedrag, dat uitmondt in frequente vreetbuien en een gestoord eetpatroon. Deze vreetbuien kunnen worden gevolgd door (zelf uitgelokt) braken, misbruik van laxantia en/of diuretica, rigoureus vasten of hyperactiviteit uit angst te dik te worden (Vanderlinden, Norré & Vandereycken, 1989). Kortheidshalve spreken we hier van boulimie als we het syndroom bedoelen.

Boulimie kan zowel optreden bij een normaal gewicht als bij obesitas of anorexia nervosa. Het komt vaker bij meisjes dan bij jongens voor. Zoals uit de definitie blijkt is de overeenkomst met anorexia nervosa de sterke angst om te dik te worden in combinatie met een ziekelijke preoccupatie met eten en met de lichaamsvorm en het gewicht.

Boulimiepatiënten hebben meer dan anorexia nervosa patiënten de neiging om hulp te zoeken voor hun klachten, hoewel ook boulimiepatiënten de neiging hebben om hun problematisch eetgedrag voor de buitenwereld verborgen te houden en het te ontkennen bij navraag. De vreetbuien omvatten vaak excessieve inname van calorierijk voedsel dat vaak in het geheim plaatsvindt en gevolgd wordt door zelfverwijten en gevoelens van onbehagen. De patiënt kan geen weerstand bieden tegen de oncontroleerbare drang om te eten, die als van buiten de persoon lijkt te komen (men spreekt van een ego-dystoon symptoom). Veel van de lichamelijke symptomen bij boulimie zijn het gevolg van het braken en/of het gebruik van laxeermiddelen of diuretica. Berucht zijn tandafwijkingen door aantasting van het glazuur door het maagzuur. Verder komen pijnloze speekselklierzwellingen voor, heesheid en keelpijn, en een veelheid van soms ernstige gevolgen van diureticagebruik.

Boulimiepatiënten vertonen vaker dan anorexia nervosa patiënten psychopathologie. Impulsief en promiscue gedrag, automutilatie en alcoholabusus, worden bij boulimiepatiënten beschreven.

Vóórkomen

Een van de best uitgevoerde onderzoeken naar het vóórkomen van anorexia nervosa is een Nederlands onderzoek onder patiënten van huisartsen (Hoek, 1991). Per 100.000 inwoners is de incidentie 6,3 voor anorexia nervosa en 9,9 voor boulimie, terwijl de prevalentie 18,4 voor anorexia nervosa en 20,4 voor boulimie is. Boulimiepatiënten zijn ouder dan anorexia nervosa patiënten. Slechts 13% van de nieuwe (incidente) gevallen van boulimie in de algemene bevolking is 19 jaar of jonger. Dit contrasteert scherp met anorexia nervosa, waarbij ruim 60% van de incidente gevallen 19 jaar of jonger is. De meerderheid van de anorexia patiënten (82%) bleek onder behandeling te zijn bij een instelling voor geestelijke gezondheidszorg. Opvallend was de bevinding dat boulimie een driemaal zo grote prevalentie heeft in de grote steden als in kleinere steden en op het platte land. Dit heeft waarschijnlijk te maken met het feit dat de beginleeftijd van boulimie samenvalt met een leeftijdsfase waarop men voor voortgezet onderwijs dikwijls naar de stad trekt.

Anorexia nervosa bij jongens is zeldzaam en werd in dit onderzoek slechts in 5% van de anorexia nervosa gevallen gezien.

Differentiaaldiagnose

De diagnose anorexia nervosa dient onderscheiden te worden van:

1 Organische stoornissen (bijvoorbeeld de ziekte van Crohn); vaak is er sprake van verminderde eetlust.
2 Vermagering als (hysterisch) conversiesymptoom. Deze patiënten vertonen meer affect, etaleren hun geringe eten, klagen vaak over buik- en maagpijn, en komen meestal niet beneden de kritische gewichtsgrens.
3 Depressie.

4 Schizofrenie, met name als er een angst is om vergiftigd te worden.

Boulimie kan als symptoom voorkomen bij organisch-cerebrale aandoeningen. Een voorbeeld is het Prader-Willi syndroom; een chromosoomafwijking zich uitend in geestelijke handicap, obesitas, hypogonadisme en geringe lichaamslengte.

Etiologie

De etiologie van anorexia nervosa en boulimie is onbekend. Er zijn echter diverse hypothesen en veel auteurs onderschrijven de visie dat waarschijnlijk niet één, maar vele factoren verantwoordelijk zijn voor het ontstaan van anorexia nervosa.

Biologische verklaringsmodellen richten zich op de endocriene afwijkingen. Het feit dat anorexia nervosa kan beginnen met amenorrhoe voordat gewichtsverlies heeft plaatsgevonden, doet vermoeden dat een endocriene stoornis voorafgaat aan de ontwikkeling van de anorexia nervosa. Echter, het is ook bekend dat psychologische stress amenorrhoe kan veroorzaken.

Anorexia nervosa wordt frequenter bij monozygote dan bij dizygote tweelingen gezien, hetgeen een genetische dispositie doet vermoeden (Holland, e.a., 1984).

Psychologische verklaringsmodellen richten zich op het ontwikkelingsproces bij meisjes, met name op de seksuele ontwikkeling en het streven naar autonomie. Hechte, overprotectieve gezinnen zouden het losmakingsproces bemoeilijken. De vermagering zou dan een manier zijn om een zekere mate van autonomie te verwerven. Verder wordt verondersteld dat deze meisjes met hun hoge streefniveau en perfectiedrang, hun geringe zelfgevoel proberen te compenseren door de vermagering perfect uit te voeren.

Zoals reeds besproken is er bij premenarcheale anorexia nervosa een sterke angst voor de puberteitsontwikkeling die door de anorexia nervosa ook daadwerkelijk wordt tegengehouden (Gowers, e.a., 1991). In hetzelfde onderzoek werd gevonden dat postmenarcheale anorexia nervosa patiënten vaak uit gezinnen kwamen waar de ouders een matige huwelijksrelatie hadden.

Zoals eerder vermeld, is er bij anorexia nervosa patiënten vaak sprake van geassocieerde psychiatrische problematiek. Echter, in hoeverre deze problematiek reeds premorbide aanwezig is en als oorzakelijke factor beschouwd kan worden, is niet bekend.

Socioculturele verklaringsmodellen richten zich op de rol van het vrouwbeeld in de rijke westerse landen, waar slankheid als ideaal nagestreefd wordt. Meisjes die vulnerabel zijn voor het ontwikkelen van anorexia nervosa, kunnen, nadat zij met onschuldig lijnen waren begonnen, in een niet meer te stuiten vicieuze cirkel geraken.

Behandeling

Bij een gewichtsvermindering tussen de 15% en 25% zal een ambulante psychiatrische behandeling kunnen plaatsvinden, in combinatie met controles door een kinderarts. Door een zorgvuldige medisch-somatische controle door een kinderarts houdt de kinder- en jeugdpsychiater de handen vrij om zich te richten op de gedragsaspecten, de intrapsychische aspecten en het gezinssysteem. De behandelingsprincipes voor anorexia nervosa verschillen niet wezenlijk van die voor boulimie.

Bij gewichtsvermindering onder de 25%, of bij lichamelijke complicaties, zal de patiënt opgenomen moeten worden. Hoewel sondevoeding in uitzonderlijke gevallen van levensbedreigende anorexia nervosa niet te vermijden is, moeten therapievormen die zeer dwingend of overweldigend zijn, vermeden worden. Bij de meeste patiënten met anorexia nervosa is het mogelijk verbeteringen te bewerkstelligen door algemeen geldende therapeutische principes toe te passen. De meeste jonge patiënten met anorexia nervosa zijn zonder ziekenhuisopname adequaat te behandelen (Walford & McCune, 1991).

Er zijn diverse, op specifieke oorzakelijke theorieën geënte, therapievormen voor anorexia nervosa beschreven, doch niet één vorm is voor alle anorexia nervosa patiënten en boulimiepatiënten de beste. Zo kunnen diverse vormen van individuele psychotherapie (inzichtgevende therapie, gedragstherapie, hypnotherapie), groepstherapie en gezinstherapie, zowel ambulant als residentieel, verbetering van het functioneren van de patiënt bewerkstelligen.

Op de eerste plaats is het van belang dat de patiënt de behandelaar kan percipiëren als iemand met wie een vertrouwensband kan ontstaan. Behalve een indruk van het eetgedrag, dient de behandelaar een indruk te krijgen van de eventuele betekenis of functie ervan voor de patiënt zelf, of voor de interactie van de patiënt met de omgeving. Het is tegenwoordig algemeen aanvaard dat de eerste therapeutische stappen gericht moeten zijn op het normaliseren van het gewicht en van de eetgewoontes. Om dit te bereiken kunnen verschillende strategieën worden toegepast. Onder andere is voorlichting over voeding, de gevolgen van ondervoeding, laxeermiddelengebruik, braken, etcetera van belang als onderdeel van de gesprekken. Verder kunnen gedragstherapeutische principes waarin beloning van gewenst gedrag centraal staat een belangrijke rol spelen.

Gaandeweg, als het gewicht en het eetpatroon verbeteren, zal men in de gesprekken met de patiënt ook een indruk krijgen van de eventuele angsten en van eventuele ongezonde gezinsinteracties. Angsten rond autonomie, voor contacten met leeftijdgenoten, voor seksualiteit, of voor conflicten, zijn themata die aan de orde kunnen komen. Gezinsgesprekken zijn van belang om factoren die belemmerend werken op de ontwikkeling van het kind te beïnvloeden.

Psychofarmaca zijn niet geïndiceerd bij de behandeling van anorexia nervosa, terwijl voor de behandeling van boulimie tricyclische antidepressiva een gunstig effect kunnen hebben (Kennedy & Goodbloom, 1991).

Beloop

Vergelijking van onderzoek naar de prognose van anorexia nervosa wordt bemoeilijkt door de selectie van onderzoekspopulaties (populaties opgenomen patiënten zullen qua prognose verschillen van ambulante populaties) en de lengte van het follow-up tijdsinterval. Vergelijking van diverse follow-up onderzoeken laat de conclusie toe dat de mortaliteit ongeveer 5 tot 10% bedraagt (Herzog, Deter & Vandereycken). Over langere tijd blijkt ongeveer 40% volledig hersteld te zijn. De meeste patiënten zijn redelijk goed sociaal geadapteerd en hebben een normaal gewicht en normale menstruaties (Hsu, 1980).

10 Slaapstoornissen

Inleiding

Passagère of milde slaapstoornissen zijn vaak onderdeel van een overigens normale ontwikkeling. Veel ouders maken een periode door waarin hun kind moeite heeft met naar bed gaan, met inslapen, of waarin hun kind, al dan niet angstig, 's nachts wakker wordt.

De volgende voor de kinderleeftijd en adolescentie belangrijkste slaapstoornissen worden onderscheiden:

1 *Insomnie.* Onvoldoende slapen ten gevolge van in- of doorslaapstoornissen.
2 *Hypersomnie.* Teveel slapen door buitensporige slaapbehoefte.
3 *Parasomnie.* Abnormaal gedrag tijdens de slaap, in de vorm van de volgende drie slaapstoornissen: nachtmerrie, pavor nocturnus en slaapwandelen.

Onvoldoende slapen (insomnie)

Klinisch beeld

Met toename van de leeftijd is er een duidelijke afname van deslaapbehoefte tot aan de puberteit. Adolescenten hebben op biologische gronden veel meer slaap nodig dan basisschoolkinderen (Boer, 1992). Bovendien kan de slaapbehoefte per individu variëren. Dit maakt het moeilijk om uit te maken of de slaapduur van een individu nog binnen de normale variatie valt, of dat er sprake is van een slaapstoornis. De DSM-IV criteria voor insomnie die vermeld staan in Tabel 10.1 zijn dan ook vrij arbitraire afspraken om deze slaapstoornis te definiëren.

Tabel 10.1 Diagnostische criteria (verkort) voor Insomnie (DSM-IV)

1.	Moeite met in slaap vallen of met doorslapen, of niet uitgerust zijn na de slaap gedurende tenminste één maand.
2.	De slaapstoornis (of de geassocieerde vermoeidheid overdag) veroorzaakt beduidende problemen met sociaal functioneren of functioneren op school (of op het werk), of andere gebieden van functioneren.

De criteria vermeld in Tabel 10.1 gelden vooral voor volwassenen. Vermeld dient te worden dat slaaptekort bij kinderen niet altijd tot slaperigheid overdag hoeft te leiden, doch dat kinderen ook juist veel drukker en verhoogd prikkelbaar kunnen worden door het slaaptekort.

Hieronder wordt nader ingegaan op het probleem van onvoldoende slapen in de verschillende ontwikkelingsfasen.

De pasgeborene. Bij pasgeborenen is de slaap al onder te verdelen in twee soorten slaappatronen die elkaar cyclisch afwisselen:

- *Actieve slaap of REM slaap.* REM slaap (REM= rapid eye -movements), wordt gekenmerkt door frequente kortdurende spiertrekkingen. De ademhaling en hartslag zijn onregelmatig en de ogen maken snelle heen-en-weerbewegingen.
- *Regulaire of non-REM slaap.* Non-REM slaap wordt gekenmerkt door het ontbreken van snelle oogbewegingen en door een rustige regulaire ademhaling en hartslag.

Slaappatronen kunnen geregistreerd worden met een EEG (Coble, e.a., 1987). Volwassenen beginnen hun slaapcyclus met non-REM slaap. Pasgeborenen echter beginnen na een korte overgangsfase met REM slaap die ongeveer 15 tot 20 minuten duurt, waarna de fase van regulaire slaap volgt, die eveneens 15 tot 20 minuten duurt. Deze patronen wisselen elkaar af gedurende vier uur, waarna de baby ontwaakt. De periode van non-REM slaap wordt steeds langer ten koste van de REM slaap. De REM slaap van een pasgeborene beslaat ongeveer 45-50% van de totale slaap. Bij een volwassene is dat 20-25%. Het slaap-EEG vertoont pas bij de 6e maand een patroon dat enigszins op dat van de volwassene lijkt. Pas in de adolescentie wordt een volledig volwassen slaappatroon bereikt (Anders, 1982).

Hoewel in de eerste drie maanden de totale dagelijkse slaapduur nauwelijks afneemt, worden de slaapcycli langer, zodat op de leeftijd van 3 maanden ongeveer 70% van de baby's 's nachts doorslaapt. Op de leeftijd van 6 maanden is dat 85% en met één jaar is dat 90%. Het ontstaan van het dag-nachtritme bij de baby wordt in de Engelse literatuur 'settling' genoemd. Doorslaapstoornissen komen vaker voor bij baby's wanneer er zwangerschaps- of geboortecomplicaties in de voorgeschiedenis zijn.

Het heeft geen zin om baby's die fysiologisch nog niet toe zijn aan een dag-nachtritme te forceren in een dergelijk ritme, bijvoorbeeld door de baby 's nachts te laten doorhuilen. Maar, men moet ook al bij jonge baby's alert zijn op situaties waarin ouders geneigd zijn het kind (onbewust) aan te leren om 's nachts niet door te slapen. Er is bij ouders een zekere kordaatheid en vertrouwen nodig, wanneer het kind 's nachts even wakker is en geluidjes maakt of huilt, om te besluiten het even aan te zien en om te kijken of hij weer zal gaan slapen. Veel doorslaapstoornissen hebben te maken met een te grote geinvolveerdheid van ouders met het slaapproces van het kind.

Tweede helft eerste levensjaar/peutertijd en kleutertijd. Wanneer de ontwikkeling zover is voortgeschreden dat het kind zijn moeder van anderen leert onderscheiden, kan de separatieangst een rol spelen in de slaapproblematiek. Het kind en de ouders zijn beiden betrokken in het spanningsveld dat er bestaat tussen het streven naar autonomie enerzijds en de behoefte aan nabijheid anderzijds. Het vermogen om alleen te zijn neemt toe met de leeftijd door het groeiende vermogen om een innerlijk beeld van de ouders vast te houden wanneer zij afwezig zijn (ontwikkeling van objectconstantie). Deze ontwikkeling verloopt echter nooit mooi geleidelijk maar gaat sprongsgewijs en soms zullen de ouders hun kind een zetje in de richting van de separatie moeten geven om op andere momenten weer te kunnen meegaan met een tijdelijk grotere behoefte aan geborgenheid.

Voor de peuter en kleuter is routine vóór het slapen gaan van belang. Bekend zijn rituelen als het voorlezen, of een slaapliedje zingen. Het is daarbij van belang dat de slaapkamer en het naar bed gaan geassocieerd blijven met slapen en niet met eindeloze spelletjes die opwinding veroorzaken en juist het zich passief overgeven aan de slaap bemoeilijken (Horne, 1992). Inslaapstoornissen kunnen ook te maken hebben met het feit dat het kind anticipeert op eventuele angstdromen. Ook kan de angst voor controleverlies verband houdend met de zindelijkheid, een rol spelen.

Basisschoolleeftijd. Op deze leeftijd hebben inslaapstoornissen vaak het karakter van protest tegen het naar bed gestuurd worden. Conflicten rond het inslapen kunnen ofwel een opvoedingsprobleem zijn, ofwel verwijzen naar meer uitgebreide psychopathologie. Kinderen voelen feilloos de twijfels en onzekerheden van hun ouders aan, evenals onderlinge onenigheid tussen de ouders.

Adolescentie. De toegenomen slaapbehoefte met het intreden van de puberteitsontwikkeling maakt dat adolescenten veelal een chronisch tekort aan slaap hebben (Carskadon & Dement, 1987). Behoefte aan meer slaap wordt door 25% van de adolescenten in de algemene bevolking gerapporteerd, terwijl 10% zegt moeite te hebben met inslapen (Morrisson, McGee & Stanton, 1992). Ook al is de toegenomen behoefte aan slaap in de adolescentie een normaal verschijnsel, toch werd gevonden dat insomnie in de adolescentie geassocieerd is met angst, depressie en andere stoornissen. Angst of schuldgevoelens omtrent seksuele fantasieën kunnen eveneens de basis vormen voor inslaapstoornissen.

Voor alle leeftijden geldt dat lichamelijke ziektes eveneens slaapstoornissen tot gevolg kunnen hebben.

Vóórkomen

Uit bevolkingsonderzoek onder Nederlandse kinderen blijkt dat ongeveer 20% van de ouders van 4-16-jarigen vindt dat hun kind te weinig slaapt (Verhulst, 1985).

Behandeling

Essentieel bij de aanpak van slaapstoornissen is het afnemen van een nauwkeurige anamnese waarin bedtijdrituelen, tijdstip van naar bed gaan, frequentie en duur van de slapeloosheid, het gedrag van de ouders wanneer het kind niet kan slapen en eventuele eerdere interventies (inclusief medicatie) aan de orde moeten komen. Ook dient nagegaan te worden of de slaapstoornissen geïsoleerd voorkomen of onderdeel zijn van uitgebreidere psychopathologie zowel bij het kind als bij de ouders. Bijvoorbeeld, problemen van het kind op school, problemen in de contacten met leeftijdgenoten en angst of depressie, kunnen slaapstoornissen tot gevolg hebben. Hetzelfde geldt voor psychiatrische stoornissen bij de ouders, of sterk ongunstige psychosociale omstandigheden. Indien slaapstoornissen onderdeel zijn van uitgebreidere problematiek dient hieraan aandacht besteed te worden. Echter, de slaapstoornissen op zich kunnen voor kind en gezin dermate uitputtend zijn dat gerichte aandacht hiervoor nodig is. Lichamelijke ziektes kunnen eveneens slaapstoornissen tot gevolg hebben.

Meestal zal de slaapstoornis geïsoleerd voorkomen en is geruststelling en uitleg dat het probleem van voorbijgaande aard is, van belang. Vervolgens kan de ouders gevraagd worden om over een periode van ongeveer twee weken het slaapgedrag van het kind en hun eigen reacties daarop nauwkeurig vast te leggen, bijvoorbeeld in de vorm van een dagboek (Schregardus, 1991). Afhankelijk van de informatie die dit oplevert zal getracht moeten worden het gedrag dat de slaapstoornis lijkt te onderhouden, te wijzigen. Dit kan bijvoorbeeld het achterwege laten van opwindende bedtijdrituelen zijn, of het niet meer belonen met tv laten kijken of lekkere dingen laten eten of drinken van het kind, dat 's avonds zijn bed uit komt. Daarnaast kan gewenst gedrag door de ouders beloond worden.

Soms kan medicamenteuze ondersteuning, tijdelijk, noodzakelijk zijn. Meestal is dit echter niet nodig en is het geven van slaapmedicatie aan kinderen niet aan te raden. Het geven van slaapmedicatie kan bij het kind de indruk wekken dat er sprake is van een niet zelf te overwinnen probleem en kan het kind het gevoel geven de controle over eigen functioneren te verliezen. Bij lichamelijk zieke of door slaapgebrek uitgeputte kinderen zal men bij falen van een gedragsmatige aanpak eerder geneigd zijn medicatie te geven. Slaapmedicatie bij kinderen moet nooit langer dan enkele dagen tot weken gegeven worden. Voor de keuze en dosering van slaapmedicatie, zie Tabel 10.2 (Bouman, 1993; Wiener, 1985).

Tabel 10.2 Dosering Slaapmedicatie

Benzodiazepines: Temazepam (Normison^{R})

10 mg voor het slapen gaan, zo nodig ophogen tot 20 mg, nooit langer dan 2 weken in verband met gewenning

Diazepam (Valium^{R})

2-15 mg voor het slapen gaan

Alimemazinetartraat (Nedeltran^{R})

een fenothiazine derivaat, 0,5-1 mg/kg, ook verkrijgbaar in vloeibare vorm

Pipamperon (Dipiperon^{R})

een neurolepticum uit de butyrofenonengroep, 20-60 mg per dag in twee giften, 's morgens en 's avonds, vooral geschikt bij verstoring van het slaap-waak ritme.

Teveel slapen (hypersomnie)

Hypersomnie houdt in dat er sprake is van een bovenmatige slaapbehoefte zich uitend in een verlenging van de slaapperiodes of in een overmatige slaapbehoefte

overdag. De overmatige slaapbehoefte valt daarbij niet toe te schrijven aan een tekort aan slaap. Hypersomnie is zeldzaam en kan zowel primair (zonder aantoonbare oorzaak) als secundair aan lichamelijke of psychiatrische aandoeningen zijn.
De differentiaaldiagnose van hypersomnie is:

1 *Narcolepsie.* Plotselinge onbedwingbare slaapaanvallen overdag van enkele minuten, die in tegenstelling tot primaire hypersomnie verfrissend zijn en die gepaard kunnen gaan met:
   - kataplexie (korte periode van plotseling bilateraal spiertonusverlies), en
   - REM-slaap fenomenen zoals hypnagoge hallucinaties (visuele illusionaire vervalsingen vlak vóór het inslapen) en slaapparalyse (kortdurend onvermogen zich te bewegen bij het ontwaken of vlak vóór het inslapen).

   Narcolepsie is zeer zeldzaam op de kinderleeftijd. Slaapparalyse vlak na het ontwaken uit een nachtmerrie en hypnagoge hallucinaties komen als geisoleerde symptomen wel voor op de kinderleeftijd. Vooral jonge kinderen kunnen moeite hebben met het verwoorden van deze voor hen vaak beangstigende sensaties. De behandeling bestaat uit het identificeren en voorkomen van eventuele luxerende factoren overdag, het voorlichten en instrueren van ouders en leerkracht, en het leren hanteren van de slaapaanvallen door het kind of de jeugdige zelf. Eventueel kan methylfenidaat (Ritalin[R]) gegeven worden (5-10 mg 's ochtends en bij de lunch).

2 *Slaap-apnoe-aanvallen.* Het 's nachts frequent stokken van de ademhaling meestal ten gevolge van mechanische luchtwegobstructie, in zeldzamere gevallen door een centrale disregulering. Door de apnoe wordt het kind wakker waardoor er een slaaptekort optreedt en slaperigheid overdag het gevolg kan zijn. Voor de diagnose zijn gegevens van de ouders van belang over de stokkende ademhaling, het snurken en de nachtelijke onrust. Chirurgische correctie van de luchtwegobstructie kan geindiceerd zijn.

3 *Epilepsie.*

4 *Neurologisch cerebrale afwijkingen* (bijvoorbeeld een hersentumor) *en systeemafwijkingen* zoals hypoglycemie of nierinsufficientie.

5 *Zeldzame syndromen* zoals het Pickwick syndroom en het Kleine-Levin syndroom.

Abnormaal gedrag tijdens de slaap (parasomnie)

Tot de parasomnieën worden gerekend: pavor nocturnus, nachtmerries en slaapwandelen.

Pavor nocturnus

Een aanval van pavor nocturnus vindt meestal plaats in het begin (eerste uren) van de slaap en komt bij 1-5% van alle kinderen voor (Simonds en Parraga, 1982). Het beloop is als volgt. De ouders horen plosteling een luide, alarmerende kreet. Bij binnenkomst in de slaapkamer van het kind zit het kind rechtop in bed, verstijfd van angst, en herkent de ouders niet. De pupillen zijn verwijd, de hartslag en ademhaling versneld, de huid warm en bezweet. Zelfs hallucinaties kunnen optreden. Aangezien het kind niet goed wakker te krijgen is lukken pogingen om het te kalmeren niet onmiddellijk. Soms kan het kind in paniek doelloos rondlopen waarbij het tegen voorwerpen opbotst en zich kan bezeren. Een aanval duurt van enkele tot ongeveer vijftien minuten en houdt spontaan op. Vragen of het kind gedroomd heeft, zullen meestal in vage termen beantwoord worden. Na de aanval valt het kind weer vlot in slaap en heeft de volgende dag een amnesie voor het gebeurde. Aanvallen kunnen optreden met een frequentie van enkele malen per nacht tot enkele malen per jaar.

Bij ouder worden verdwijnen de aanvallen meestal spontaan. Dit heeft waarschijnlijk te maken met het feit dat de fase van de slaapcycli waarin pavor nocturnus aanvallen voorkomen (non-REM fase 3 en 4) met het voortschrijden van de biologische rijping van het cerebrum een relatief kleiner deel van de slaapcyclus gaat uitmaken (Anders, 1982). Met toename van de leeftijd is er een afname van zowel de REM-fase als de non-REM fasen 3 en 4.

Pavor nocturnus aanvallen kunnen verward worden met nachtmerries, epilepsie (vooral temporale epilepsie) en een koortsdelier (Herkowitz en Rosman, 1982).

De behandeling bestaat uit uitleg aan de ouders en geruststelling. Het is niet nodig dat de ouders het kind geforceerd wakker maken. De ouders dienen wel bij het kind te blijven tijdens een aanval. Eventuele luxerende stressfactoren dienen opgespoord en zo mogelijk dient verandering nagestreefd te worden. Medicatie is vrijwel nooit nodig. Eventueel kunnen benzodiazepines voorgeschreven worden (zie de insomnieën).

Nachtmerries

Bij nachtmerries is het kind meestal volledig wakker wanneer de ouders geroepen worden of het kind de slaapkamer van de ouders binnenkomt. Het kind is bang maar niet in paniek, kan zich de inhoud van de 'enge droom' goed herinneren en heeft meestal moeite om weer te gaan slapen. Het kind kan zich het gebeurde ook de volgende dag goed herinneren (zie Tabel 10.3). De behandeling bestaat, evenals bij de pavor nocturnus, uit het opsporen en eventueel wijzigen van stressvolle gebeurtenissen overdag.

Tabel 10.3 Onderscheid tussen Pavor Nocturnus en Nachtmerries

	Pavor Nocturnus	**Nachtmerries**
Bewustzijn	onvoldoende arousal	gedurende slaap
Wekbaarheid	moeilijk	eenvoudig
Verhoging activiteit autonome functies	duidelijk	matig
Droominhoud	niet of vaag	duidelijk
Autonome handelingen	vaak	niet
Moeite om weer in te slapen	nee	ja
Retrograde amnesie	ja	nee
Familiair voorkomen	soms	niet duidelijk

Slaapwandelen

Een aan pavor nocturnus gerelateerd beeld is slaapwandelen. Bij beide fenomenen is er sprake van een partiële arousal uit dezelfde fase van de slaapcyclus (fase van diepe slaap). Het kind gaat rechtop in bed zitten, is niet goed wakker, mompelt soms wat onverstaanbaar en gaat òfwel weer slapen, òfwel doelloos rondlopen. Gevaar kan optreden wanneer het kind ramen kan openen, de deur uit kan gaan of van de trap kan vallen. Ouders dienen dan ook geadviseerd te worden met dit gevaar rekening te houden en adequate maatregelen te nemen. Meestal zoekt het kind spontaan zijn bed op, slaapt weer in en heeft de volgende dag een amnesie voor het gebeurde. De behandeling is dezelfde als die voor de pavor nocturnus.

Slaapstoornissen in het kader van psychiatrische stoornissen

Slaapstoornissen kunnen een onderdeel vormen van een psychiatrische stoornis, onder andere:

1 Angststoornissen.
2 Obsessief-compulsieve stoornis (dwanghandelingen en/of gedachten houden het kind of de jeugdige wakker).
3 Depressie (vooral doorslaapstoornissen en slaperigheid, lusteloosheid overdag).
4 Ernstige psychiatrische beelden zoals manisch-depressieve psychose en schizofrenie. Deze beelden treden pas op in de adolescentie. Vooral de geringe behoefte aan slaap en de onrust bij beginnende manie worden makkelijk over het hoofd gezien.

11 Tics

Klinisch beeld

Een tic is een plotseling optredende, kort- (meestal minder dan een seconde) durende, repetitieve, beweging, gebaar of geluid. Tics zijn over het algemeen nabootsingen van ook normaal voorkomende bewegingen of geluiden. Tics komen meestal aanvalsgewijs voor en worden als onwillekeurig beleefd, hoewel het vaak mogelijk is tics tijdelijk te onderdrukken. In sommige gevallen beschrijven patiënten met tics lichamelijke sensaties die wel sensorische tics worden genoemd (bijvoorbeeld een kriebelend gevoel in het gelaat). Deze situaties worden door het uitvoeren van de tic (bijvoorbeeld oogknipperen) opgeheven, hetgeen gepaard gaat met een gevoel van opluchting (Kurlan, Lichter & Hewitt, 1989).

Tics kunnen variëren in aard, complexiteit, frequentie, beloop en intensiteit. Wat betreft de aard wordt een onderscheid gemaakt tussen *motorische tics* (oogknipperen, grimasseren, hoofdbewegingen, schouderoptrekken, enzovoorts), en *vocale tics* of *geluidstics* (keelschrapen, kuchen, snuiven, blaffen, snurken, enzovoorts). Eigenlijk zijn geluidstics op te vatten als motorische tics die luchtbewegingen in de keel en mond veroorzaken.

Wat betreft de complexiteit wordt een onderscheid gemaakt tussen enkelvoudige tics, zoals oogknipperen of kuchen, waarbij het meestal gaat om snelle, korte en nutteloze bewegingen of geluiden, en samengestelde tics die bestaan uit schijnbaar doelgerichte bewegingen of geluiden. Voorbeelden van samengestelde motorische tics zijn het aanraken van voorwerpen, buigen of hurken, het maken van huppelpasjes, of het maken van gebaren die in sommige gevallen obsceen kunnen zijn (copropraxie). Bij samengestelde vocale tics gaat het meestal om het uiten van woorden of uitspraken die in sommige gevallen obsceen (coprolalie) of agressief kunnen zijn. Ook kan echolalie optreden.

Soms kunnen tics zo sporadisch voorkomen, of zo licht zijn, dat de omgeving er nauwelijks weet van heeft. Ook kunnen tics zo frequent en hevig zijn dat er sprake is van een zeer ernstige handicap.

Wat betreft het beloop kunnen tics van voorbijgaande aard zijn, of een chronisch beloop vertonen tot in de volwassenheid, met fluctuaties waarbij de tics over periodes van maanden tot jaren in golven komen en gaan.

Naast de tics kunnen andere symptomen aangetroffen worden, zoals impulsiviteit, verhoogde afleidbaarheid, dwanghandelingen en hyperactiviteit. Het is ook voorstelbaar dat tics hun repercussies kunnen hebben op het school- en gezinsfunctioneren, evenals op de sociale relaties. Wanneer de omgeving het onwillekeurige karakter van de tics niet inziet, en het kind als vreemd of lastig ervaart of het kind zelfs straft, afwijst of ridiculiseert, is het voorstelbaar dat het kind hierop reageert met 'lastig' gedrag of depressieve symptomen.

Op basis van het beloop en de aard van de tics wordt een onderscheid gemaakt tussen: (1) voorbijgaande ticstoornis, (2) chronische motorische of vocale ticstoornis, en (3) syndroom van Gilles de la Tourette (GTS). De diagnostische criteria volgens de DSM-IV voor deze drie soorten ticstoornis staan aangegeven in Tabel 11.1.

Tabel 11.1 Diagnostische criteria voor Ticstoornissen (DSM-IV)

A Voorbijgaande ticstoornis

(1) Enkelvoudige of multiple en/of vocale tics
(2) De tics komen vele keren per dag voor, bijna elke dag gedurende ten minste vier weken maar niet langer dan twaalf aaneengesloten maanden
(3) De stoornis veroorzaakt duidelijk lijden of significante beperkingen in het sociaal of beroepsmatig functioneren of het functioneren op andere belangrijke terreinen, zoals school
(4) Begin voor het achttiende jaar
(5) De stoornis is niet het gevolg van de directe fysiologische effecten van een middel (bijvoorbeeld stimulantia) of een somatische aandoening
(6) Er is nooit voldaan aan de criteria van het syndroom van Gilles de la Tourette of een chronische motorische of vocale tic-stoornis

B Chronische motorische of vocale ticstoornis

(1) Enkelvoudige of multiple motorische of vocale tics maar niet alle twee, zijn op een bepaald moment van de ziekte aanwezig geweest
(2) De tics komen vele keren per dag voor, bijna elke dag of met tussenpozen gedurende meer dan een jaar, en in deze periode was er nooit een tic-vrije periode van meer dan drie aaneengesloten maanden
(3) De stoornis veroorzaakt duidelijk lijden of significante beperkingen in het sociaal of beroepsmatig functioneren of het functioneren op andere belangrijke terreinen, zoals school
(4) Begin voor het achttiende jaar
(5) De stoornis is niet het gevolg van de directe fysiologische effecten van een middel (bijvoorbeeld stimulantia) of een somatische aandoening
(6) Er is nooit voldaan aan de criteria van het syndroom van Gilles de la Tourette

C Syndroom van Gilles de la Tourette

(1) Zowel multiple motorische als een of meer vocale tics zijn op een bepaald moment van de ziekte aanwezig geweest, hoewel niet noodzakelijkerwijs tegelijkertijd
(2) De tics komen vele keren per dag voor (meestal in aanvallen), bijna elke dag of met tussenpozen gedurende meer dan één jaar, en in deze periode was er nooit een tic-vrije periode van meer dan drie aaneengesloten maanden
(3) De stoornis veroorzaakt duidelijk lijden of significante beperkingen in het sociaal of beroepsmatig functioneren of het functioneren op andere belangrijke terreinen, zoals school
(4) Begin voor het achttiende jaar
(5) De stoornis is niet het gevolg van de directe fysiologische effecten van een middel (bijvoorbeeld stimulantia) of een somatische aandoening

Tics beginnen meestal tussen het derde en het tiende jaar (Leckman & Cohen, 1991). Zowel de chronische ticstoornis als GTS beginnen meestal met enkelvoudige motorische tics en laten pas later een uitbreiding zien die meestal in de richting van hoofd naar romp verloopt. Daarbij wordt GTS onderscheiden van de chronische ticstoornis door het optreden van geluidstics ongeveer één tot twee jaar na het begin van de motorische tics. Bij aanvang van tics op de kinderleeftijd is het dus niet mogelijk om vast te stellen of er sprake is van een weinig ernstige voorbijgaande ticstoornis, of dat er progressie zal optreden tot de veel ernstiger chronische ticstoornis of GTS.

Tics kunnen minuten tot zelfs uren onderdrukt worden, vooral wanneer de tics niet ernstig zijn. Schoolgaande kinderen zullen dan ook vaak de tics op school onderdrukken om thuisgekomen de tics de vrije loop te laten, hetgeen als een opluchting ervaren wordt. Tijdens ontspanning, bijvoorbeeld gedurende tv-kijken, kunnen de tics toenemen. Ook zijn tics aanwezig gedurende de slaap (Fahn & Erenberg, 1988). Chronische stress kan tics doen toenemen.

Vóórkomen

Voor ongeveer 5% tot 10% van 4- tot en met 16-jarigen in de algemene bevolking wordt door ouders gerapporteerd dat er sprake is van tics (Verhulst, 1985). Er werd geen verschil tussen jongens en meisjes vastgesteld. Er zijn geen betrouwbare epidemiologische gegevens beschikbaar over het vóórkomen van GTS en chronische motorische of vocale ticstoornis. Geschat wordt dat deze ernstige ticstoornissen bij 1% tot 2% voorkomt, dat de prevalentie bij kinderen 5 tot 12 maal groter is dan bij volwassenen en dat de verhouding jongens : meisjes ongeveer 9 : 1 is (Burd, e.a., 1986).

Differentiaaldiagnose

Tics dienen onderscheiden te worden van andere, zeldzame onwillekeurige bewegingen zoals choreatiforme bewegingen, akathisieën, myoclonieën, en dystonieën (Fahn & Erenberg, 1988). Deze andere onwillekeurige bewegingen zijn veel moeilijker bewust te onderdrukken dan tics en worden bovendien meestal in het kader van ernstige progressief-neurologische aandoeningen gezien.

Dwanghandelingen zijn van tics te onderscheiden door het meer doelgerichte karakter van de dwanghandeling, die complexer van aard is en niet het snelle karakter heeft van de tic. Bovendien vinden dwanghandelingen plaats in combinatie met dwanggedachten (bijvoorbeeld: "Als ik de deurknop niet 10 keer aanraak gebeurt er iets ergs met moeder of vader"). Het onderdrukken van tics geeft niet de heftige, panische angst die bij patiënten gezien kan worden wanneer hen belet wordt hun dwanghandelingen uit te voeren. Een moeilijkheid is echter dat GTS ook in combinatie met dwanggedachten en -handelingen gezien kan worden.

Etiologie en pathogenese

Familie-onderzoeken (van de Wetering, 1993) en tweelingonderzoeken (Pauls & Leckman, 1988) tonen aan dat genetische factoren betrokken zijn bij het ontstaan van GTS en gerelateerde stoornissen. De overerving vindt echter niet op de klassieke, monogene manier plaats. Hoewel er aanwijzingen zijn dat aandoeningen van de basale gangliën een rol spelen en dat neurochemische en neuroendocriene mechanismen betrokken zijn bij het onstaan van tics, hebben deze bevindingen geen belangrijke repercussies voor de diagnostiek (Minderaa, 1992).

Hoewel organische factoren een rol spelen, geeft het feit dat tics stressgevoelig zijn en dat de genetische transmissie van tics niet volledig is (er is geen volledige concordantie voor tics in monozygote tweelingen) aan, dat ook psychologische factoren een rol spelen. Kennis over de persoonlijkheidsstructuur van de patiënt evenals inzicht in omgevingsinvloeden is van belang bij het beleid van patiënten met ticstoornissen.

Behandeling en prognose

Wanneer een ticstoornis niet voorbijgaand maar chronisch is en interfereert met de rest van de ontwikkeling, is het van belang dat er over vele jaren hulp geboden kan worden. Bij milde, enkelvoudige tics zal met uitleg volstaan kunnen worden. Bij GTS zal het beleid aangepast moeten worden aan deze ernstiger vorm van ticstoornis. Het beleid bestaat uit (1) uitleg en begeleiding, en (2) eventueel medicamenteuze behandeling.

Het is van belang dat de ouders wordt uitgelegd dat de stoornis onwillekeurig is, dus dat het kind er niets aan kan doen. Ook is het van belang dat de ouders (en het kind zelf) te horen krijgen dat de aandoening in de meeste gevallen zal verbeteren naarmate het kind de adolescentie nadert. Dit in tegenstelling tot het idee dat er sprake is van een chronische handicap die in alle gevallen tot op volwassen leeftijd zal blijven. Hoewel dit het geval kan zijn, blijkt dit voor een minderheid van de kinderen met tics te gelden. De leeftijdsfase waarin de symptomatologie het sterkst naar voren komt is tussen het tiende en vijftiende jaar. Ook dient uitgelegd te worden dat het beloop golvend is met fasen van verbetering en verslechtering.

Het is van belang dat eventuele stressvolle omstandigheden of invloeden geëxploreerd worden. De leerkracht dient in de meeste gevallen ook uitleg te krijgen over de aard van de stoornis.

Om een indruk te krijgen van de aard en de frequentie van de tics, kunnen kinderen eventueel zelf een registratie bijhouden. Op deze manier kan er een indruk verkregen worden van de fluctuaties van de symptomen overdag, over de invloeden van eventuele stressoren, en over het effect van eventuele medicamenteuze behandeling.

Voor de medicamenteuze behandeling kan gekozen worden uit de neuroleptica haloperidol (Haldol^{R}), pimozide (Orap^{R}), of de α-adrenerge antagonist clonidine (Dixarit^{R}). Tabel 11.2 geeft het doseringsschema van deze middelen weer. Ervaring met serotonine heropname remmers bij de behandeling van tics zoals fluoxetine (Prozac[R]) en fluvoxaminemaleaat (Fevarin[R]) is bij kinderen nog nauwelijks aanwezig.

Bij het geven van medicatie dient rekening gehouden te worden met het feit dat ticstoornissen een golvend beloop hebben. Hierbij moet men rekening houden bij de evaluatie van medicamenteuze behandeling. Sommige auteurs geven er de voorkeur aan de dosering van medicatie in te stellen op een niveau waarbij de tics nog net aanwezig zijn. Op deze manier wordt het natuurlijk beloop van de aandoening niet aan het zicht onttrokken.

Tabel 11.2 Dosering medicamenteuze behandeling van Tics

Haloperidol (Haldol[R])	
< 3 jaar:	niet
3 tot 12 jaar:	beginnen met 0,5 mg/dag, ophogen met sprongetjes van 0,5 mg per 5 à 7 dagen; therapeutische dosis varieert van 0,05 tot 0,075 mg/kg/dag
> 12 jaar:	0,5 tot 5 mg twee of drie keer daags
bijwerkingen:	extrapyramidale verschijnselen, gewichtstoename, sedering.
Pimozide (Orap[R])	
< 12 jaar:	weinig ervaring met dit middel
> 12 jaar:	alleen indien er geen resultaat met haloperidol wordt bereikt; startdosis 0,5 mg/dag, ophogen met sprongetjes van 0,5 mg één of twee keer per week; meestal is minder dan 0,2 mg/kg/dag of 10 mg/dag toereikend
bijwerkingen:	extrapyramidale verschijnselen, epilepsie, ECG veranderingen.
Clonidine (Dixarit[R])	
dosering:	startdosis 0,025 mg (= 25 *microgram*); insluipen door per twee dagen 0,025 mg toe te voegen tot de optimale dosis tussen 0,25 en 0,45 mg bereikt is
bijwerkingen:	slaperigheid, moeheid, hoofdpijn, (lichte) bloeddrukdaling, orthostatische hypotensie, droge mond, eetlustremming, verlaging polsfrequentie.

12 Gender-identiteitsstoornis

Inleiding

Het fundamentele gevoel man of vrouw te zijn wordt *'gender'-identiteit* genoemd. In de Nederlandstalige literatuur wordt de voorkeur gegeven aan het Engelse woord 'gender' aangezien dit verwijst naar de psychologische en sociale aspecten van het man of vrouw zijn, terwijl met het Nederlandse woord 'geslacht' het accent op de biologische aspecten van het geslachtsverschil wordt gelegd.

De term gender-identiteit verwijst naar een psychische structuur die gebaseerd is op percepties en kennis van de eigen persoon. Gender-identiteit wordt al vroeg in de ontwikkeling gevestigd. De meeste 3-jarigen weten al van zichzelf of zij een jongetje of meisje, mannelijk of vrouwelijk zijn. Daarentegen zijn kinderen veel later in hun ontwikkeling in staat het geslacht van anderen correct te benoemen.

De gender-identiteit is al op jonge leeftijd moeilijk veranderbaar, zelfs bij kinderen bij wie er een discrepantie is tussen de geslachtstoewijzing en het biologische geslacht (Ehrhardt & Meyer-Bahlburg, 1981). Dit neemt niet weg dat er bij kinderen met afwijkingen aan de geslachtsorganen verwarring kan bestaan omtrent hun gender-identiteit, vooral wanneer de ouders grote twijfels hebben omtrent het jongetje of meisje zijn van hun kind.

Het begrip gender-identiteit is moeilijk te operationaliseren omdat het te maken heeft met de tamelijk abstracte overtuiging van het individu een man danwel een vrouw te zijn. *Gender-rolgedrag* daarentegen betreft concreet observeerbaar, en daarom eenvoudiger te beschrijven, gedrag van kinderen waarmee zij uitdrukking geven aan hun identificatie met het mannelijk of vrouwelijk geslacht. Gender-rolgedrag wordt in grote mate beinvloed door tijd en cultuur zoals de voorkeur voor spel, kleding, beroep, sport of de voorkeur voor bepaalde gebaren of lichaamshouding die binnen een bepaalde cultuur als typisch mannelijk of vrouwelijk gelden. Hoewel het merendeel van de sekseverschillen in gedrag cultureel bepaald is, zijn er ook sekseverschillen in het gedrag van kinderen die een aangeboren component lijken te hebben. Dit geldt met name voor agressiviteit en wild en onbesuisd spel, ook wel 'rough-and-tumble play' genoemd (Maccoby & Jacklin, 1980; Verhulst, 1991).

Klinisch beeld

Niet bij elk individu is er overeenstemming tussen het biologische geslacht en de overtuiging dat hij of zij tot dat geslacht behoort. Sommige kinderen kunnen al op de peuter- en kleuterleeftijd gedrag vertonen waaruit blijkt dat zij zich identificeren met het andere geslacht. Dit wordt *'cross-gender' identificatie* genoemd en deze kinderen vertonen 'cross-gender' gedrag. Wanneer de cross-gender identificatie diepgaand en blijvend is, spreken we van een *gender-identiteitsstoornis* (GIS). De criteria volgens DSM-IV staan in Tabel 12.1 vermeld.

Tabel 12.1 Diagnostische criteria voor Genderidentiteitsstoornis (DSM-IV)

A. Een sterke en aanhoudende cross-gender identificatie zich uitend door tenminste vier van de volgende kenmerken:

(1) herhaaldelijk geuite wens om van het andere geslacht te zijn, of volhouden dat hij of zij van het andere geslacht is
(2) bij jongens, voorkeur voor 'cross-dressing'; bij meisjes, aandringen om alleen typisch jongensachtige kleren te dragen
(3) hardnekkige voorkeur voor cross-genderrol in fantasie(spel)
(4) sterke wens om mee te doen met typisch jongensachtig tijdverdrijf (spel en hobby's)
(5) sterke voorkeur voor speelkameraden van het andere geslacht

B. Aanhoudend gevoel van onbehagen met het eigen geslacht of gevoel dat de genderrol van het geslacht niet bij hem of haar hoort.

C. Niet samengaand met afwijkingen van de geslachtsorganen.

D. De stoornis veroorzaakt klinisch beduidend lijden of tekorten in functioneren op sociaal gebied of met betrekking tot werk of andere belangrijke gebieden van functioneren.

Kinderen met GIS weten van welk geslacht zij zijn, maar geven duidelijk te kennen dat zij van het andere geslacht willen zijn. Retrospectief kunnen ouders in sommige gevallen aangeven dat hun kind al voor het tweede jaar gedrag vertoonde dat meer bij het andere geslacht hoort. Het besef dat het geslacht van zichzelf en de ander onveranderlijk is wordt meestal niet voor het vierde levensjaar bereikt (Slijper, 1993). Voor het vierde jaar kunnen kinderen, die dan nog in de preoperationele fase van hun cognitieve ontwikkeling zijn, geloven dat cross-gender gedrag hun gender nog echt zal kunnen veranderen.

Kinderen met een GIS voelen zich diep ongelukkig met hun eigen sekse. Sommigen beweren zelfs dat zij van het andere geslacht zijn. Zij hebben een afkeer van de kenmerken die specifiek zijn voor hun eigen sekse. Jongens kunnen bijvoorbeeld hun penis en testikels proberen te verbergen om zodoende het vrouwelijk genitaal na te bootsen, of tonen een duidelijke voorkeur om zittend te plassen. Meisjes met een GIS staan er soms op om staand te plassen, uiten de wens om een penis te hebben en proberen een penis na te bootsen.

Kinderen met een GIS hebben een voorkeur voor kleding of attributen die kenmerkend zijn voor het andere geslacht. Aangezien zelfs jonge kinderen al beseffen dat deze zogenaamde *'cross-dressing'* door de omgeving niet geaccepteerd wordt, zal dit gedrag vaak stiekem uitgevoerd worden. Dit geldt vooral voor jongens voor wie het dragen van meisjesachtige kleding veel minder door de omgeving geaccepteerd wordt dan voor meisjes die zich jongensachtig kleden of gedragen. Kinderen met een GIS hebben een voorkeur voor speelgoed of type spel dat meer kenmerkend is voor het andere geslacht. Dit zelfde geldt voor de rol in fantasie of fantasiespel die zij zichzelf aanmeten. Verder zullen zij zich prettiger voelen tussen kinderen van het andere geslacht. De psychomotoriek van deze kinderen die vergelijkbaar is met de psychomotoriek van kinderen van het andere geslacht roept, vooral wanneer het jongens betreft, negatieve reacties en pestgedrag van leeftijdgenoten op.

De tot nu toe besproken kenmerken hebben vooral betrekking op kinderen. Adolescenten zijn veel meer dan jonge kinderen in staat te reflecteren over hun eigen persoon en hierbij een tijdsperspectief te betrekken. Het besef liever van het andere geslacht te willen zijn en permanent de rol van het andere geslacht te willen aannemen, kan bij adolescenten met GIS duidelijk in woorden geuit worden. De onvrede met de eigen sekse wordt *'gender-dysforie'* genoemd. Bij sommigen, maar niet bij allen, kan GIS gepaard gaan met de wens tot geslachtsaanpassing. Dit wordt *transseksualiteit* genoemd. Hormonale en chirurgische behandeling zal echter niet voor het bereiken van de volwassenheid verricht worden.

Vóórkomen

Er is geen onderzoek naar de prevalentie van GIS bekend. Aangezien de meeste volwassen transseksuelen aangeven dat zij zich als kind al ongelukkig voelden met hun eigen sekse, zouden conservatieve schattingen van de prevalentie op deze gegevens gebaseerd kunnen worden. Uit prospectief onderzoek blijkt echter dat de meeste kinderen met een GIS zich niet tot transseksueel ontwikkelen na de puberteit. Zoals later besproken zal worden, maken de meeste jongens met een GIS een ontwikkeling in homoseksuele richting door. Cross-gendergedrag en ontevredenheid met de eigen sekse worden veel meer gerapporteerd voor meisjes dan voor jongens in de algemene bevolking (Verhulst, 1985). Daartegenover staat dat meer jongens dan meisjes verwezen worden naar instellingen voor geestelijke gezondheidszorg met gender-identiteitsproblemen. Dit heeft waarschijnlijk te maken met het feit dat cross-gendergedrag van jongens in onze cultuur veel minder geaccepteerd wordt dan van meisjes.

Differentiaaldiagnose

De diagnose GIS is over het algemeen niet moeilijk te stellen. GIS moet onderscheiden worden van:

Geringe afwijkingen van de norm. Uiteraard is er variatie in wat nog normaal cross-gender gedrag genoemd kan worden. Er zijn jongens die een afkeer hebben van wild en agressief spel, en evenmin behoefte hebben aan het beoefenen van typisch mannelijke sporten. Hoewel deze jongens zich soms wat ongemakkelijk voelen met hun mannelijke identiteit en liever in het gezelschap van meisjes dan van jongens verkeren, uiten zij niet duidelijk de wens liever een meisje te willen zijn en vertonen zij evenmin een preoccupatie met alles wat vrouwelijk is. Hoewel er bij deze jongens geen sprake is van GIS, lopen zij wel een risico geplaagd te worden door leeftijdgenoten en in een sociaal isolement terecht te komen. Zo zijn er ook meisjes die een duidelijke voorkeur hebben voor jongensachtige activiteiten en ook graag in het gezelschap van jongens zijn. Deze *'tomboy'* meisjes zien er jongensachtig uit, doch hebben geen duidelijke aversie tegen hun eigen gender en vrouwelijke anatomie.

'Cross-dressing' met als doel seksuele prikkeling. Bij kinderen en jeugdigen met GIS zien we vaak een sterke behoefte zich als iemand van het andere geslacht te kleden. Deze cross-dressing vindt plaats in het kader van de identificatie met het andere geslacht. Een andere vorm van cross-dressing kunnen we in de adolescentie zien bij jongens die geen GIS hebben en bij wie het zich verkleden als vrouw tot doel heeft hier seksueel opgewonden van te raken.

Homoseksualiteit. De adolescentie is de ontwikkelingsfase waarin zorgen of problemen rond een eventuele homoseksuele voorkeur of homoseksueel gedrag een rol kunnen spelen. Hoewel GIS, of een lichtere variant ervan, in de voorgeschiedenis vermeld wordt bij een aantal homoseksuele adolescenten, vertoont de meerderheid geen afkeer van het mannelijk genitaal en is er bij hen geen duidelijke wens van het andere geslacht te zijn.

Etiologie

De eventuele invloed van biologische factoren bij het ontstaan van GIS is niet aangetoond. Wel zijn er enkele gegevens bekend over de mogelijke rol van biologische, met name hormonale, factoren op de psychoseksuele ontwikkeling in zijn algemeenheid. Deze kennis is opgedaan aan kinderen met endocriene of anatomische afwijkingen zoals congenitale adrenogenitale hyperplasie (CAH).

CAH is een autosomaal recessieve aandoening die gekenmerkt wordt door een overproductie van androgenen. Bij meisjes leidt de prenatale blootstelling aan mannelijk hormoon tot masculinisering van het uitwendige geslachtsorgaan. De mate waarin het uitwendig genitaal er mannelijk uitziet varieert. De clitoris is vergroot en de schaamlippen kunnen vergroeid zijn, met als gevolg dat sommige van deze meisjes voor jongetjes worden aangezien. De gestoorde bijnierschorsfunctie veroorzaakt in de eerste levensdagen tot -weken ziekteverschijnselen die tot de diagnose en therapie (corticosteroiden) leiden. Hierdoor blijft de blootstelling aan mannelijk hormoon grotendeels beperkt tot de prenatale periode. Onderzoek bij meisjes met CAH toonde aan dat zij iets meer neigen tot jongensachtig gedrag en dat zij minder meisjesachtig gedrag vertoonden dan gezonde meisjes (Slijper, 1993). Dit pleit voor de invloed van hormonen op het gender-rolgedrag. Echter de verschillen in gender-rolgedrag tussen CAH en gezonde meisjes waren het grootst bij meisjes wier ouders onzeker waren over de seksetoewijzing. Niet alleen biologische invloeden, ook omgevingsinvloeden blijken dus van belang bij de ontwikkeling van gender-rolgedrag.

Hoewel meisjes met CAH wel verwarring rond hun gender-identiteit laten zien, wordt GIS zoals eerder in dit hoofdstuk beschreven, meestal niet gezien bij meisjes met CAH. Het is van belang te onderstrepen dat kinderen met GIS juist geen aantoonbare hormonale stoornissen hebben en een normale anatomie van de geslachtsorganen.

Hoewel er een aantal hypothesen is, is het niet duidelijk hoe omgevingsinvloeden hun invloed kunnen uitoefenen bij het ontstaan van stoornissen in de gender-identiteit. De volgende factoren zouden van invloed kunnen zijn: onjuiste bekrachtiging van gender-rolgedrag; bij jongetjes een te sterke moeder-kind en te zwakke vader-kind binding; gender-identiteitsproblemen in de voorgeschiedenis van de moeder en psychopathologie van de ouders of het gezin in zijn algemeenheid.

Behandeling en beleid

Er zijn geen goed gecontroleerde onderzoeken verricht naar de effectiviteit van de behandeling van GIS. Diverse vormen van psychotherapie zijn beschreven. Indien het doel van de behandeling een uiteindelijk ongecompliceerd heteroseksueel leven is, blijkt de behandeling weinig succesvol. Echter, behandeling kan ook dienen om secundaire gevolgen te reduceren, zoals gepest worden door leeftijdgenoten of onnodige angst en spanning in de ouder-kind relatie.

Het is belangrijk om zo vroeg mogelijk in de ontwikkeling met de behandeling te starten, in ieder geval voor de intrede van de puberteit. De eerste stap in de behandeling is het bewust maken bij kind en ouders dat de wens om van het andere geslacht te zijn een probleem is dat niet zomaar op te lossen is. Ouders hebben vaak de neiging het gedrag van het kind ofwel te loochenen of te bagatelliseren, ofwel te proberen het gedrag vrij strict en weinig empathisch de kop in te drukken. Ook het kind kan geleerd worden met zijn of haar wens om van het andere geslacht te zijn, beter om te gaan. Jongens met GIS, bijvoorbeeld, hebben nogal eens de neiging uitsluitend meisjes als speelkameraad te kiezen als reactie op het gepest worden door de jongens in hun omgeving, terwijl het voor hun ontwikkeling belangrijk is dat zij ook met jongens omgaan. Een van de doelen van de behandeling kan zijn om de omgang met kinderen van hetzelfde geslacht te stimuleren. Als blijkt dat de wens om van het andere geslacht te zijn moeilijk te beinvloeden is, is het van belang dat de behandelaar de doelen realistisch stelt en dat de ouders uitgelegd wordt dat de behandeling waarschijnlijk de uiteindelijke seksuele geaardheid niet zal kunnen beinvloeden. Desondanks is het goed mogelijk kind en gezin te behoeden voor onnodig lijden (Zucker, 1990).

Beloop en prognose

Follow-up onderzoek in de adolescentie of op jong volwassen leeftijd van 66 jongens met GIS toonde aan dat driekwart in fantasie biseksueel of homoseksueel was, dat van het merendeel van de jongens met seksuele ervaringen, deze ervaringen een biseksueel of homoseksueel karakter hadden, en dat slechts één jongen overwoog om van geslacht te veranderen (Green, 1987). Verder zijn er geen systematisch verzamelde gegevens bekend over het beloop van GIS.

13 Psychiatrische stoornissen bij het jonge kind

Inleiding

De diagnostiek en behandeling van psychiatrische stoornissen bij kinderen onder de drie jaar vergen specifieke kennis van de ontwikkeling van het zeer jonge kind en specifieke vaardigheden. In dit hoofdstuk zullen drie stoornissen besproken worden die nauw samenhangen met de kwaliteit van de ouder-kind relatie: 'failure to thrive', psychosociale dwerggroei en de reactieve hechtingsstoornis. Twee andere stoornissen die al op zeer jonge leeftijd gediagnostiseerd kunnen worden, namelijk verstandelijke handicap en autisme, worden elders in dit boek behandeld.

'Failure to thrive' (FTT)

'Failure to thrive' (FTT) is een ernstige eet- en groeistoornis bij zuigelingen en peuters. Het komt bij ongeveer 10-15% van de patiënten op een pediatrische polikliniek voor (Woolston, 1991). Centraal bij deze stoornis staat het tekort aan calorie-inname, met als primair gevolg remming van de gewichtsgroei. Vertraging van de lengte- en schedelgroei kan eveneens voorkomen. Daarnaast treedt er een vertraging op van de emotionele en sociale ontwikkeling. Chronische FTT kan, zelfs blijvende, schade berokkenen aan de zich ontwikkelende hersenen met als gevolg stoornissen in motorisch en intellectueel functioneren (Frank & Zeisel, 1988; Stock, Smythe & Moodie, 1982). De aandoening kan geassocieerd zijn met lichamelijke ziekten. Het is vaak niet duidelijk of de lichamelijke aandoening (bijvoorbeeld een infectie) de oorzaak is (bijvoorbeeld door algemene malaise) of het gevolg (bijvoorbeeld door immunosuppressie) van de ondervoeding. Het onderscheid tussen organische en niet-organische 'failure to thrive', dat in het verleden vaak gemaakt werd, is dan ook obsoleet (Frank & Zeisel, 1988).

FTT is het beste te beschouwen als een multifactorieel bepaalde aandoening ten gevolge van interacties tussen psychosociale en lichamelijke factoren (Kotelchuck & Newberger, 1983; Woolston, 1991). Als werkingsmechanisme geldt dat niet toereikende calorie-inname de groeiremming veroorzaakt, terwijl stoornissen in de ouder-kind interactie, met als gevolg verschillende gradaties van emotionele verwaarlozing van het kind, verantwoordelijk zijn voor de emotionele en sociale ontwikkelingsachterstand. Een te simplistisch model waarin FTT ofwel het gevolg is van slecht ouderschap, danwel het gevolg van een organische aandoening, is onjuist en kan schadelijk zijn voor het verdere beleid. Per individueel kind met

FTT kunnen de werkingsmechanismen verschillen en kunnen lichamelijke factoren en factoren die de ouder-kind interactie betreffen elkaar in een ingewikkelde oorzaak-gevolg keten beinvloeden.

Risicofactoren voor FTT zijn: slechte sociaal-economische omstandigheden (armoede, sociale isolering), psychiatrische stoornis bij de ouders (bijvoorbeeld een depressieve moeder), en apathie of juist verhoogde prikkelbaarheid van het kind. Daarnaast spelen lichamelijke factoren een rol die, ook al zijn ze niet de directe oorzaak van de FTT, het beeld kunnen onderhouden of versterken.

Bij de diagnostiek moeten de volgende factoren betrokken worden (Woolston, 1991): aanvangsleeftijd en duur van de FTT, mate van ondervoeding, mate van achterstand in de groeiontwikkeling, aanwezigheid van andere lichamelijke aandoeningen, mate van ontwikkelingsachterstand, kwaliteit van het gezinsfunctioneren en de ouder-kind relatie.

Afhankelijk van de mate van ondervoeding en de schadelijkheid van de omgevingsinvloeden dient besloten te worden of de behandeling klinisch of ambulant moet gebeuren. FTT in het eerste levensjaar reageert meestal snel in gunstige zin op adequate voeding en stimulering van de psychosociale ontwikkeling binnen een gunstige emotionele context. Indien echter de thuissituatie niet verandert kan een recidief optreden. Na het eerste levensjaar blijkt FTT chronischer en moeilijker te beinvloeden. In alle gevallen zal de behandeling door een multidisciplinair team moeten geschieden waarbij kinderarts, kinder- en jeugdpsychiater of klinisch prych† oloog, maatschappelijk werker, verpleegkundige, diëtist en huisarts samenwerken. De zorg voor deze kinderen strekt zich vaak over langere tijd uit.

Psychosociale dwerggroei (PSD)

Psychosociale dwerggroei (PSD) wordt gekenmerkt door een remming van de lengtegroei in combinatie met gedragsstoornissen (onder andere slaapstoornissen en bizarre eetgewoontes) (Green, Campbell & David, 1984). De aandoening wordt veroorzaakt door verwaarlozing en/of mishandeling van het kind. Blijkbaar zijn sommige kinderen vatbaar voor het ontwikkelen van endocriene stoornissen als gevolg van verwaarlozing en/of mishandeling. De symptomen zijn reversibel na verandering van de opvoedingsomgeving. Het verschil met FTT is dat de lengtegroeiremming bij PSD zonder duidelijke remming van de gewichtsgroei plaatsvindt. Het beeld vertoont dan ook gelijkenis met hypopituitarisme. PSD is veel zeldzamer dan FTT.

De gedragsstoornissen bestaan onder andere uit: bizarre eetgewoontes zoals polyfagie, braken, stelen en verzamelen van eten; polydipsie; inslaapstoornissen en slaapwandelen; agressief gedrag en contactstoornissen. Verder kan er een achterstand in de taal/spraakontwikkeling optreden, evenals een achterstand in de algehele cognitieve ontwikkeling (Ferholt, e.a., 1985). Lichamelijk onderzoek en laboratoriumonderzoek (onder andere endocrinologisch en chromosoom onderzoek) dient verricht te worden ten einde organische componenten uit te sluiten, dan wel deze vast te leggen om de reactie op de behandeling te kunnen nagaan.

Voor de behandeling van PSD geldt dat naast de algemene maatregelen die besproken worden in het hoofdstuk over kindermishandeling, het beleid aangepast zal moeten worden naar de aard en mate van de ontwikkelingsachterstand.

Reactieve hechtingsstoornis

Onder normale omstandigheden zal een kind zich hechten aan degene die het kind verzorgt. In de eerste levensmaanden is het 'attachmentgedrag' gericht op vrijwel iedereen die het kind verzorgt. Na ongeveer de zesde levensmaand gaat het kind discrimineren tussen de primaire verzorgers aan wie het kind zich sterk gaat hechten (moeder, vader, maar eventueel ook broertje of zusje) en anderen op wie het kind met angst kan reageren (zie voor een overzicht Verhulst, 1991). Wanneer dit normale hechtingsproces bij niet-geretardeerde kinderen niet of gestoord plaatsvindt, spreken we van een reactieve hechtingsstoornis.

De DSM-IV maakt een onderscheid tussen twee typen reactieve hechtingsstoornissen: het *geremde type,* en het *ontremde type*. We spreken van een reactieve hechtingsstoornis van het geremde type wanneer het kind het normale hechtingsgedrag specifiek gericht op een klein aantal verzorgers niet vertoont, maar juist een totaal ontbreken laat zien van enige interesse in het initiëren van contact met, of reageren op, volwassenen of andere kinderen. Deze kinderen maken een apathische, verdrietige, angstige en teruggetrokken indruk. Dit beeld dient onderscheiden te worden van autisme (zie hoofdstuk 2). Voedselweigering kan secundair 'failure to thrive' geven en een beeld dat Spitz (1946) 'anaclitische depressie' noemde (zie hoofdstuk 14).

Sommige kinderen lijken zich wel te kunnen hechten, doch bij nadere beschouwing blijken deze kinderen zeer oppervlakkige en makkelijk inwisselbare, niet specifieke contacten, aan te gaan. Dit beeld wordt in de DSM-IV een hechtingsstoornis van het ontremde type genoemd. Deze kinderen zijn voor de leek innemend en maken een charmante indruk door hun allemansvriendjesgedrag en het feit dat zij zich snel op hun gemak voelen in een vreemde omgeving. De relatiestoornis wordt vaak nog gecompliceerd door gedrag gekenmerkt door agressiviteit, hyperactiviteit, concentratiestoornissen en leerstoornissen.

De oorzaak van de hechtingsstoornis is het ontbreken van continuiteit in de zorg ten gevolge van chronische verwaarlozing of van opeenvolgende wisselingen van verzorgers (bijvoorbeeld van het ene tehuis naar het andere, of frequente wisselingen van verzorgers binnen een tehuis). Dit zien we regelmatig bij buitenlandse adoptiekinderen die in het land van herkomst vaak blootgesteld zijn aan verwaarlozing (Verhulst, Althaus, Versluis-den Bieman, 1992).

Relatiestoornissen ten gevolge van een hechtingsstoornis moeten onderscheiden worden van de contactstoornis zoals deze voorkomt bij autistische kinderen of bij kinderen met een aan autisme verwante contactstoornis. Kinderen met een ernstige verstandelijke handicap kunnen ook stoornissen in de hechting aan anderen vertonen.

De behandeling bestaat uit het bieden van continuiteit in de zorg voor het kind. Dit kan plaatsvinden in een pleeggezin, adoptiegezin, of een gezinsvervangendtehuis met een klein aantal verzorgers die continuiteit in de zorg kunnen bieden. Kinderen met een hechtingsstoornis zijn door hun relatiestoornis of door hun gedragsstoornissen soms moeilijk te handhaven in een gewoon gezin. Vooral gezinnen waar gestreefd wordt naar (teveel) emotionele nabijheid werken soms benauwend op het verwaarloosde kind en confronteren het kind juist met zijn of haar elementaire onvermogen om met nauwe relaties om te gaan. Het gevolg is dat deze kinderen nog meer probleemgedrag (bijvoorbeeld destructief gedrag of wegloopgedrag) gaan vertonen en de zoveelste relatiebreuk en teleurstelling dreigt. Deze kinderen gedeien nog het beste in een omgeving zonder al te nauwe banden, doch waar continuiteit in zorg en voldoende structuur geboden wordt.

In een engels vervolgonderzoek onder kinderen die op jonge leeftijd in een tehuis waren geplaatst, werden de verschillen nagegaan van de effecten van (1) langdurig verblijf in een tehuis; (2) terugplaatsing naar de (niet optimaal zorgende) biologische moeder; of (3) adoptie. Uit de resultaten bleek dat kinderen die geadopteerd waren relatief het beste bleken te functioneren als adolescent (Hodges & Tizard, 1989). Desalniettemin bleken de geadopteerde adolescenten ten opzichte van een vergelijkingsgroep van kinderen die bij biologische ouders in een stabiele opvoedingssituatie verkeerden meer behoefte aan aandacht van volwassenen te hebben, meer problemen met leeftijdgenoten en minder vriendschappen.

14 Stemmingsstoornissen

Inleiding

Stemming is een gevoelstoestand die relatief lang duurt en niet opgeroepen wordt door een externe gebeurtenis, of die blijft aanhouden nadat een externe gebeurtenis voorbij is, of qua duur of intensiteit disproportioneel is ten opzichte van de externe gebeurtenis (Frijda, 1986). Stemming is dus een aanhoudende gevoelstoestand van een mens (in het engels 'frame of mind'), die relatief onafhankelijk is van externe gebeurtenissen.

Tot op zekere hoogte zijn stemmingstoestanden als ongelukkig, verdrietig en vrolijk, normaal. Vrijwel alle kinderen ervaren gevoelens van verdriet. Dit wordt *depressief affect* genoemd en hoeft op zich niet abnormaal te zijn.

De stemming kan echter te sterk gedaald zijn (depressief) of verhoogd (eufoor of manisch). Om van een *depressieve stemming* te kunnen spreken moet er echter meer aan de hand zijn dan alleen een zich ongelukkig of verdrietig voelen. De stemming wordt namelijk ook gekenmerkt door gevoelens van emotionele leegte of vlakheid, een onvermogen plezier te kunnen beleven (anhedonie), en cognitieve kenmerken als een sterk negatief zelfbeeld.

Wanneer een depressieve stemming in combinatie met een aantal andere kenmerken voorkomt, zoals verlies van energie, remming van de motoriek, slaapstoornissen, schuldgevoelens, enzovoorts, dan spreken we van een *depressief syndroom*. Hoe het syndroom gedefinieerd wordt is een kwestie van afspraak. De DSM-IV definieert het depressief syndroom aan de hand van negen symptomen (zie Tabel 14.2). Meestal zullen niet alle negen symptomen aanwezig zijn bij een patiënt. Indien er tenminste vijf aanwezig zijn dan spreken we van een depressieve stoornis. Deze grens is echter vrij arbitrair.

Lange tijd is men van mening geweest dat kinderen geen depressieve stoornis kunnen vertonen en dat er pas sprake kan zijn van depressie als de adolescentie bereikt is. Tegenwoordig wordt de diagnose 'depressieve stoornis' bij kinderen voor de puberteit vrij regelmatig gesteld en zijn er aanwijzingen dat de diagnostische criteria voor volwassenen en kinderen min of meer gelijk zijn (Harrington, 1993).

Indeling stemmingsstoornissen

Tabel 14.1 geeft een overzicht van de belangrijkste stemmingsstoornissen.

Tabel 14.1 Overzicht Stemmingsstoornissen

Depressieve stoornissen

Depressie in engere zin
- eenmalig
- recidiverend
- melancholisch ('vitaal')

Dysthyme stoornis

Aanpassingsstoornis met depressieve stemming

Bipolaire stoornissen

Het eerste onderscheid dat gemaakt kan worden is het onderscheid tussen de depressieve stoornissen en de bipolaire stoornissen. De *bipolaire stoornissen* worden gekenmerkt door een manische episode waarin de stemming van het individu gespannen-vrolijk, expansief of geïrriteerd is, eventueel afgewisseld met een depressieve episode (vandaar de naam 'bipolair', verwijzend naar de twee uiteinden van een gehypothetiseerd continuüm van stemming).

Het tweede onderscheid is tussen *depressie in engere zin,* hetgeen de meest ernstige vorm is van depressie, en de mildere vorm, die *dysthyme stoornis* wordt genoemd.

Ten slotte zijn er individuen die depressieve symptomen vertonen als reactie op een 'life event' (een stressvolle levensgebeurtenis), terwijl de symptomen niet voldoende zijn om voor een depressieve stoornis in aanmerking te komen. Wanneer er sprake is van depressieve kenmerken als reactie op een externe gebeurtenis, wordt dit een *aanpassingsstoornis met depressieve stemming* genoemd.

Depressieve stoornissen

Tabel 14.2 geeft in verkorte vorm de DSM-IV diagnostische criteria weer voor een depressie in engere zin. De DSM-IV hanteert als (arbitraire) grens dat minstens vijf van de negen kenmerken aanwezig dienen te zijn alvorens van een depressie in engere zin te kunnen spreken.

Tabel 14.2 Diagnostische criteria (verkort) voor Depressie In Engere Zin (DSM-V)

(1)	depressieve stemming (bij kinderen of jeugdigen ook prikkelbare stemming)
(2)	verlies van interesse of plezier
(3)	gewichtsverlies
(4)	insomnie of hypersomnie
(5)	psychomotore agitatie of remming
(6)	vermoeidheid, verlies van energie
(7)	gevoelens van waardeloosheid, schuldgevoelens
(8)	verminderd vermogen na te denken, zich te concentreren, of besluiteloosheid
(9)	terugkerende gedachten aan de dood, suïcidegedachten

Centraal in het klinisch beeld van de depressie in engere zin staat (1) de depressieve stemming, of (2) het verlies van interesse en plezier in dagelijkse activiteiten. Welke van de twee kernsymptomen op de voorgrond staat, zal niet alleen afhangen van de gevoelens die ervaren worden, maar ook van het vermogen om deze te verwoorden. Jonge kinderen kunnen verschillende emoties nog niet goed van elkaar onderscheiden en benoemen. Bij hen zijn we dan ook vooral aangewezen op observaties die een depressieve stemming doen vermoeden, zoals een continu aanwezige, sombere gelaatsuitdrukking, het zich prikkelbaar of zeurderig gedragen, en lusteloosheid of verveling.

Naast de kernsymptomen zijn er *cognitieve* symptomen, zoals zich als waardeloos beleven, besluiteloosheid of een verminderd vermogen om na te denken en zich te concentreren. Ook hier geldt dat jongere kinderen nog onvoldoende in staat zijn om zichzelf te beoordelen. Pas na het achtste jaar ontwikkelen kinderen het vermogen om hun eigen persoon en prestaties af te zetten tegen datgene wat zij van zichzelf verwachten. Dan pas kan een uitspraak gehoord worden als die van een 14-jarig meisje dat zei: "Ik ben een mislukt kind, niemand vindt mij de moeite waard". Haar falen op school, de chronische conflicten met de ouders en de ruzies met leeftijdgenoten waren er debet aan dat zij zo'n negatief zelfbeeld had opgebouwd. Concentratieproblemen en het niet goed kunnen nadenken hebben repercussies voor het functioneren op school. Vooral wanneer de omgeving nog niet vermoedt dat er iets met het kind of de jeugdige aan de hand is, kunnen negatieve reacties van de omgeving op een vermindering van schoolprestaties nog eens een extra draaglast vormen binnen het toch al broze evenwicht van functioneren.

Ook kunnen kinderen en jeugdigen terugkerende gedachten aan de dood hebben, de wens koesteren om dood te willen, of suïcidegedachten hebben. Dit kan al op vrij jonge leeftijd het geval zijn, zoals bij een jongen van acht jaar die in een situatie leefde waarin de volwassenen om hem heen geen enkel oog hadden voor zijn behoeften, angsten en gevoelens van machteloosheid. Op de vraag of hij zich wel eens expres pijn deed, of zich probeerde dood te maken, antwoordde hij dat hij zich soms heel hard knijpt en een aantal malen heeft geprobeerd zichzelf dood te maken door...heel lang zijn adem in te houden!

Verder kunnen er lichamelijke symptomen zijn, zoals: slaapstoornissen, gewichtsverlies, psychomotore remming of juist agitatie, en vermoeidheid of verlies van energie. Zo kunnen er kinderen of jeugdigen zijn die zich waardeloos voelen en daarnaast ook nog geagiteerd en prikkelbaar zijn, met als gevolg conflicten met anderen. Ook zijn er die moe, lusteloos en besluiteloos zijn, tot niets komen, slecht eten en vermageren. In het eerste voorbeeld kan het geagiteerde, eventueel zelfs agressieve, gedrag zo op de voorgrond staan dat men geen oog heeft voor de depressieve aspecten, die bij goed doorvragen of observeren duidelijk aanwezig zijn. In het tweede voorbeeld kan men zich voorstellen dat de op de voorgrond staande lichamelijke symptomen een organische aandoening doen vermoeden.

Het is mogelijk dat de depressieve stemming zogenaamde dagschommelingen vertoont. De depressie is dan 's morgens erger dan 's avonds. Ook ontwaken deze patiënten 's ochtends vroeger dan normaal. Indien deze kenmerken tezamen met andere lichamelijke kenmerken van een depressie voorkomen dan spreekt men van een *vitale depressie* (in de DSM-IV wordt gesproken van een depressie van het *melancholische type).*

De DSM-IV bevat ook nog de categorie *dysthyme stoornis.* De specifieke diagnostische kenmerken worden hier niet in detail besproken, aangezien de dysthyme stoornis beschouwd kan worden als een milde vorm van de depressie in engere zin.

Ontwikkelingsaspecten

In de DSM-IV worden de diagnostische kenmerken van depressie bij volwassenen vrijwel zonder aanpassing toepasbaar geacht bij kinderen en jeugdigen. Niet iedereen is het hiermee eens. Eerder werden de cognitieve beperkingen van het jonge kind besproken. Verder is er een duidelijke leeftijds- en geslachtstrend bij depressie aantoonbaar. Door jeugdigen zelf gerapporteerde depressieve symptomen nemen toe met toename van de leeftijd. Terwijl er op de kinderleeftijd geen geslachtsverschil is in de prevalentie van depressie, is er in de adolescentie wèl een duidelijk geslachtsverschil met meer zelfgerapporteerde depressies bij meisjes dan bij jongens (Verhulst e.a., 1993). Deze bevindingen wijzen op verschillen in manifestaties van depressie op de kinderleeftijd en in de adolescentie versus de volwassen leeftijd.

De leeftijds- en geslachtskenmerken dienen betrokken te worden bij de inschatting in hoeverre bepaalde symptomen als normaal of pathologisch beschouwd kunnen worden. Depressieve gevoelens, teruggetrokken gedrag, humeurige buien bijvoorbeeld, zijn in de adolescentie zeker niet ongewoon. Dit soort fenomenen moeten dus alleen als pathologisch beschouwd worden indien extreem of langdurig aanwezig, of indien samen voorkomend met andere symptomen.

Schoolgaande kinderen zijn over het algemeen actief en geïnteresseerd. Hoewel het zich vervelen op zijn tijd in deze leeftijdsgroep niet ongewoon is, moeten duidelijke en langdurige hangerigheid en apathie wèl beschouwd worden als een teken van depressie.

Associatie met andere stoornissen

Depressie op de kinderleeftijd en in de adolescentie is vaak geassocieerd met andere stoornissen, met name met angststoornissen en gedragsstoornissen. Vooral bij relatief milde gevallen komen tekenen van angst en depressie vaak gezamenlijk voor. De overlap tussen angst en depressie is niet specifiek voor de kinderleeftijd, aangezien dit ook bij volwassen psychiatrische patiënten wordt beschreven.

Depressie en (antisociale) gedragsstoornissen komen bij kinderen en jeugdigen regelmatig gecombineerd voor. Dit heeft er toe geleid dat in het verleden de diagnose 'gemaskeerde depressie' werd geïntroduceerd. Deze terminologie lijkt echter onjuist, aangezien er geen sprake is van een maskering van de depressie. Waarschijnlijk let men bij de patiënt met antisociale gedragsstoornissen vooral op het voor de omgeving zo lastige en opvallende antisociale gedrag en vallen de depressieve symptomen, hoewel duidelijk aanwezig, veel minder op. De gecombineerde gedragsstoornis/depressie onderscheidt zich van de 'pure' depressie onder andere door het bij de gecombineerde vorm vaker voorkomen van een positieve familie-anamnese voor depressie en alcoholisme. Wat betreft de prognose is de gecombineerde vorm sterker geassocieerd met latere antisociale gedragsstoornissen dan de 'pure' depressieve groep.

Vóórkomen

Verschillen in definitie, informant (ouder, leerkracht, clinicus, of jeugdige zelf) en onderzoekspopulaties maken dat de diverse epidemiologische gegevens soms moeilijk vergelijkbaar zijn. Geschat wordt dat een depressie in engere zin bij *kinderen* tussen de 0,5 en 2,5% en bij *jeugdigen* tussen de 2,0 en 8,0% zou voorkomen. De uit epidemiologisch onderzoek afkomstige leeftijds- en geslachtsinvloeden op het voorkomen van depressie werden reeds besproken.

Er zijn aanwijzingen dat de prevalentie van depressie bij kinderen en jeugdigen in de tijd toenemen, een zogenaamde seculaire trend (Ryan, e.a., 1992).

Differentiaaldiagnose

Depressie in engere zin en dysthyme stoornis dienen onderscheiden te worden van:

1 *Normale stemmingsschommelingen.* Uiteraard dient bekeken te worden in hoeverre de klachten normaal bij de leeftijd passen of niet.
2 *Aanpassingsstoornis met depressieve stemming.* Hierbij zijn de symptomen van geringere aard zodat zij niet voldoen aan de criteria voor depressie in engere zin of dysthyme stoornis. Bovendien dient er een externe stressor als oorzakelijke factor aantoonbaar te zijn en dienen de klachten passagère te zijn.
3 *Lichamelijke ziekten.* Vooral in die gevallen waar de depressie gekenmerkt wordt door lichamelijke symptomen, kan verdenking op een lichamelijke aandoening rijzen.
4 *Anorexia Nervosa.* Afname van eetlust en gewichtsvermindering kunnen anorexia nervosa doen vermoeden. Echter, bij anorexia nervosa wordt de gewichtsvermindering moedwillig nagestreefd, terwijl dit bij de depressie niet het geval is.

Anaclitische depressie

Een vroege publicatie waarin een overeenkomst tussen een psychopathologische toestand op de kinderleeftijd en het begrip depressie bij volwassenen werd beschreven, is afkomstig van Spitz (1945, 1946). Spitz beschrijft hierin de *anaclitische depressie* (zie ook Verhulst, 1991). Dit is het door hem geobserveerde kenmerkende gedragspatroon van kinderen in een tehuis die in de tweede helft van het eerste levensjaar van hun moeder werden gescheiden. Deze kinderen die voor de scheiding nog levenslustig waren, vertoonden angst, verdriet en huilerig gedrag. Zij trokken zich terug uit het contact, vertoonden een vertraagde ontwikkeling, een achterstand in reacties op stimuli, een trage motoriek, een lege starende blik en een verstijfde houding. Verder vertoonden zij een aantal lichamelijke kenmerken zoals slapeloosheid, verminderde eetlust, voedselweigering en gewichtsverlies. Zij kwijnden als het ware weg. Een groot aantal van deze kinderen overleed voortijdig aan infectieziekten.

Deze kinderen lieten een affectieve reactie zien die inderdaad enige gelijkenis vertoont met een depressie op volwassen leeftijd. Deze gelijkenis bracht sommigen ertoe te veronderstellen dat bij iedere depressie op de kinderleeftijd vroeg emotionele verwaarlozing een rol moest spelen. De relatie tussen vroeg emotionele verwaarlozing en later optredende gedragsproblemen die gelijkenis vertonen met depressie, werd onder andere aangetoond in ons onderzoek bij buitenlandse adoptiekinderen (Verhulst, Althaus & Versluis-den Bieman, 1990). Echter, er zijn onvoldoende aanwijzingen dat de associatie depressie en vroeg emotionele verwaarlozing bij iedere depressie op de kinderleeftijd aanwezig is. Het feit dat jonge kinderen met een anaclitische depressie, indien de scheiding van de moeder niet te lang had geduurd, bij herstel van de moeder-kind band een dramatische verbetering lieten zien, pleit tegen de gelijkenis tussen het beeld van een anaclitische depressie en een volwassen depressie.

Etiologie

Zoals bij veel vormen van psychopathologie laten etiologische factoren zich onderscheiden in predisponerende en precipiterende factoren. Allereerst bespreken we de predisponerende factoren.

Predisponerende factoren

Familiair voorkomen van depressie. Kinderen van ouders met een depressieve stoornis hebben een verhoogd risico op het ontwikkelen van psychiatrische stoornissen en in het bijzonder depressie. Hierin spelen voor een deel *genetische factoren* een rol.

Vroege scheiding tussen kind en ouders. Het verlies van één ouder of van beide ouders op jonge leeftijd vergroot de vulnerabiliteit voor het op latere leeftijd ontwikkelen van een depressie. Echter, in tegenstelling tot wat vaak aangenomen wordt lijkt het niet zozeer het verlies op zich, als wel het tekort aan adequate bemoedering dat volgt op het verlies dat de depressie tot gevolg heeft. Het uiteenvallen van het gezin, de verandering van de houding van de overgebleven ouder, of het tekort aan continuïteit in ouderlijke zorg bij het wegvallen van beide ouders zijn waarschijnlijk de belangrijkste factoren die het kind predisponeren tot het ontwikkelen van een depressie.

Precipiterende factoren

Precipiterende factoren kunnen negatieve gebeurtenissen in het leven van een kind of jeugdige zijn. Deze 'life events' vergroten het risico op het onstaan van psychopathologie in zijn algemeenheid. Hoewel gebeurtenisssen als de dood van een ouder, scheiding van de ouders, mishandeling en seksueel misbruik, of een natuurramp de kans op probleemgedrag vergroten, geldt dit niet in het bijzonder voor een depressieve stoornis.

Etiologische mechanismen

Hoewel in het bovenstaande is uiteengezet welke factoren de kans op een depressieve stoornis vergroten, is hieruit nog niet duidelijk welke mechanismen een rol spelen.

Vanuit een *psychoanalytisch* gezichtspunt wordt depressie opgevat als de reactie van het individu op een werkelijk of imaginair verlies van een liefdesobject. Verminderde zelfwaardering, een verlies aan interesse in, en een zich afwenden van de buitenwereld, evenals een verlies van het vermogen om lief te hebben, zijn het gevolg. Depressie is de reactie op het ervaren van hulpeloosheid naar aanleiding van lichamelijke of psychische pijn (Cytryn & McKnew, 1979).

Vanuit de *leertheoretische invalshoek* wordt depressie opgevat als zogenaamde *'geleerde hulpeloosheid'*. Het individu leert al op jonge leeftijd dat externe gebeurtenissen niet te beïnvloeden zijn en dat wat hij of zij ook doet er toch altijd een falen volgt. Dit leidt tot depressieve cognities, bestaande uit een negatieve kijk op zichzelf, op de buitenwereld en op de toekomst. Er is dus sprake van een aangeleerd patroon van hulpeloosheid.

Vanuit het *ouder-kind interactiemodel* wordt een aantal factoren in de ouder-kind relatie verantwoordelijk gesteld voor het vergroten van het risico op het ontwikkelen van een depressie (Reinherz e.a., 1993). Deze factoren zijn:

- geringe geïnvolveerdheid en responsiviteit van de ouder naar het kind;
- geringe intensiteit en kwaliteit van de interacties tussen ouder en kind;
- openlijke vijandigheid en kritiek van ouder naar kind;
- 'scapegoating';
- andere negatieve omgevingsinvloeden, met als gevolg een geringer niveau van bescherming van het kind.

Het feit dat deze negatieve invloeden in gezinnen met depressieve ouders kunnen voorkomen, speelt naast de genetische verklaring ook een belangrijke rol bij het familiair voorkomen van depressie. Echter, negatieve ouder-kind interacties komen niet alleen bij depressieve ouders voor, maar ook bij ouders met andere psychiatrische stoornissen.

In de adolescentie is er een – door de ontwikkeling bepaalde – normaal voorkomende vermindering van de intensiteit van de band met de ouders. Deze band beschermt het kind tegen depressie. Jeugdigen hebben minder de neiging terug te vallen op de steun van de ouders, terwijl zij nog niet toe zijn aan een liefdesrelatie die hen beschermt tegen het ontwikkelen van een depressie, zoals dit bij volwassenen wel het geval is.

Depressieve kinderen en adolescenten hebben vaak problemen in de *relaties met leeftijdgenoten*. Deze relatieproblematiek lijkt eerder een gevolg van de depressie dan de oorzaak.

Biologische mechanismen. Sommige bloeddrukverlagende middelen bij volwassenen hebben als bijwerking dat zij depressieve reacties doen ontstaan. Verder blijkt dat tricyclische antidepressiva een gunstige invloed hebben op depressies bij volwassenen. Deze middelen beinvloeden de werking van *neurotransmitters* in de hersenen van volwassenen, zoals noradrenaline, dopamine, serotonine en catecholamine. Onderzoek naar de rol van neurotransmitters bij kinderen en jeugdigen leverde tot nu toe geen eenduidige bevindingen op. Dit soort onderzoek is echter in een beginstadium en het is mogelijk dat verklaringen op het niveau van neurotransmitters in de toekomst alsnog zullen komen. Anderzijds onderscheidt depressie bij kinderen en jeugdigen zich van depressie bij volwassenen door het tot nu toe ontbreken van een duidelijk gunstig effect van tricyclische antidepressiva op depressie bij kinderen en jeugdigen.

Ook is onderzoek verricht naar mogelijke endocriene afwijkingen bij depressies. Dit leverde bij kinderen en jeugdigen geen éénduidige resultaten op.

Onderzoek naar de werking van geslachtshormonen leverde tot nu toe te weinig positieve bevindingen op om inzicht te krijgen in de werkingsmechanismen bij depressie. Men vermoedde dat de toename van depressie in de puberteit te maken heeft met veranderingen in de secretie van geslachtshormonen. Recent onderzoek kon echter aan deze hypothese geen steun verlenen (van Hoeken, 1994).

Onderzoek met behulp van slaap EEGs bij depressieve kinderen en jeugdigen liet een verkorte REM latentie zien (de fase tussen het begin van de slaap en de eerste REM fase). Elkaar tegensprekende bevindingen hebben mogelijk te maken met variaties in slaap EEGs die normaal onder invloed van de leeftijd voorkomen.

Behandeling

Algemeen

In het bovenstaande is naar voren gebracht dat depressie op de kinderleeftijd en in de adolescentie geassocieerd kan zijn met psychopathologie bij de ouders, met problemen in de ouder-kind interactie en met 'life events'. Verder kan depressie in combinatie voorkomen met andere vormen van psychopathologie, zoals angst en antisociale gedragsstoornissen en met falen op school en problemen in de contacten met leeftijdgenoten. Twee hoofdvormen van behandeling staan tot onze beschikking: psychotherapie en farmacotherapie. Psychotherapie is op dit moment nog steeds de behandeling van eerste keus. De behandeling zal meestal ambulant kunnen plaatsvinden, tenzij suïcidegevaar of een tekort aan voedselen/of vochtinname zo ernstig is dat opname dient plaats te vinden.

Psychotherapie

Individuele psychotherapie bij depressieve kinderen en jeugdigen zal meestal in het begin een steunend karakter hebben. Hierbij wordt vooral gericht op de negatieve cognities, zoals het negatieve zelfbeeld en de negatieve beoordeling van de eigen prestaties en mogelijkheden, evenals de sombere en negatieve kijk op de toekomst. Dit dient te gebeuren vanuit een accepterende, bemoedigende houding, waarbij iedere stap in de richting van gezonde initiatieven en vermindering van de negatieve cognities waardering krijgt.

In een meer systematische benadering kunnen ook (cognitieve) *gedragstherapeutische technieken* gehanteerd worden teneinde de maladaptieve cognities en de 'learned helplesness' stijl te doen verminderen. Onderzoek waarin dergelijke systematisch toegepaste technieken zijn geëvalueerd betroffen vaak de succesvolle behandeling van relatief milde gevallen van depressie.

Afhankelijk van de symptomatologie zal ook aandacht geschonken moeten worden aan de relationele problematiek. In een later stadium, indien de depressieve symptomen wat verminderd zijn, kan dit goed in de vorm van *groepstherapie*.

Indien eventuele negatieve omgevingsinvloeden niet te ernstig zijn, kan een meer inzichtgevende benadering gehanteerd worden. Hiermee is het mogelijk dat de patiënt de onderliggende conflicten kan (her)beleven en doorwerken.

Ouderbegeleiding is bij kinderen en bij de meeste jeugdigen noodzakelijk. Hierin wordt, rekening houdend met de eventuele psychopathologie van de ouders zelf, getracht de dagelijkse leefsituatie voor het kind of de jeugdige te verbeteren. Pas als er bij de ouders voldoende vertrouwen in de behandeling is ontstaan en zij zich niet aangevallen en bekritiseerd voelen, is het mogelijk om hun houding ten opzichte van het kind in gunstige zin te veranderen. Het is van belang om patronen van chronische, openlijke kritiek en vijandigheid naar het kind en eventuele 'scape goating' te doorbreken. Om dit laatste te bereiken is soms *gezinstherapie* nuttig.

Farmacotherapie

Antidepressiva hebben een centrale plaats bij de behandeling van depressies bij volwassenen. Zij hebben hun nut in diverse onderzoeken bewezen. Geheel anders is dit bij depressieve kinderen en jeugdigen (Ambrosini, e.a., 1993). Ten eerste is er nog weinig methodologisch verantwoord onderzoek naar het effect van antidepressiva bij depressieve kinderen en jeugdigen verricht. Ten tweede blijkt een groot probleem dat er in placebo gecontroleerd onderzoek weliswaar goede resultaten met antidepressiva worden bereikt, doch dat het placebo-effect zo sterk is dat het effect van het antidepressivum hier niet statistisch significant van verschilt (Puig-Antich, e.a., 1987; Geller, e.a., 1989). Vooralsnog wordt aangeraden om bij kinderen en jeugdigen alleen in die gevallen een antidepressivum te geven als de depressie ernstig is en niet reageert op psychotherapie. Indien antidepressiva geïndiceerd zijn moet ook altijd psychologische begeleiding aan ouders en kind gegeven worden.

Voor de dosering van tricyclisch antidepressiva (TCA) bij de behandeling van een depressie in engere zin (Green, 1991), wordt verwezen naar Tabel 14.3.

Tabel 14.3 Dosering antidepressiva voor de behandeling van Depressie

Imipramine (Tofranil[R])	
< 12 jaar:	niet aanbevolen
> 12 jaar:	starten met 30-40 mg/dag tot maximum 100 mg/dag verdelen over 3 doseringen per dag
Amitryptiline (Tryptizol[R])	
< 12 jaar:	niet aanbevolen
> 12 jaar:	starten met 25 mg/dag, ophogen met 25 mg tot 50-100 mg/dag

De meeste ervaring met medicamenteuze behandeling van depressies bij kinderen en jeugdigen is opgedaan met het TCA imipramine en met amitryptiline. Tegenwoordig worden TCA vaak op geleide van de plasmaspiegel gegeven. In de Verenigde Staten wordt de behandeling van depressie met deze middelen bij kinderen onder de 12 jaar afgeraden.

Contraïndicaties voor het geven van TCA zijn hartgeleidingsstoornissen en epilepsie. Gevreesde bijwerkingen zijn hartritmestoornissen en hartstilstand (vandaar de terughoudendheid bij de indicatiestelling). Andere bijwerkingen kunnen onder andere zijn: sufheid, angst, coördinatiestoornissen, droge mond, accomodatiestoornissen, en obstipatie. Voor het starten met de behandeling dient laboratoriumonderzoek verricht te worden en een ECG gemaakt te worden.

Met andere middelen die in de volwassen psychiatrie gebruikt worden, zoals MAO remmers en de 'serotonine reuptake inhibitors', zoals fluvoxamine (Fevarin[R]), is te weinig ervaring opgedaan om in de praktijk voor de behandeling van depressie bij kinderen gebruikt te worden. Voor 'oudere' adolescenten kunnen de regels voor volwassen patiënten gehanteerd worden.

Prognose

Kinderen en jeugdigen met een depressie hebben een verhoogd risico op recidieven (Harrington, e.a., 1990). Er zijn ook aanwijzingen dat depressie op jonge leeftijd geassocieerd is met andere tekenen van latere maladaptatie, zoals relatieproblemen. Echter, het is niet duidelijk of in deze studies rekening is gehouden met de vaak met depressie geassocieerde gedragsproblemen. Depressie op jonge leeftijd lijkt ook de kans op suïcide te verhogen. Uit deze gegevens blijkt dat depressie op de kinderleeftijd en in de adolescentie professionele aandacht over een groot aantal jaren behoeft teneinde de risico's op later disfunctioneren te verminderen.

Bipolaire stoornis

Bipolaire stoornis is de term die in de DSM-IV gehanteerd wordt voor wat in ons land de manisch-depressieve psychose werd genoemd. Kenmerkend is de manische episode die bestaat uit een verhoogde, expansieve of prikkelbare stemming, een overtrokken zelfgevoel dat kan overgaan in een echte grootheidswaan, verminderde slaapbehoefte, gedachtenvlucht, verhoogde afleidbaarheid, woordenvloed, overmatige activiteit, psychomotore agitatie en een overmatige deelname aan lustvolle activiteiten waarvan de patiënt de gevolgen niet overziet.

De manische episode kan afgewisseld worden door een depressie in engere zin. Op deze manier kan een cyclisch beloop ontstaan.

Hoewel al lange tijd bekend was dat sommige volwassen patiënten met een bipolaire stoornis al op jonge leeftijd eenzelfde soort symptomatologie vertoonden, is er pas vrij recent enige aandacht voor deze stoornis op de kinderleeftijd en in de adolescentie (Carlson, 1990; Duyx, 1992).

Voor kinderen en jeugdigen worden dezelfde diagnostische criteria gehanteerd als voor volwassenen. Jonge kinderen (onder de negen jaar) met een manische episode vertonen vooral emotionele labiliteit en prikkelbaarheid en in mindere mate de typisch volwassen symptomatologie. Dit maakt de diagnostiek vaak niet eenvoudig (Bowring & Kovacs, 1992). Kenmerkend in alle gevallen is het cyclisch beloop waarbij de manische episode opkomt en na enige tijd weer afzwakt.

Bipolaire stoornissen zijn duidelijk genetisch bepaald, hetgeen uit tweeling-, adoptie-, en familie-onderzoek is gebleken (Plomin, DeFries & McClearn, 1990). Echter, niet alle met bipolaire stoornis genetisch belaste individuen ontwikkelen ook uiteindelijk deze stoornis. Omgevingsfactoren spelen ook een rol bij het ontstaan ervan.

Differentiaaldiagnostisch dient een manische episode ondercheiden te worden van: aandachtstekort/hyperactiviteit stoornis; antisociale gedragsstoornis; intoxicatie en schizofrenie.

Er zijn nauwelijks betrouwbare epidemiologische gegevens bekend over het voorkomen van bipolaire stoornissen bij kinderen en jeugdigen. Voor het twaalfde jaar is deze aandoening zeer zeldzaam. Daarna neemt de prevalentie toe.

De behandeling is analoog aan die bij volwassenen en bestaat uit het toedienen van lithium. Lithiumtoediening geschiedt op geleide van de bloedspiegel. Therapeutische spiegels zijn 0,6 tot 0,9 mEq/liter. Een jeugdige patiënt met een volledig manisch beeld dient vrijwel altijd opgenomen te worden.

De kans op recidief van een manische episode is zeer groot. De kans op recidief wordt kleiner naarmate therapeutische lithiumspiegels over lange tijd gehandhaafd blijven.

15 Angststoornissen

Inleiding

Van alle menselijke emoties is angst wellicht de meest vertrouwde. Tijdens de ontwikkeling van het individu maakt angst ook een ontwikkeling door van diffuse en ongedifferentieerde spanning (bijvoorbeeld de schrikreacties van een baby op harde geluiden) naar vormen van angst die welomschreven kunnen zijn en zich kunnen voordoen in specifieke situaties (bijvoorbeeld sociale angst of de angst voor het geweten).

Kinderen zoeken vaak zelf een zeker niveau van angst op, bijvoorbeeld in de vorm van spelletjes of het kijken naar films, poppekast of toneel waarin spanning een grote rol speelt. Normale angst is voor het kind te hanteren en heeft een nuttige alarmfunctie door, net als pijn, het individu te beschermen tegen overprikkeling. Angst kan echter ook zijn doel voorbij schieten door overmatig te zijn zodat het verlammend gaat werken. Ook kan angst pathologisch zijn zoals bij schoolweigering het geval is, of bij een fobie.

Angst wordt gedefinieerd als *een onplezierig gevoel van beklemming of spanning, gepaard gaand met motorische en fysiologische verschijnselen als reactie op gewaarwording van gevaar.* Angst heeft dus te maken met anticipatie op gevaar dat zowel van buiten (het bezoek aan de tandarts) als van binnen (een al dan niet bewuste fantasie, impuls of gedachte) kan komen. De volgende drie componenten zijn bij angst te onderscheiden: (1) *psychologisch*, in de vorm van een affect (gevoel van angst, vrees, of zorg); (2) *motorisch*, bijvoorbeeld: tremoren, hyperactiviteit, hyperreagibiliteit, en (3) *fysiologisch*, bijvoorbeeld: een verhoogde hartslag, versneld ademhalen, zweten of andere huidreacties en polyurie.

Lichamelijke angstequivalenten treden met name op als de angst acuut is. Chronische angst kan eveneens lichamelijke klachten geven zoals een gevoel van kortademigheid, tintelingen, duizeligheid, buikpijn, enzovoorts. Deze klachten kunnen zó op de voorgrond staan dat de angst niet herkend wordt en dat er gezocht wordt naar een lichamelijk lijden waarvan verondersteld wordt dat het de oorzaak van de klachten is.

Het concept angst kan vanuit verschillende invalshoeken benaderd worden. Binnen de psychoanalytische theorie speelt het angstconcept een belangrijke rol, met name het begrip *signaalangst* staat hierin centraal. Hiermee wordt bedoeld de reactie van het ego op een gevaar dat de persoon van binnenuit bedreigt en waardoor afweermechanismen geactiveerd worden. Het individu is zich echter niet bewust van deze processen. Het ego anticipeert als het ware op een te groot gevaar dat de persoon kan overspoelen en dat traumatisch kan worden.

Vanuit de leertheoretische invalshoek wordt angst gezien als aangeleerd gedrag. Bepaalde ervaringen, die per individu kunnen verschillen, zijn in staat die fysiologische en affectieve reacties op te roepen die we angst noemen. Het individu leert ook dat bepaald gedrag, bijvoorbeeld vermijding, een reductie van het onplezierige angstgevoel geeft. Hoe meer bepaald gedrag succes heeft bij het verminderen van angst, des te frequenter en uitgesprokener dit gedrag zal voorkomen. Dit zien we bijvoorbeeld bij het vermijdingsgedrag van de fobische patiënt.

Tenslotte wordt er vanuit een biologisch-farmacologische invalshoek gekeken naar de werking van neurotransmitters. Vooral het effect van anxiolytische geneesmiddelen, zoals benzodiazepines op de neurotransmittersystemen, is onderwerp van onderzoek naar de werking van angst.

Gegeneraliseerde angststoornis

Kinderen en jeugdigen met een gegeneraliseerde angststoornis zijn 'piekeraars' en vertonen diverse manifestaties van angst. In eerdere edities van de DSM was een voor de kindertijd en adolescentie aparte categorie 'overmatige angststoornis' opgenomen. In de DSM-IV dient deze stoornis echter, indien voorkomend bij kinderen of adolescenten, geclassificeerd te worden onder de volwassen categorie 'gegeneraliseerde angststoornis'. Vanuit een psychoanalytisch perspectief wordt er gesproken over een angstneurose.

Klinisch beeld

De stoornis wordt gekenmerkt door de aanwezigheid van diffuse angst (engels: '*free floating anxiety*'). Kenmerkend voor de gegeneraliseerde angststoornis zijn:

1 *Zorgen.* Zorgen over toekomstige gebeurtenissen zoals proefwerken, sportwedstrijden en dergelijke. Vaak bestaat het angstige idee dat iets catastrofaals staat te gebeuren.
2 *Rusteloosheid, gespannenheid en nervositeit.* Er is sprake van een relatief onvermogen om zich te ontspannen.
3 *Somatische symptomen.* Vermoeidheid, spierspanning en slaapstoornissen.
4 *Concentratieproblemen.*
5 *Prikkelbaarheid.*

Naast deze kernsymptomen vertonen deze kinderen en jeugdigen een grote twijfelzucht en hebben zij snel last van gevoelens van afwijzing. Zij doen een sterk appèl op de omgeving ter geruststelling en compensatie van hun geringe gevoel van eigenwaarde. Zij voelen zich bovendien snel gekrenkt en afgewezen door anderen. Het grootste probleem bij deze kinderen is het omgaan met hun eigen agressie. Angst en schuldgevoelens als gevolg van hun (vaak onbewuste) agressieve tendensen maken dat zij voortdurend bezig zijn met de vraag of zij niet fout of ondeugend zijn geweest.

Veel van de bovenstaande symptomen zijn opgenomen als criteria voor de

DSM-IV categorie gegeneraliseerde angststoornis. Aangezien er nog geen gegevens bekend zijn over de validiteit van het gebruik van deze volwassen diagnostische categorie op de kinderleeftijd en in de adolescentie, worden de DSM-IV criteria hier niet vermeld.

Vóórkomen

Gebaseerd op diagnostische criteria die nog uit de tijd van voor de DSM-IV zijn, is het voorkomen bij jongens en meisjes tot aan de adolescentie gelijk, waarna er een oververtegenwoordiging van meisjes is. De prevalentie wordt geschat op ongeveer 3% (Werry, 1991).

Differentiaaldiagnose

Gegeneraliseerde angststoornis dient onderscheiden te worden van:

1 *Aandachtstekort/Hyperactiviteit Stoornis.* De rusteloosheid van deze kinderen kan verward worden met de gespannenheid en prikkelbaarheid van angstige kinderen.
2 *Obsessief-compulsieve stoornis.* Kinderen en jeugdigen met deze stoornis zijn evenals diegenen met een gegeneraliseerde angststoornis twijfelzuchtig en kunnen bovendien met heftige, panische angst reageren als zij hun dwang niet kunnen uitoefenen. Indien echter patiënten met een dwangbeeld hun dwang onbelemmerd kunnen uitoefenen is er weinig manifeste angst aanwezig.
3 *Fobieën.* Bij fobieën is de angst objectgebonden.
4 *Posttraumatische stress-stoornis.* Bij de posttraumatische stress-stoornis is er sprake van een reactie op een recente traumatische gebeurtenis, terwijl er bij een gegeneraliseerde angststoornis sprake is van een reeds langdurig aanwezige en met de persoon vervlochten symptomatologie.
5 *Angst ten gevolge van een medische aandoening.* Sommige lichamelijke ziekten kunnen gepaard gaan met angst zoals hyperthyreoidie en andere endocriene afwijkingen. Ook kan geneesmiddelengebruik angst veroorzaken (bijvoorbeeld corticosteroïden). Verder kan angst veroorzaakt worden door het feit dat de ziekte aspecten met zich meebrengt die beangstigend zijn (bijvoorbeeld een slechte prognose, of beangstigende medische ingrepen).

Etiologie

De etiologie van de gegeneraliseerde angststoornis is niet eenduidig. Zowel constitutionele als omgevingsfactoren spelen een rol. Onzekere of angstige ouders, evenals ouders die een zeer hoog streefniveau hebben en dit overdragen op hun kind, kunnen een klimaat scheppen waarin angst bij het kind goed gedijt.

Behandeling

Psychotherapie. De psychoanalytische theorie beschouwt angstsymptomen als het gevolg van maladaptieve pogingen van de persoon om een oplossing te vinden voor de interne conflicten die het gevolg zijn van de onbewuste seksuele en agressieve impulsen. Het is niet alleen de taak van de behandelaar om te proberen het kind of de jeugdige te ontlasten van zijn of haar ondraaglijke angstsymptomen, er zal ook getracht worden om de seksuele en agressieve componenten beter in de persoon te integreren, zodat er energie vrij kan komen voor een ongestoorde verdere ontwikkeling. Aangezien kinderen en jeugdigen met een gegeneraliseerde angststoornis vaak een redelijk tot goed vermogen hebben om te verbaliseren en contact te maken, zijn zij bij uitstek geschikt voor een inzichtgevende psychoanalytische psychotherapie. Naast de therapeutische contacten met het kind of de jeugdige zijn contacten met de ouders en eventueel de school van belang.

Gedragstherapie is succesvol gebleken bij de behandeling van kinderen en jeugdigen met verschillende vormen van angststoornis zoals gegeneraliseerde angststoornis, separatie-angststoornis en fobieën. Deze benadering omvat vaak combinaties van ontspanningsoefeningen, systematische desensitisatie en cognitieve technieken waarbij de patiënt geleerd wordt om zich angst-inducerende beelden voor te stellen en om hier vervolgens mee te leren omgaan (Strauss, 1988).

Farmacotherapie. Farmacotherapie moet bij kinderen en jeugdigen nooit zonder psychotherapeutische begeleiding gehanteerd worden en alleen dan wanneer de angstsymptomatologie ernstig is. Benzodiazepines, onder andere alprazolam (Xanax^{R}) en clonazepam (Rivotril^{R}) bleken matig effectief bij de behandeling van angst bij kinderen (American Academy of Child and Adolescent Psychiatry, 1993). Diazepam (Valium^{R}) blijkt weinig effectief bij angststoornissen bij kinderen, terwijl adolescenten op een zelfde, relatief gunstige, wijze als volwassenen op diazepam reageren.

Separatie-angststoornis

Separatie-angst is de angst die in de normale ontwikkeling voor het eerst te zien is op een leeftijd van ongeveer 8-9 maanden. Het is de angst die het kind vertoont wanneer het plotseling gescheiden wordt van degene aan wie hij of zij gehecht is, meestal de moeder.

Aanklampend gedrag en angstreacties op een naderende separatie van de moeder zijn op zich niet pathologisch. Bij het taxeren van de adequaatheid van de reacties van een kind op de (naderende) scheiding van de moeder dient uiteraard het ontwikkelingsniveau van het kind betrokken te worden. We zullen niet vreemd opkijken wanneer een 3-jarige in de wachtkamer van een arts heftig protesteert als de arts het kind zonder moeder de spreekkamer probeert in te krijgen. Bij een dergelijke reactie kunnen overigens eventuele eerdere ervaringen die het kind met artsen heeft een rol spelen. Eenzelfde reactie bij een 15-jarige zal echter wel als inadequaat worden beoordeeld. Separatie-angst wordt versterkt onder abnormale, stressvolle omstandigheden zoals een ziekenhuisopname van het kind.

Klinisch beeld

Kinderen en jeugdigen met een separatie-angststoornis vertonen een niet meer bij de ontwikkelingsfase passende angst als reactie op het (naderende) gescheiden raken van degenen aan wie het kind gehecht is. De mate van angst kan variëren van een zich ongemakkelijk voelen bij het naderende afscheid, tot een heftige paniekreactie als de scheiding plaatsvindt. Ook lichamelijke klachten, zoals buikpijn, kunnen zich voordoen. Verder kan een veelheid van symptomen gezien worden, zoals: weigering om te gaan slapen zonder de ouders in de buurt; nachtmerries en angstige fantasieën over separatie van de ouders met als thema bijvoorbeeld verdwalen, een ongeval of andere rampzalige gebeurtenis, of naar school moeten gaan. De reden waarom een kind of jeugdige weigert om naar school te gaan kan extreme separatie-angst zijn, doch er zijn ook andere oorzaken voor schoolweigering. In Tabel 15.1 staan de DSM-IV criteria voor separatie-angststoornis vermeld. Separatie-angststoornis is de enige angststoornis die in de DSM-IV ondergebracht is in het deel dat specifiek is voor de kinderleeftijd en adolescentie.

Tabel 15.1 Diagnostische criteria voor Separatie-Angststoornis (DSM-IV)

A. Niet bij de ontwikkelingsfase horende en buitensporige angst om van huis weg te zijn of weg te zijn van diegenen aan wie het kind gehecht is, blijkende uit tenminste drie van de volgende kenmerken:

   (1) aanhoudend en buitensporige angst om diegenen te verliezen aan wie het kind gehecht is, of angst dat diegene aan wie het kind gehecht is iets kwaads zal overkomen
   (2) aanhoudende en buitensporige angst dat een ongelukkige gebeurtenis zal leiden tot scheiding van een persoon aan wie het kind gehecht is
   (3) aanhoudende tegenzin of weigering om naar school of naar elders te gaan ten gevolge van separatie-angst
   (4) aanhoudend en buitensporig bang of tegenzin om alleen thuis te zijn of niet bij diegenen aan wie het kind gehecht is, of niet bij betekenisvolle volwassenen in andere omgevingen
   (5) aanhoudende tegenzin of weigering om te gaan slapen zonder in de buurt te zijn van diegene aan wie het kind gehecht is of om uit logeren te gaan
   (6) terugkerende nachtmerries over separatie
   (7) terugkerende klachten of lichamelijke symptomen wanneer scheiding van diegene aan wie het kind gehecht is geanticipeerd wordt of plaatsvindt
   (8) herhaaldelijk buitensporig ongenoegen wanneer weggaan van huis of van diegene aan wie het kind gehecht is geanticipeerd wordt of plaatsvindt

B. Duur van de stoornis van tenminste vier weken.

C. Begin voor de leeftijd van 18 jaar.

D. De stoornis veroorzaakt beduidend lijden of verslechtering in sociaal functioneren, schoolfunctioneren of functioneren op andere belangrijke gebieden.

E. Vindt niet plaats in het kader van een aan autisme verwante contactstoornis, schizofrenie, of andere psychotische stoornis.

Vóórkomen

Separatie-angststoornis is de frequentst voorkomende angststoornis op de kinderleeftijd. De stoornis komt bij jongere kinderen vaker voor dan bij adolescenten. De prevalentie varieert van 2 tot 5% (American Academy of Child and Adolescent Psychiatry, 1993). Bij jongere kinderen is de stoornis over het algemeen minder ernstig dan bij adolescenten.

Etiologie

Er is geen eenduidige oorzaak voor separatie-angststoornis aan te geven. Zowel omgevingsfactoren ('life-events' zoals een overlijden of ernstige zieke in de familie, aard van de ouder-kindrelatie) als constitutionele factoren spelen een rol. Sommige kinderen reageren van nature heftiger met angst op onverwachte gebeurtenissen en hebben meer dan andere kinderen de neiging om de nabijheid van de ouders te behouden. Deze angstdispositie heeft waarschijnlijk een erfelijke component. Het is echter ook van belang hoe de ouders met dergelijke reacties van hun kind omgaan. De heftigheid van de angstreacties van het kind kan bij ouders zelf ook angst oproepen, vaak op basis van eigen nog onverwerkte separatie-problematiek. Het is voor sommige ouders moeilijk de optimale weg te vinden tussen enerzijds het kind te beschermen en veiligheid te bieden en anderzijds het kind een zetje naar meer zelfstandigheid te geven.

Uit onderzoek blijkt dat onder verwanten van kinderen met angststoornissen vaker angststoornissen voorkwamen dan bij verwanten van kinderen met andere psychiatrische stoornissen (Last, e.a., 1991). Uit het feit dat er een familiaire component aanwezig is bij het ontstaan van angststoornissen valt nog niet af te leiden of dit het resultaat is van een erfelijke component, van een 'besmetting' van ouders naar kind overgedragen door subtiele interacties waarbij ouders de angstreacties van hun kind bekrachtigen, of door beide componenten.

Vanuit een psychoanalytisch standpunt wordt verhoogde separatie-angst gezien als de angstreactie van een kind op zijn of haar vijandige impulsen (gevoelens, gedachten, fantasieën) naar de moeder. Het voortdurend bij moeder in de buurt moeten zijn heeft als functie dat het kind daarmee gerustgesteld is en het bewijs krijgt dat moeder geen kwaad aangedaan is.

Behandeling

Er is nog weinig onderzoek verricht naar de specifieke aspecten die de behandeling van de diverse angststoornissen met zich meebrengen. Aangezien de behandeling van separatie-angststoornis voor een deel op dezelfde principes berust als die van de gegeneraliseerde angststoornis, wordt hiernaar verwezen.

‘Schoolfobie’

Weigering om naar school te gaan kan (1) het hoofdsymptoom zijn van een separatie-angststoornis, of (2) een fobische reactie (gekenmerkt door angst en vermijding) opgeroepen door de school of een bepaald aspect van school.

Bij ongeveer driekwart van de kinderen die hardnekkig weigeren om naar school te gaan zou separatie-angst de basis van de schoolweigering vormen. Het woord schoolfobie is dus eigenlijk niet correct voor het merendeel van de kinderen die weigeren om naar school te gaan aangezien het bij hen niet zozeer om de vermijding van de school gaat, maar om het vermijden van de separatie. In dat geval moeten deze kinderen ook andere tekenen van een separatie-angststoornis vertonen, zoals een heftig verzet tegen separaties in zijn algemeenheid.

Klinisch beeld

Schoolweigering kan acuut beginnen of in de vorm van een langzaam toenemende tegenzin om naar school te gaan. Vaak is er sprake van een luxerende factor, zoals een ongeval, verhuizing, of overgang naar een andere leerkracht waar het kind niet goed mee kan opschieten.

Een typisch beloop is het volgende. Het kind begint tegen het einde van de zondag, of op maandagmorgen, tekenen van angstige spanning te vertonen. Hij of zij krijgt vervolgens een aantal lichamelijke klachten, zoals buikpijn, hoofdpijn, misselijkheid en braken, die toenemen naarmate het moment nadert waarop het kind naar school moet. Wanneer de ouders druk uitoefenen neemt de angst toe tot paniekhoogte. Het kind kan zich op zulke momenten ook agressief gaan gedragen. Wanneer de ouders besluiten het kind thuis te houden nemen de klachten snel af en kan het kind enige tijd later weer ontspannen spelend te zien zijn.

Er zijn twee min of meer kenmerkende soorten schoolweigering te onderscheiden:

1 *Schoolweigering bij overigens goed functionerende kinderen.* Deze kinderen zijn over het algemeen relatief jong (begin basisschoolleeftijd). Zij komen uit harmonische gezinnen en er is sprake van een acuut begin van de symptomen.

2 *Schoolweigering als uiting van een meer diepgewortelde persoonlijkheidsstoornis.* Deze kinderen zijn over het algemeen wat ouder. Zij functioneren over de hele linie minder goed. Zij vertonen onder andere teruggetrokken gedrag en contactstoornissen. Vaak komen zij uit disharmonische gezinnen en heeft een van de ouders een psychiatrische voorgeschiedenis.

Vóórkomen

De prevalentie van schoolweigering wordt op minder dan 1% geschat (Last & Francis, 1988).

Differentiaaldiagnose

Naast schoolweigering als teken van separatie-angststoornis en een meer uitgesproken echte fobische reactie, kan schoolweigering ook in een andere context voorkomen, onder andere:

1 *Reële angst voor school.* Er is een reële angst op basis van onplezierige, of beangstigende situaties op school, zoals gepest worden, leerstoornissen die niet onderkend zijn, of problemen in de relatie met de leerkracht.
2 *Spijbelen.* Bij spijbelen gaat het om moedwillig schoolverzuim dat niet veroorzaakt wordt door werkelijke angst voor de school. Spijbelen kan een onderdeel zijn van meer uitgebreide antisociale gedragsstoornissen. In tegenstelling tot het kind of de jeugdige met een schoolfobie, zal degene die spijbelt zijn best doen om het spijbelen voor de omgeving verborgen te houden.
3 *Depressie.* Kinderen of jeugdigen kunnen op basis van een depressie de vitaliteit missen om naar school te gaan. Hierbij zal de depressie en niet de angst op de voorgrond staan.
4 *Andere psychiatrische beelden.* Schoolweigering kan ook in het kader van andere psychiatrische beelden voorkomen zoals psychotische stoornissen of een dwangbeeld in de adolescentie.
5 *Somatische stoornissen.* Een kind dat ziek is of bij wie zich een aanwezige, eventueel zelfs ernstige, aandoening nog niet duidelijk gemanifesteerd heeft kan schoolweigering als meest op de voorgrond staande symptoom laten zien.

Etiologie

Er is geen eenduidige etiologie voor schoolweigering aan te geven. De volgende factoren kunnen een rol spelen bij het ontstaan ervan: (1) de persoonlijkheidsstuctuur van het kind of de jeugdige; (2) het gezinsfunctioneren, met name de moeder-kind relatie; (3) eventueel luxerende factoren; (4) factoren de school betreffend.

Angstige, geremde kinderen of jeugdigen die neigen tot regressief-infantiel gedrag lopen een wat groter risico. Vaak hebben schoolweigerende kinderen of jeugdigen een nauwe band met de moeder en een afwezige of weinig geïnvolveerde vader. Overigens wordt hier al vermeld dat pogingen door de hulpverlener om de te nauwe, wederzijds sterk afhankelijke, moeder-kind band te rigoureus te doorbreken gedoemd zijn te mislukken. Men moet oog houden voor de pijnlijke aspecten bij zowel moeder als kind wanneer geleidelijk gestreefd wordt naar enige onafhankelijkheid van het kind. Het zijn ook vaak kinderen die in het gezin een speciale plaats innemen (de benjamin, of het ex-premature kind). Schoolfactoren zoals een extreem onempathische leerkracht, kunnen mede in het spel zijn, evenals eventuele luxerende factoren.

Behandeling

Centraal staat dat men moet proberen het kind zo snel mogelijk weer naar school te krijgen. Uitstel zal de uiteindelijke terugkeer naar een normaal patroon van naar school gaan duidelijk bemoeilijken. De aanpak bestaat in eerste instantie uit het goed voorbereiden van het kind of de jeugdige, de ouders en de leerkracht. Bij somatische symptomen zal eventueel ook de kinderarts geconsulteerd moeten worden.

De terugkeer naar school geschiedt volgens gedragstherapeutische technieken. De vader wordt geïnstrueerd zijn kind naar school te brengen. Het naar school gaan wordt tevoren niet ter discussie gesteld. Ongeacht de tijd die het kind of de jeugdige de eerste dag op school doorbrengt, volgt er een beloning. De behandelaar spreekt het kind of de jeugdige na schooltijd. Vervolgens wordt de tijd die het kind of de jeugdige op school doorbrengt uitgebreid, steeds weer gevolgd door een beloning wanneer de doelen bereikt worden. Op deze manier zijn de meeste ongecompliceerde schoolweigeringen te behandelen (Kennedy, 1965).

Sommige auteurs rapporteren gunstige effecten van tricyclische antidepressiva ter behandeling van schoolweigering. Gittelman-Klein en Klein (1973) rapporteerden gunstige resultaten van de behandeling van schoolweigering met imipramine (100 tot 200 mg/dag). Later uitgevoerd onderzoek kon dit gunstige effect echter niet bevestigen (Klein, Koplewicz & Kanner, 1992). Bovendien is het toedienen van imipramine niet zonder risico's en aangezien gedragstherapeutische behandeling niet minder effectief lijkt, wordt voorzichtigheid aangeraden bij de behandeling van schoolweigering met imipramine.

De behandeling van kinderen en jeugdigen met chronische schoolweigering en bij wie er vaak sprake is van een meer diepgewortelde persoonlijkheidsstoornis, of grove gezinspathologie, zal anders moeten zijn dan bij de ongecompliceerde schoolweigeraars. Intensieve behandeling in de vorm van psychotherapie, gezinstherapie of in sommige gevallen zelfs residentiële behandeling moet dan overwogen worden.

Prognose

De prognose van acute en ongecompliceerde gevallen van schoolweigering is goed. De prognose van gecompliceerde en chronische gevallen van schoolweigering is minder gunstig (Berg & Jackson, 1985). Ongeveer de helft van een groep adolescenten die opgenomen was op een psychiatrische afdeling in verband met schoolweigering, was ongeveer tien jaar na opname geheel klachtenvrij of duidelijk verbeterd; 30% bleek in de follow-up periode voor psychische problemen behandeling nodig (gehad) te hebben door niet-psychiaters, 14% werd door een psychiater gezien, en 5% moest opgenomen worden in verband met psychiatrische klachten. De prognose bleek het meest gunstig voor die jeugdigen die intelligent waren en die op jonge leeftijd (voor het veertiende jaar) behandeld werden voor de schoolweigering.

Enkelvoudige fobie

Klinisch beeld

Een fobie is een extreme, irreële angst voor een specifiek object, activiteit, situatie, of persoon die resulteert in een sterke neiging om datgene of diegene waar de angst mee te maken heeft te vermijden. Blootstelling aan de fobische stimulus roept vrijwel altijd een onmiddellijke angstreactie op. Bij jonge kinderen kan de angst zich ook manifesteren door aanklampend gedrag, huilen, of agressief gedrag. Aangezien veel kinderen een periode doormaken waarin zij angstig zijn voor een bepaald voorwerp of situatie (dit kan bijvoorbeeld ook een bepaald televisieprogramma zijn), is het van belang om alleen dan van een fobie te spreken indien de angst in belangrijke mate interfereert met het dagelijks functioneren.

Typische angsten op de kinderleeftijd zijn: angst voor het donker, dieren, het zien van bloed, hoogte en dokters. Later in de ontwikkeling kunnen angsten optreden voor kleine ruimtes *(claustrofobie)* of voor situaties waaruit wegvluchten onmogelijk is zoals in een menigte, bioscoop of theater, wachten in een rij mensen, reizen in tram of bus, en dergelijke *(agorafobie)*. Agorafobie kan gepaard gaan met paniekaanvallen. Verder is er een vorm van fobie die *sociale fobie* wordt genoemd. Hierbij is er een irreële angst om bekritiseerd, geridiculiseerd, of geplaagd te worden door anderen, bijvoorbeeld door leeftijdgenoten of leerkrachten.

Zelden is de fobie op zich reden om hulp te zoeken. Het zijn meestal de gevolgen van de fobie (bijvoorbeeld niet meer op straat durven komen), of eventueel geassocieerde symptomen of stoornissen zoals een gegeneraliseerde angststoornis, die maken dat ouders hulp inroepen.

Vóórkomen

Enkelvoudige fobieën anders dan een schoolfobie, komen bij ongeveer 0,5 % van kinderen op de basisschoolleeftijd voor (Rutter, Tizard & Whitmore, 1970). Epidemiologisch onderzoek in eigen land uitgevoerd liet zien dat angsten voor dieren, situaties of plaatsen vaker voor meisjes dan voor jongens werden gerapporteerd en dat deze angsten in frequentie afnamen bij toename van de leeftijd (Verhulst, 1985).

Psychoanalytische visie

De eerste psychoanalytische behandeling van een kind betrof de behandeling van een fobie bij een 5-jarig jongetje, beschreven door Freud (1909) en bekend als 'de ziektegeschiedenis van de kleine Hans'. Freud beschouwde de angst van Hans voor paarden en om naar buiten te gaan, als het resultaat van de angsten opgeroepen door het oedipale conflict. Zijn seksuele wensen en gevoelens voor zijn moeder en zijn wens om zijn moeder voor zich alleen te hebben, in combinatie met zijn agressieve (doods)wensen gericht op zijn vader, riepen angst op. Met name was het zijn angst voor de wraak van zijn vader die in zijn fantasie de angst om gecastreerd te worden aannam. De angst voor vader werd verschoven naar paarden die in zijn fantasie zijn vader symboliseerden. Het 'handige' van zijn fobie was dat deze een oplossing voor zijn innerlijke conflict betekende, aangezien het eenvoudiger was om paarden dan om zijn vader te vermijden. De analytische interpretaties (duidingen) die Freud aan vader gaf, en die vader weer in zijn contact met Hans kon gebruiken, deden de symptomen snel verbeteren.

Leertheoretische visie

De leertheorie beschouwt een fobie als aangeleerd gedrag, dat ook weer afgeleerd kan worden. Beroemd is het klassieke experiment van Watson en Raynor (1920) bij een elf maanden oude jongen, Albert, die op dieren als een rat, konijn en een hond evenals op voorwerpen zoals blokken met interesse en zonder angst reageerde. Het experiment bestond uit het hard slaan met een hamer op een stalen staaf, telkens wanneer Albert de rat probeerde aan te raken, met als gevolg dat Albert met schrik reageerde. Wanneer hem hierna de rat gepresenteerd werd vertoonde hij, ook zonder het begeleidende lawaai, dezelfde schrikreactie. Eenzelfde reactie toonde hij bij het zien van een konijn, een bontjas of de hond, maar niet bij het zien van blokken. Dit experiment, dat tegenwoordig geen enkele medisch-ethische commissie zou passeren, toonde aan dat de angst voor de rat aangeleerd is via klassieke conditionering. Verder werd hiermee aangetoond dat de fobische stimulus (de rat) generaliseerde naar verwante stimuli (zoals de bontjas).

Behandeling

Het spontane beloop van een fobie op de kinderleeftijd is meestal gunstig, doch kan versneld worden door behandeling. Indien de fobie geassocieerd is met andere vormen van angststoornis is een inzichtgevende psychoanalytische psychotherapie aangewezen. De best onderzochte behandelingsvorm van fobieën is echter de gedragstherapie die kan bestaan uit desensitisatie, ontspanningsoefeningen en cognitieve technieken.

Posttraumatische stress-stoornis

Posttraumatische stress-stoornis (PTS), ook wel traumatische neurose genoemd, is de angstreactie die volgt op een traumatische gebeurtenis die een existentiële dreiging inhoudt. Voorbeelden zijn: een gijzeling, een natuurramp, een ernstig ongeluk, getuige zijn van een moord of suïcide, en seksueel misbruik. Zelfs jonge kinderen kunnen posttraumatische reacties vertonen die vergelijkbaar zijn met die bij volwassenen (Udwin, 1993).

Klinisch beeld

De volgende symptomen zijn kenmerkend voor een posttraumatische stress-stoornis:

Herbeleving van het trauma. Dit kan bestaan uit herhaaldelijk optreden van beelden of andere percepties van het trauma of herinneringen eraan.

Bij jonge kinderen, maar soms ook bij adolescenten valt waar te nemen dat zij in spel het trauma herhalen. Mogelijk heeft dit spel als functie om op actieve wijze te herhalen wat vanuit een passieve, en dus machteloze, positie ondergaan is. Op deze manier kan het kind of de jeugdige weer greep krijgen (engels 'mastery') op zichzelf hetgeen van belang is om het vertrouwen in zichzelf en de omringende wereld te herwinnen. Terwijl dit herhalen in spel een adaptieve functie heeft, kunnen er ook gedragsproblemen optreden die minder in het teken van een gezonde aanpassing staan. Zo sloeg een gekidnapte jongen maanden na het angstaanjagende voorval een meisje in het gezicht, schreeuwend: "Ik neem ze allemaal te grazen". Een van de kidnappers had zijn bril afgepakt, waarop de jongen probeerde hem met zijn schoen te raken. Het slaan van het meisje leek een herhaling van zijn eerdere handeling (Terr, 1979).

Een aantal kinderen en jeugdigen vertoont 'flashbacks', dit zijn indringende, hallucinatoire, beelden van het gebeuren in wakende toestand. Ook worden angstdromen regelmatig gerapporteerd. Deze kunnen het trauma als inhoud hebben, doch sommige kinderen kunnen angstdromen hebben waarvan de inhoud niet herkenbaar geassocieerd is met het trauma.

Angsten. Diverse soorten angsten worden gerapporteerd:

1 *Angst voor herhaling van het trauma.*
2 *Angst voor gewone gebeurtenissen of situaties die in fantasie verbonden worden met het trauma.* Ook kan een buitensporige angst ontstaan voor kleine risico's of ongelukjes die passen bij het normale dagelijkse leven, een zogenaamde *traumatofobie.*
3 *Angst om dood te gaan.* De existentiële dreiging die van een trauma uit kan gaan doet het besef op de voorgrond staan dat het leven eindig is.
4 *Separatie-angst.*

Vermijding van situaties die aan het voorval kunnen herinneren en verlies van interesse. Verlies van interesse in activiteiten waar voor het trauma wel plezier in werd beleefd en pessimistische toekomstverwachtingen, kunnen worden waargenomen bij adolescenten. Vermijding van confrontatie met gedachten, gevoelens, situaties, mensen, of activiteiten die geassocieerd worden met het trauma kunnen een handicap vormen. Een schijnbare desinteresse en onthechting kan negatieve reacties van de omgeving uitlokken.

Verhoogde arousal. Symptomen die verwijzen naar een verhoogd niveau van innerlijke spanning kunnen zijn: in- en doorslaapstoornissen, concentratiemoeilijkheden, verhoogde waakzaamheid en schrikachtigheid, snelle irritatie en woede-uitbarstingen.

Risicofactoren

Uiteraard zijn de meeste ernstige traumata niet te voorzien. Risicofactoren die predictief zijn voor sterkere posttraumatische reacties zijn: de afwezigheid van de ouders tijdens het trauma, de mate van levensbedreiging, de mate van hulpeloosheid en passiviteit, en de mate waarin het kind of de jeugdige werd blootgesteld aan het trauma.

Behandeling

Gebleken is dat het goed mogelijk is om zelfs met trauma-slachtoffers van zeer jonge leeftijd (peuters en kleuters) over het gebeuren te praten. Verder is van belang dat de prognose gunstiger is bij kinderen wier ouders zich goed konden aanpassen na het trauma. Afhankelijk van de leeftijd bestaat de behandeling uit individuele psychotherapie in combinatie met ouderbegeleiding, groeps- of gezinstherapie, of gespreksgroepen gericht op het bieden van onderlinge steun. In de gesprekken met ouders is het van belang dat zij uitgelegd krijgen dat de symptomen van hun kind normale reacties vormen op een abnormaal gebeuren. Een probleem bij de behandeling kan het vermijdingsgedrag vormen waardoor slachtoffers geen hulp accepteren.

Prognose

Over de prognose op langere termijn is weinig bekend. Beduidende posttraumatische effecten konden bij kinderen vier jaar na het trauma nog teruggevonden worden.

16 Lichamelijke klachten en symptomen: de somatoforme stoornissen

Inleiding

Ondanks het feit dat Plato al wees op de onjuistheid lichaam en geest als gescheiden te beschouwen, duikt deze misvatting, zowel bij somatici als bij gedragswetenschappers, met hardnekkigheid op. Zowel lichamelijke als psychische componenten moeten bij iedere aandoening beschouwd worden, al zal de relatieve bijdrage van elk van deze componenten met betrekking tot etiologie en behandeling, sterk kunnen variëren per aandoening.

Wat betreft de etiologie kunnen we het beste een continuüm postuleren, met aan de ene kant aandoeningen met een hoofdzakelijk biologische of organische etiologie, en aan de andere kant aandoeningen die voornamelijk bepaald worden door psychosociale factoren. Een congenitaal hartgebrek, bijvoorbeeld, ontstaat op basis van biologische factoren, terwijl delinquent gedrag voornamelijk op basis van psychologische factoren ontstaat (hoewel er bij delinquent gedrag ook een genetisch bepaalde predispositie in het spel is). Echter, zelfs deze, vanuit etiologisch oogpunt beschouwde, relatief 'pure' aandoeningen blijken het beste benaderd te kunnen worden vanuit een visie waarin zowel lichamelijke als psychosociale factoren een plaats hebben. Zo zal een congenitaal hartgebrek repercussies hebben op de ouder-kind relatie, op het gedrag en op de sociale relaties van het kind (Utens, e. a. 1993). Het gedrag en de levensstijl van het kind zullen weer op hun beurt het beloop van de aandoening beïnvloeden. Aan het voorbeeld van antisociaal gedrag, het andere uiteinde van het etiologisch spectrum, valt te demonstreren dat een voornamelijk psychosociaal bepaalde stoornis ook lichamelijke gevolgen kan hebben. Zo is antisociaal gedrag geassocieerd met een verhoogd risico op ongevallen en middelenmisbruik. En een lichamelijk letsel, of verslaving, kunnen op hun beurt weer van invloed zijn op het psychosociaal functioneren.

In de boven beschreven voorbeelden is naast de psychologische versus lichamelijke component nog een andere etiologische component geïntroduceerd, namelijk de richting van de causale keten. In een simpel, lineair causaal model veroorzaakt een zekere factor (A) het effect (B). De psychologische factor angst, bijvoorbeeld, kan bij het kind buikpijn tot gevolg hebben. Anderzijds kan de lichamelijke factor koorts, de emotie angst oproepen, bijvoorbeeld bij een koortsdelier. Vaak zullen er complexe interacties zijn tussen elkaar beïnvloedende lichamelijke en psychologische factoren waarbij het niet goed mogelijk is om een simpel één-oorzaak-één-gevolg model aan te geven.

Hoewel er weinigen zijn die deze integrale visie op ziekte niet zullen onderschrijven, wordt zij in de praktijk niet altijd gevolgd. In de geneeskunde is er sprake van steeds verdergaande specialisatie. De suprematie van de technologie heeft de neiging de psychosociale en humane aspecten te verdringen. Dit geldt niet alleen voor de somatische geneeskunde. Ook in de psychiatrie is een trend herkenbaar waarin een enigszins mechanistisch, sterk biologisch getint mensbeeld, aangehangen wordt.

Lask en Fosson (1989) benadrukken het belang van wat zij noemen de 'psychosomatische benadering'. Voor iedere individuele patiënt dient bekeken te worden hoe de diverse lichamelijke en psychologische etiologische factoren zich onderling verhouden.

Indien deze integrale, psychosomatische visie onderschreven wordt en we er vanuit gaan dat bij de diagnostiek en behandeling van iedere (somatische of psychiatrische) aandoening, zowel lichamelijke als psychologische factoren betrokken moeten worden, betreden we een uitermate breed veld. We zullen ons hier echter beperken tot die lichamelijke klachten en symptomen waarvoor geen duidelijke lichamelijke oorzaak gevonden kan worden en die opgevat kunnen worden als reacties van het kind of de jeugdige op acute of chronische psychische belasting. Het veel omvattende gebied van de psychosociale consequenties van lichamelijke ziekte zal hier niet verder behandeld worden (maar zie hiervoor bijvoorbeeld Gross & Drabman, 1990).

Somatisering

Somatisering is het verschijnsel waarbij psychische spanning in lichamelijke klachten of symptomen wordt vertaald. Een voorbeeld is het kind dat opziet tegen het vertrek van moeder en buikpijn krijgt.

Er zijn grote verschillen in het vermogen van een individu om emoties zoals angst en depressie te beleven en te uiten. Over het algemeen wordt de vertaling van spanning in lichamelijke klachten als primitiever en minder adaptief gezien dan de beleving en directe uiting ervan. Kinderen zijn door hun concrete denken en hun nog geringe vermogen om te verbaliseren eerder geneigd onlust via lichamelijke symptomen te communiceren. Het kind dat zijn angst of boosheid niet uit, maar in plaats daarvan klaagt over buikpijn, komt er moeilijker toe om te begrijpen waarom hij bang of boos is en blokkeert de weg naar het zoeken van strategieën om met conflicten en emoties om te gaan. Het kind doet met zijn lichamelijke klachten ook een duidelijk appèl op de omgeving. De reactie van de omgeving kan weer bepalend zijn voor de verdere lotgevallen van de symptomen. Wordt het kind door de omgeving voor zijn somatisering 'beloond', bijvoorbeeld door aandacht of door het uit de weg gaan van het conflict dat aan de angst of boosheid ten grondslag lag, dan zal dat de somatisering in de hand werken.

DSM-IV categorieën

In de DSM-IV staan onder het hoofdstuk *somatoforme stoornissen*, de volgende stoornissen vermeld, waarbij somatisering een rol speelt en die van toepassing zijn op de kinderleeftijd en in de adolescentie: *conversiestoornis* en *pijnstoornis*. Kenmerkend voor deze stoornissen is dat er *geen* lichamelijke aandoening aanwezig is die de klachten (voldoende) kan verklaren. Er zijn geen duidelijke redenen waarom de pijnstoornis niet onder de conversiestoornis gerekend kan worden.

De DSM-IV heeft verder nog de categorie *somatisatiestoornis*. Deze stoornis verschilt van de conversiestoornis door het feit dat er multipele lichamelijke klachten en verschijnselen zijn, zonder duidelijke lichamelijke oorzaak. Aangezien klachten met betrekking tot de seksuele functie een essentieel onderdeel zijn van deze categorie, is zij niet van toepassing op de kinderleeftijd. Dit is verwonderlijk aangezien onderzoek bij kinderen en jeugdigen juist aantoonde dat er een syndroom bestaat dat is samengesteld uit multipele lichamelijke klachten zonder duidelijke medische oorzaak. Dit betreft onderzoek dat in de Verenigde Staten, maar ook in ons land is uitgevoerd (Achenbach, 1991; Verhulst & Koot, 1992). In deze onderzoeken werd de statistische samenhang van gegevens over probleemgedrag onderzocht die op gestandaardiseerde wijze verzameld werden. Dit syndroom bestaat naast diverse pijnklachten uit de klachten misselijkheid, braken, duizeligheid, oververmoeidheid, oogproblemen en klachten van de huid.

Tenslotte is er in de DSM-IV nog een aparte categorie: *psychologische factoren die een medische aandoening beïnvloeden.*

In dit hoofdstuk zal de meeste aandacht gericht worden op de conversiestoornis, aangezien veel van wat er over de conversiestoornis beschreven zal worden ook van toepassing is op andere vormen van somatisatie. Vervolgens worden twee voor de kinderleeftijd veel voorkomende vormen van somatisatie kort beschreven: recidiverende buikpijnklachten en 'breath holding spells'. Ten slotte worden enkele woorden gewijd aan psychologische factoren die een medische aandoening kunnen beïnvloeden.

Conversiestoornis

Er is sprake van conversie wanneer er symptomen zijn die meestal de motorische of sensorische functies betreffen en daarmee een neurologische of algemeen lichamelijke aandoening suggereren, terwijl de symptomen niet te verklaren zijn uit een bekende lichamelijke aandoening. Verder zijn er psychische factoren, verwijzend naar een conflict of behoefte, met het ontstaan of de verergering van de symptomen geassocieerd. Benadrukt dient te worden dat er bij conversie geen sprake is van bewust en moedwillig *simuleren* van een ziekte. De patiënt is zich niet bewust van de psychologische achtergrond van de symptomen.

Historisch perspectief

De (niet bewuste) nabootsing van lichamelijke symptomen werd al in de oudheid als raadselachtig fenomeen beschreven. De Grieken gaven er de naam 'hysterie' aan. In tegenstelling tot vele artsen die geïrriteerd kunnen raken door de symptomen die niet passen bij een 'echte' ziekte, was Charcot, een Parijse neuroloog en leermeester van Freud, juist geboeid door deze verschijnselen. Het was vooral Freud die aan de hand van zijn ervaringen met volwassen patiënten getracht heeft verklaringen te vinden voor het fenomeen conversieverschijnselen. Veel van zijn psychoanalytische publicaties gaan over hysterische fenomenen.

Kort samengevat verloopt volgens de psychoanalytische theorie de symptoomvorming bij de zogenaamde 'conversiehysterie' of 'hysterische neurose' als volgt. De onverdraaglijke herinneringen en affecten verband houdend met een traumatische gebeurtenis worden verdrongen (gedissocieerd) uit het bewustzijn naar het niet meer bereikbare onbewuste. Het trauma (een krenking, een angstige belevenis, een onbeantwoorde liefde, enzovoorts), of de affectieve lading ervan is vergeten. Vervolgens worden de verdrongen affecten waar het individu geen raad mee wist omgezet (geconverteerd) in een lichamelijk symptoom. De keuze van het lichamelijk symptoom zou te maken hebben met de symbolische waarde ervan, bijvoorbeeld de visusstoornis ("Ik kan dit niet aanzien"), of het krachtsverlies in de benen ("Dit is ondraaglijk"). Het lichamelijk symptoom heeft tevens een straffunctie, namelijk de straf voor de verboden wens of impuls. De traumatische gebeurtenis heeft meestal een seksuele connotatie.

Een voorbeeld is een 15-jarig meisje dat verwezen werd naar een polikliniek kinder- en jeugdpsychiatrie in verband met visusklachten die tijdens een schoolkamp acuut waren ontstaan. In de gesprekken die volgden bleek de aanleiding een teleurstelling te zijn die zij ervoer tijdens een kampvuur. Een jonge leerkracht, voor wie zij al enige tijd in stilte gevoelens van verliefdheid koesterde, bemerkte haar aarzelende pogingen niet om zijn aandacht te trekken, doch bleef aandachtig in gesprek verwikkeld met een andere leerlinge. Hierop voelde zij zich niet 'lekker' worden, moest vervolgens naar haar tent gebracht worden door medeleerlingen en bemerkte de volgende dag dat zij niet goed meer kon zien. Uitgebreid neurologisch en oogheelkundig onderzoek leverde geen afwijkingen op. De symboliek ligt voor de hand: zij kon 'niet meer aanzien' dat haar liefde niet beantwoord werd en dat degene op wie haar liefde zich richtte geen 'oog' had voor haar maar voor een ander.

De term hysterie of hysterische neurose wordt thans niet meer gebezigd in de moderne nomenclatuur van de DSM-IV. Volgens sommigen hebben de conversiesymptomen geen symbolische functie en spelen leertheoretische principes een belangrijke rol. Anderen zien conversie als het resultaat van onbewuste psychische processen en zien de verbanning van het hysteriebegrip als een verarming van de psychiatrie.

Klinisch beeld

De meeste klinische en theoretische kennis over conversieverschijnselen betreft volwassen patiënten. Er is weinig systematisch onderzoek verricht naar conversieverschijnselen bij kinderen en jeugdigen. De meeste literatuur beperkt zich tot gevalsbeschrijvingen. Onderzoek bij wat grotere aantallen kinderen en jeugdigen beperkt zich tot eenvoudige registratie van symptomen en enkele belangrijke demografische en gezinsgegevens van patiënten verwezen naar de kinder- en jeugdpsychiater (Goodyer, 1981; Siegel & Barthel, 1986; Volkmar, Poll & Lewis, 1984).

Conversiesymptomen kunnen vrijwel iedere ziekte nabootsen, doch vooral symptomen die een neurologisch lijden suggereren, zoals: verlammingen, loopstoornissen, tremoren, tics, spraakstoornissen (afonie), stoornissen van de zintuigen, aanvallen met bewustzijnsstoornis gelijkend op epilepsie, hyperventilatieaanvallen, enzovoorts. Ook pijn kan als conversiesymptoom beschouwd worden, ook al wordt dit in de DSM-IV apart als pijnstoornis geclassificeerd.

In tegenstelling tot wat vaak verondersteld wordt, is er bij kinderen en jeugdigen met conversie zelden sprake van '*belle indifference*'. Met deze term wordt een opvallende onverschilligheid met betrekking tot de klachten bedoeld die vaak invaliderend zijn en dus een reden tot zorg zouden moeten zijn.

Vaak is er sprake van een, meestal lichte, lichamelijke ziekte of aandoening die als precipiterende factor de aanleiding vormt voor de conversie. Bijvoorbeeld een gering hoofdletsel, of letsel aan arm of been. Ook kunnen pseudo-epileptische aanvallen als conversieverschijnsel aanwezig zijn bij kinderen die daarnaast echte epilepsie hebben.

Veel kinderen en jeugdigen vertoonden voordat er sprake was van conversie reeds tekenen van psychopathologie. Goodyer (1981) beschrijft een diversiteit aan stoornissen zoals (antisociale) gedragsproblemen, depressie, leerstoornissen, enzovoorts. Hoewel de meer systematische onderzoeken onder patiënten met conversie er geen melding van maken, wordt in de klinisch georiënteerde literatuur beschreven dat ook bij kinderen een hysterische persoonlijkheidsstructuur (theatraliteit, egocentriciteit, infantiliteit, affectlabiliteit, contacthonger, levendige fantasie, schuldgevoelens, geldingsdrang en erotiserende presentatie) zou predisponeren tot conversie. In ieder geval zijn er vele kinderen en jeugdigen met conversieverschijnselen die deze persoonlijkheidskenmerken niet bezitten.

Psychopathologie bij gezinsleden wordt relatief vaak aangetroffen, evenals stoornissen in het gezinsfunctioneren en de communicatie. In deze gezinnen zouden relatief vaak erotisch getinte ('oedipale') relaties tussen vader en dochter, of moeder en zoon bestaan.

De precipiterende stressor is vaak seksueel van aard. Dit was het geval bij een 11-jarig meisje dat pseudo-epileptische aanvallen ontwikkelde kort nadat zij in verband met reeds langer bestaande nekpijn een 'strijker' bezocht. Deze man masseerde haar nek bij kaarslicht in het halfdonker waarbij hij, naar haar zeggen, 'kreunende' geluiden zou hebben gemaakt.

In dit voorbeeld waren het vooral de interpretaties en de fantasieën van het meisje die, gevoed door de prikkelende situatie, de angst bij haar hoog deden oplopen en niet zozeer een objectief trauma. Het is echter ook mogelijk dat er van een extern komend, werkelijk trauma sprake is. Vooral seksuele traumata kunnen gevolgd worden door conversies (Goodwin, Simms & Bergman, 1979).

Vóórkomen

Er zijn geen epidemiologische onderzoeken verricht naar de prevalentie van conversiestoornissen op de kinderleeftijd en in de adolescentie. De schaarse kennis over het voorkomen is gebaseerd op klinische gevallen. Patiënten met conversie die via de kinderarts of huisarts naar de kinder- en jeugdpsychiater worden verwezen, zijn vaak de ernstige of gecompliceerde gevallen. Onze kennis over conversie is dus gebaseerd op een sterk geselecteerde groep patiënten. Duidelijk is dat conversie op de kinderleeftijd en adolescentie van een ernst waarvoor psychiatrische hulp wordt ingeschakeld, zeldzaam is. Exacte prevalentiecijfers zijn niet te geven.

Het kan zijn dat met het uitsluitend betrekken van de klinische gevallen van conversie slechts het uiteinde van een dimensie van lichamelijke problemen zichtbaar wordt, terwijl de minder ernstige gevallen die niet voor psychiatrische hulp in aanmerking komen, buiten het gezichtsveld blijven. Wanneer we echter de definitie van conversie ruim nemen en hieronder alle lichamelijke klachten laten vallen waarvoor geen duidelijke medische oorzaak aangetoond kan worden (we betrekken er dan het hele spectrum van somatisatie symptomen bij), dan kunnen we wel gebruik maken van epidemiologische gegevens en blijkt dat de prevalentie bij kinderen en jeugdigen aanzienlijk is (Verhulst, 1985). Verder blijkt dat lichamelijke klachten zonder duidelijke medische oorzaak vaker voorkomen bij meisjes dan bij jongens en dat er, vooral bij meisjes, een duidelijk leeftijdseffect is met toename van de klachten bij toename van de leeftijd (Verhulst & van der Ende, 1992).

Etiologie

De etiologie van conversie is onbekend. Er is wel een aantal theoretische invalshoeken van waaruit getracht wordt de etiologie en pathogenese van de conversie te verklaren.

Biologische factoren kunnen als predisponerende factoren een rol spelen. Een bepaald orgaan of systeem kan het 'target' orgaan zijn, dat relatief gevoelig is voor spanning of angst.

De *psychoanalytische* visie op het ontstaan en de pathogenese van conversie werd reeds kort besproken vanwege de historische en praktische waarde.

Vanuit een *leertheoretisch* gezichtspunt is gewezen op het belang van de bekrachtigende werking van de 'voordelen' van de rol van zieke. Een kind met een niet ernstige ziekte of ongeval bemerkt dat de omgeving met aandacht, zorg en liefde reageert en minder eisen stelt. Deze 'ziektewinst' kan het ziektegedrag bekrachtigen. Hetzelfde geldt voor het uiten van een lichamelijke klacht, zoals hoofdpijn of buikpijn. Wanneer de emotionele behoeften van een kind door de ouders genegeerd worden en de ouders hun aandacht wel op het kind richten als het kind laat merken dat het pijn heeft, zal dit het somatiseren als middel om te communiceren versterken.

Vanuit een leertheoretisch standpunt wordt ook de rol van 'modelling' benadrukt bij de keuze van het symptoom. Wanneer andere gezinsleden somatiseren of een aandoening hebben, kan dit als model dienen (Kriechman, 1987). Dit geldt vooral wanneer het kind gedurende een groot deel van de ontwikkeling getuige is van ouders of broertjes of zusjes die via somatische klachten communiceren. Ook kan imitatie optreden van gedrag dat bij leeftijdgenoten geobserveerd is. Zo zijn er in de literatuur 'epidemieën' beschreven van conversieverschijnselen (flauw vallen, hyperventileren, convulsies) bij meisjes (Hersov, 1985).

Culturele invloeden zouden een rol kunnen spelen, aangezien conversies vaker geobserveerd worden in culturen waarin psychologische en emotionele behoeften veronachtzaamd worden. Dit zou gelden voor religieus fundamentalistische en andere autoritaire culturen waar de vrije expressie van gevoelens en gedachten afgeremd wordt (Nemzer, 1991).

De hierboven beschreven invloeden hoeven elkaar niet uit te sluiten. Meerdere, elkaar versterkende, invloeden kunnen bij het ontstaan van conversie in het spel zijn.

Differentiaaldiagnose

De belangrijkste diagnose waarvan conversie onderscheiden dient te worden is een organische stoornis. Soms is dit onderscheid eenvoudig te maken, maar vaak is dit zeer moeilijk, zoniet onmogelijk. Dit geldt vooral voor conversies die volgen op een organische ziekte. De somatische arts begrijpt niet waarom de klachten van een patiënt niet verdwijnen, terwijl er geen objectieve tekenen van de ziekte meer aanwezig zijn. Ook is het onderscheid conversie versus organiciteit moeilijk wanneer een lichamelijke aandoening slechts vage klachten geeft in combinatie met heftige, als overdreven geduide, reacties van de omgeving en ziektewinst bij het kind.

Behalve van een organische ziekte moet conversie onderscheiden worden van lichamelijke symptomen in het kader van psychiatrische stoornissen zoals depressie en angst.

Behandeling

Cruciaal voor de behandeling is de benadering van de patiënt en de ouders in de diagnostische fase. In deze fase zal het meestal de huisarts of kinderarts zijn die voor de taak staat om naast organische ook psychologische factoren te betrekken teneinde de klachten van de patiënt te kunnen doorgronden. Men moet zich bedenken dat de patiënt met een conversie of andere niet-organisch bepaalde aandoening zich niet bewust is van de rol van de psychologische factoren en bovendien lichamelijke klachten heeft waar hij of zij hulp voor vraagt. Te snel concluderen dat er niks ernstigs aan de hand is en dat de klachten van het kind 'psychisch' zijn, of de patiënt en zijn ouders zo snel mogelijk naar psychiater of psycholoog verwijzen, kan grote weerstand oproepen. Ouders die het gevoel hebben dat er onvoldoende zorg is besteed aan de klachten van hun kind en die ondanks de uitleg van de arts ongerust blijven, zullen de neiging hebben naar een andere arts te gaan. Dit kan het begin van een 'shopping pattern' zijn. Ook kunnen de ouders de uitleg van de arts onjuist interpreteren als zouden de klachten van het kind aanstellerij of verzonnen zijn.

Omgekeerd is het ook onwenselijk wanneer de arts te lang door blijft gaan met het steeds weer opnieuw inzetten van diagnostisch onderzoek aangezien dit het ziekterolgedrag kan versterken. De angst een 'echte' somatische diagnose te missen wordt gevoed door verhalen over gemiste ernstige ziektes (Woodbury, DeMaso, & Goldman, 1992). Uiteraard dienen organische stoornissen zoveel mogelijk uitgesloten te worden. Echter, dit is niet in alle gevallen volledig mogelijk en zal men moeten werken met de meest waarschijnlijke diagnose. Bovendien zal een humane benadering waarin psychologische technieken gehanteerd worden teneinde het gedrag enigszins te veranderen niet schadelijk zijn, maar kan zelfs nuttig zijn. Dit impliceert dat men bij een psychologisch georiënteerde behandeling ook altijd oog moet blijven houden voor de somatische kant. Het is dan ook van belang dat psychiatrische en somatische behandeling hand in hand gaan.

Voor sommige ouders kan het feit dat duidelijk wordt dat de klachten van hun kind te maken hebben met psychosociale factoren al helpen hun kind anders te benaderen. In dit soort gevallen kan de diagnostische fase al duidelijk therapeutische vruchten afwerpen.

Voor de mildere klachten zal het niet nodig zijn dat de somatische arts de patiënt naar de kinder- en jeugdpsychiater verwijst. Voor de ernstiger gevallen, waarbij de aard van de stoornis of de gezinspathologie invaliderend werken en een bedreiging voor de verdere ontwikkeling van het kind vormen, is verwijzing wel essentieel. Bij verwijzing is het belangrijk dat de patiënt en de ouders niet het gevoel krijgen dat de somatische arts zijn of haar bemoeienis met de patiënt plotseling staakt en van de patiënt af wil. Goed overleg tussen verwijzer en kinder- en jeugdpsychiater en een geïntegreerde aanpak is bij alle aandoeningen die zich op het vlak van beide disciplines bevinden van belang. Geïntegreerde zorg is alleen mogelijk wanneer de vertegenwoordigers van de verschillende disciplines (kinder- en jeugdpsychiater en kinderarts of -chirurg) voldoende respect voor elkaar hebben en inzien dat zij elkaar aanvullen. Is dit inzicht aanwezig dan zal het voor de somatisch georiënteerde arts eenvoudiger blijken ouders ervan te overtuigen dat de bemoeienis van de kinder- en jeugdpsychiater of kinderpsycholoog essentieel is voor adequate hulp aan het kind of de jeugdige.

Ook later in de behandeling wanneer de psychiater de patiënt heeft overgenomen is het van belang dat het een vanzelfsprekende zaak is wanneer de kinderarts vanuit zijn of haar deskundigheid betrokken blijft bij de verdere ontwikkeling van de patiënt. Dit is niet alleen van belang om ouders en kind gerust te stellen en de psychiatrische behandeling mogelijk te maken, maar dient ook om eventuele veranderingen in de lichamelijke toestand van de patiënt te kunnen constateren.

De psychiatrische behandeling van de conversiepatiënt bestaat uit contacten met zowel de ouders als het kind of de jeugdige. De behandeling dient realiteitgeoriënteerd te zijn en direct gericht op het aanmoedigen van progressie. Zo dient men al snel zicht te krijgen op externe factoren die inspelen op de ziektewinst, zoals het laten vallen van redelijke eisen aan het kind door de ouders. Afhankelijk van de aard van de lichamelijke symptomen kunnen andere vormen van ondersteunende therapie ingezet te worden, zoals fysiotherapie bij motorische afwijkingen. En groot voordeel van een dergelijke gecombineerde aanpak is dat de patiënt geen 'gezichtsverlies' hoeft te lijden. Immers er wordt ook echt aan de lichamelijke aandoening gewerkt.

Meestal zal de psychiatrische behandeling bestaan uit individuele psychotherapie van het kind of de jeugdige en begeleiding van de ouders. In sommige gevallen zal het nuttig zijn gezinsgesprekken te voeren. Wanneer de symptomen het dagelijks leven ernstig belemmeren, de belasting voor de ouders te groot wordt, of indien het gezinsmilieu te 'psychotoxisch' is, dan is een psychiatrische opname geïndiceerd.

Prognose

Er is weinig systematisch onderzoek verricht naar het beloop van conversie. Follow-up onderzoek wordt bemoeilijkt door de problemen met betrekking tot de diagnostische criteria. De indruk is dat de prognose van milde vormen van conversies die behandeld kunnen worden door de huisarts of kinderarts over het algemeen gunstig is. Ernstige conversie zou een minder gunstige prognose hebben en later in de ontwikkeling diverse andere vormen van psychopathologie kunnen geven. Ook wordt beschreven dat een aantal kinderen met conversie later toch een organische aandoening bleek te hebben die (deels) de eerdere klachten kon verklaren.

Recidiverende buikpijnklachten

Buikpijn bij een kind is een klacht waar iedere arts die kinderen behandelt regelmatig mee te maken heeft. Buikpijn zonder duidelijke medische oorzaak komt tussen de 10% en 20% voor bij 4-16-jarigen in de algemene bevolking; bij meisjes meer dan bij jongens (Verhulst, 1985). Bij ongeveer 6 tot 8% van de schoolkinderen met buikpijnklachten bleken de klachten veroorzaakt te worden door een organische aandoening (Apley, 1978). Niet-organische buikpijn is dus een frequent probleem dat onder diverse namen voorkomt, zoals: abdominale migraine, 'irritable bowel syndrome' en spastisch colon.

De buikpijnklachten kunnen geïsoleerd voorkomen of in combinatie met misselijkheid, bleek zien, hoofdpijn, braken, of pijn in gewrichten en ledematen. De buikpijn is 's nachts afwezig, en indien wèl aanwezig, vaak indicatief voor een organische oorzaak. De pijn wordt meestal rond de navel aangegeven of in het epigastrium. Andere localisaties kunnen indicatief zijn voor een organische oorzaak. De pijn kan soms in extreme gevallen dagelijks voorkomen en tot enkele uren duren, maar zal meestal minder frequent zijn en minder lang duren.

Soms is een psychosociale stressor aantoonbaar als oorzakelijke factor, bijvoorbeeld wanneer het kind steeds buikpijn krijgt voor het naar school gaat. Vaak echter is de relatie met psychosociale factoren minder evident. Factoren die reeds bij de conversie besproken zijn zoals de rol van imitatie, bekrachtigers en persoonlijkheids- en gezinsfactoren die de verbale expressie van emoties en gedachten bemoeilijken en communicatie via lichamelijke klachten stimuleren, zijn ook hier van toepassing.

Ook wat betreft de behandeling gelden dezelfde principes als bij de behandeling van conversie. Het kan nuttig zijn het kind vertrouwd te maken met relaxatietechnieken die het zelf kan leren toepassen. Er zijn weinig indicaties tot medicamenteuze behandeling.

Ongeveer eenderde van de kinderen met recidiverende buikpijnklachten houden deze klachten tot in de volwassenheid, eenderde ontwikkelt andere klachten zoals hoofdpijn en de rest is klachtenvrij.

'Breath holding spells'

'Breath holdig spells' (BHS) zijn te zien bij jonge kinderen en bestaan uit de volgende symptomen. Het jonge kind reageert op pijn, schrik of frustratie met woedend huilen, waarbij na enkele schreeuwen de ademhaling aan het eind van de expiratie stokt, het kind cyanotisch wordt (vooral rond de lippen), verkrampt en het bewustzijn verliest. Bij langerdurende apnoe kan het kind een opisthotonus krijgen, eventueel enkele clonische trekkingen vertonen en/of incontinent zijn voor faeces en urine. Uiteidelijk wordt het kind hypotoon.

Ongeveer een kwart van de kinderen met BHS heeft symptomen die enigszins afwijken van de hierboven beschreven symptomen. De aanleiding is meestal een pijnprikkel. De fase met hard huilen ontbreekt, het kind slaakt een diepe zucht en verliest het bewustzijn met tonusverlies en in sommige gevallen treden enkele convulsies op. Deze kinderen zien er in tegenstelling tot het frequentere hierboven besproken cyanotische type, juist bleek uit. Vandaar de naam in de angelsaksische literatuur 'pallid syncopal attacks'.

De aanvallen duren niet langer dan een minuut en sommige kinderen vallen na een aanval in slaap. De frequentie varieert van enkele aanvallen per jaar tot enkele aanvallen per dag.

Ongeveer 4,5% van alle jonge kinderen heeft dit soort aanvallen. De aanvallen beginnen meestal tussen de 6 en 18 maanden, in zeldzame gevallen pas na het tweede jaar.

De aanvallen zijn vrij dramatisch en bezorgen ouders veel schrik. Differentiaaldiagnostisch moet men uitsluiten: epilepsie, laryngeale stridor en cyanose bij aangeboren hartafwijking.

De behandeling bestaat uit uitleg, geruststelling, het laten registreren van de aanvallen door de ouders, en controle van het beloop. Op deze manier kunnen we nagaan of de ouders inderdaad gerustgesteld zijn en of er geen ziektewinst optreedt. Ook kunnen we inschatten of de ouders het kind niet overmatig frustreren en te hoge eisen aan het kind stellen. Het kind tikken geven, onder een koude douche zetten, of een nat washandje tegen het gezicht duwen tijdens een aanval heeft geen zin.

De aanvallen verdwijnen meestal spontaan met het ouder worden. Na het zesde levensjaar komen de aanvallen vrijwel niet meer voor. Er wordt een verband verondersteld tussen de afname van de aanvallen en een toename van het vermogen van het kind om te verbaliseren.

Psychologische factoren die een medische aandoening beïnvloeden

Deze categorie is van toepassing bij aandoeningen zoals astma of colitis ulcerosa, wanneer duidelijk is dat psychologische factoren deze aandoeningen negatief beïnvloeden. Kenmerkend is hier dat er een aantoonbare lichamelijke aandoening is die de klachten verklaart. Psychologische factoren kunnen het beloop beïnvloeden, bijvoorbeeld het luxeren van een astma-aanval. Deze categorie vertegenwoordigt aandoeningen die in het verleden onder de noemer '*psychosomatosen*' te boek stonden.

Het is niet geheel duidelijk waarom men zich enigszins heeft afgekeerd van het gebied dat, onder de naam 'psychosomatische geneeskunde', een bloeitijd heeft gekend. Mogelijk omdat er te sterk is vastgehouden aan het idee dat psychologische factoren als de belangrijkste oorzakelijke factor beschouwd moesten worden bij het ontstaan van ziektes als astma, maagzweer, colitis ulcerosa, essentiële hypertensie, reumatoïde arthritis, enzovoorts. Men veronderstelde dat specifieke persoonlijkheidskenmerken en specifieke conflicten (bijvoorbeeld als gevolg van een sterke behoefte verzorgd te worden) de belangrijkste oorzakelijke rol speelden. Hoewel aangetoond is dat psychologische factoren lichamelijke reacties en ziekte kunnen geven of verergeren, is er weinig wetenschappelijke evidentie dat psychologische factoren dit op specifieke wijze doen. Met andere woorden: diverse vormen van psychologische belasting bij diverse persoonskenmerken kunnen reacties geven in diverse organen.

Predisponerende factoren zoals constitutioneel bepaalde vulnerabiliteit van bepaalde organen of systemen en constitutioneel bepaalde algemene reacties op stress leggen de basis voor aandoeningen die gevoelig zijn voor psychologische factoren. Psychologische factoren als 'life events', persoonlijkheidskenmerken, gezinsinvloeden, en bekrachtiging zijn verder van belang bij de uiteindelijke lotgevallen van de ziekte, naast uiteraard lichamelijke factoren.

Wanneer duidelijk is dat psychologische factoren een aantoonbare medische aandoening negatief beïnvloeden kan een beleid gevolgd worden dat in principe niet afwijkt van dat wat beschreven is voor de conversie.

17 Obsessief-compulsieve stoornis (dwangneurose)

Inleiding

De dwangneurose staat in de Angelsaksische literatuur bekend als 'obsessive-compulsive disorder' of 'obsessive-compulsive neurosis'. In deze terminologie komen de twee hoofdsymptomen, namelijk dwanggedachten ('obsessions') en dwanghandelingen ('compulsions'), aan bod. Hier wordt verder de historisch verankerde term dwangneurose gehanteerd. Beroemd is Sigmund Freud's beschrijving van de Ratteman (Freud, 1909). Een hoofdkenmerk van dwangsymptomatologie is dat er sprake is van een ernstige inbreuk op het elementaire gevoel van vrijheid en de mogelijkheid zelf te kunnen beslissen en kiezen.

De dwangneurose is één van de weinige psychiatrische stoornissen op de kinderleeftijd en in de adolescentie die vrijwel identieke symptomen heeft als die op de volwassen leeftijd.

Klinisch beeld

We spreken van een dwangneurose indien er sprake is van dwanggedachten en dwangvoorstellingen (obsessies) of dwanghandelingen (compulsies) die uitgesproken leed veroorzaken en betrokkene veel tijd kosten (meestal meer dan een uur per dag), of tot gevolg hebben dat hierdoor het normale gedrag, werk, schoolse activiteiten, sociale activiteiten of relaties met anderen niet normaal doorgang kunnen vinden. Kenmerkend voor de dwangverschijnselen is dat deze als 'ich-fremd' of 'ego-dystoon' worden ervaren. Dit wil zeggen dat de oorsprong van de gedachten of handelingen als buiten de eigen wil liggend en als ongewenst wordt beleefd. Dit in tegenstelling tot preoccupaties die als 'ego-syntoon' en als gewenst of plezierig worden beleefd.

Obsessies kunnen bestaan uit: excessief piekeren, twijfelen, of zich steeds opdringende gedachten, voorstellingen of fantasieën. Zo werd een 13-jarige jongen steeds weer geplaagd door de fantasie dat hij zijn ouderlijk huis in brand had gestoken. De volgende *obsessies* komen voor (Rapoport, 1989):

- agressieve dwangvoorstellingen (angst om anderen of zichzelf te verwonden, angst dat een ander iets vreselijks zal overkomen, enzovoorts);
- smetvrees;
- seksuele dwangvoorstellingen (verboden perverse gedachten of voorstellingen);
- gedachten waarin de behoefte aan symmetrie, of volgorde een rol speelt;

- andere obsessies zoals geluks- en ongeluksnummers, afkeer van of angst voor lichaamsafscheidingen.

Dwanggedachten en voorstellingen worden meestal als zinloos en hinderlijk ervaren. Getracht wordt vaak de gedachten te neutraliseren. Zo was een 17-jarige jongen bang dat wanneer hij in gedachten het beeld voor zich zag van iemand die hij vervelend, lelijk of onvriendelijk vond, hij op die persoon zou kunnen gaan lijken mits hij zijn best deed het ongewenste beeld te verdringen door het beeld op te roepen van iemand aan wie hij goede eigenschappen toedichtte.

Dwanghandelingen zijn secundair aan dwanggedachten en zijn handelingen die op ritualistische, repetitieve wijzen worden uitgevoerd, zoals de deur in en uitgaan, de gaskraan uitdraaien, aanraken, tellen, schoonmaken, enzovoorts. De persoon wordt gedwongen deze handelingen te verrichten. De wasdwang is hiervan een voorbeeld. Een ander voorbeeld is dat van een 11-jarig meisje dat lantaarnpalen, deurknoppen of bomen moest aanraken, teneinde het eventuele onheil, dat haar ouders zou kunnen overkomen, te bezweren. Zij probeerde haar dwang zoveel mogelijk verborgen te houden voor haar vriendinnen. De magisch-bezwerende betekenis van de dwanghandelingen vertoont hier gelijkenis met de rituelen van primitieve godsdiensten.

Wanneer iemand belet wordt zijn of haar dwanghandelingen uit te oefenen, ontstaat er sterke angst en vaak agressie. Deze reactie houdt verband met de gedachte die ten grondslag lag aan de dwanghandeling. Het meisje van ons voorbeeld dat belet zou worden lantaarnpalen aan te raken zou een panische angst ontwikkelen daar zij ervan overtuigd is dat zonder haar bezwerende handelingen haar ouders getroffen zullen worden door groot onheil. Aangezien degene die de dwanghandelingen moet uitoefenen verder een goed realiteitsbesef heeft en ook goed kan inschatten dat de omgeving op zijn minst verbaasd zal reageren op het zien van de dwanghandelingen, zal hij of zij zoveel mogelijk proberen de handelingen te verbergen. Zo kan een lichte aarzeling, bijvoorbeeld bij het vastpakken van de deurknop, of bij het stappen over een drempel, verraden dat de patiënt last heeft van zijn dwang, ook al beweert hij dat het goed gaat. Ook kan de patiënt tijdens de behandeling via slimmigheidjes wegen ontdekken om de dwanghandelingen toch uit te voeren. Bijvoorbeeld bij een wasdwang door frequent naar de WC te gaan en zo een excuus te hebben de handen regelmatig te wassen.

De symptomen zijn vaak uitputtend. Zo moest een 15-jarig meisje regelmatig van zichzelf de huiskamer dweilen. Was er visite, of was de rest van het gezin tot 's avonds laat in de kamer, dan sloop zij soms, wanneer iedereen in bed lag, zachtjes naar de kamer om dan midden in de nacht de vloer te dweilen.

Wanneer de dwangsymptomen ernstig zijn heeft dit gevolgen voor het algehele functioneren. Voor kinderen en jeugdigen ontstaat uiteraard een groot probleem wanneer het naar school gaan of het maken van huiswerk, niet meer goed mogelijk is. Ook komen kinderen en jeugdigen in problemen wanneer zij contacten met leeftijdgenoten gaan mijden. Overigens zien we regelmatig dat kinderen de dwangsymptomen niet of nauwelijks vertonen in de klas of tijdens de contacten met leeftijdgenoten. Zij 'sparen' ze als het ware op om thuisgekomen de dwanggedachten of -handelingen 'in te halen'. Zij vallen vaak op door hun overaangepastheid, braafheid en ingeperktheid. In de diagnostische gesprekken vallen deze patiënten vaak op door de moeite waarmee ze iets van hun innerlijk prijs wensen te geven. Zij tonen weinig spontane verbale expressie en de motoriek maakt vaak een houterige indruk. Toch moeten deze eigenschappen niet te snel als gefixeerde persoonlijkheidskenmerken worden beschouwd. Het is mogelijk dat een deel van de ingeperktheid en houterigheid het gevolg is van de angst die samengaat met de dwangsymptomen.

Opvallend is vaak het strenge geweten en de strenge en bestraffende houding ten opzichte van agressief en seksueel driftmatige wensen. Een dwangneurotische jongen vertelde huilend tijdens het psychiatrisch onderzoek dat hij zich zo slecht voelde, omdat hij niet kon nalaten in de wachtkamer te proberen onder de rokken te kijken van een moeder van een ander patiëntje. Niet alleen seksuele wensen, ook agressieve zijn sterk schuldbeladen, vooral als het om voorstellingen gaat die de ouders betreffen.

In de dwanggedachten en dwanghandelingen zijn vaak zowel de agressieve en/of seksuele driftmatige impulsen zichtbaar, alsmede de poging tot magische bezwering ervan. De afkeurende houding ten opzichte van deze driftimpulsen kan onder andere tot uiting komen in keurig, ouwelijk en overaangepast gedrag. We spreken in zo'n geval van 'overdekking door het tegendeel'. Hiermee wordt voorkomen dat de neiging tot koppig verzet, agressie en de drang om alles vies en smerig te maken, teveel bewust gaat worden. Een andere manier om de angst voor de driftimpulsen te temperen is het uitschakelen van het gevoel, ook wel affect-isolatie genoemd. "Het doet mij niets dat ik in deze klas blijf zitten", kan een houding zijn om de teleurstelling, boosheid en krenking van een dergelijke gebeurtenis vooral niet te voelen. Eveneens zien we dat door rationaliseren en intellectualiseren het gevoel wordt weggewerkt, ook weer uit angst voor het verlies van controle dat dreigt wanneer er toegegeven wordt aan driftmatige impulsen.

DSM-IV kenmerken

Tabel 17.1 geeft de belangrijkste DSM-IV kenmerken verkort weer:

Vóórkomen

Ongeveer de helft tot eenderde van de volwassen dwangneurotische patiënten vertoonde voor het 15e jaar reeds dwangsymptomatologie. Geschat wordt dat 3,5 per 1000 12-22-jarigen een dwangneurose hebben (Flament, e.a., 1988).

Differentiaaldiagnose

Dwangverschijnselen als normaal fenomeen

Veel gezonde kinderen vertonen een hang naar het bekende, zoals de vaste, rituele volgorde van handelingen bij het naar bed gaan op de kleuterleeftijd, of de

Tabel 17.1 Diagnostische criteria voor Obsessief-Compulsieve Stoornis (DSM-IV)

Dwanggedachten òf dwanghandelingen

A. Dwanggedachten worden als volgt gedefiniëerd:

(1) terugkerende en aanhoudende gedachten, drang, of beelden die als indringend en ongepast worden beleefd en die duidelijk angst of onbehagen veroorzaken
(2) de gedachten, drang of beelden zijn niet slechts zorgen over problemen die werkelijk aanwezig zijn
(3) het kind of de jeugdige probeert deze gedachten of drang te onderdrukken of te neutraliseren met een andere gedachte of handeling
(4) het kind of de jeugdige ervaart de gedachten, drang of beelden als een product van de eigen gedachten

B. Dwanghandelingen worden als volgt gedefiniëerd:

(1) repetitieve gedragingen of handelingen in gedachten; het kind of de jeugdige voelt zich gedwongen deze uit te voeren als gevolg van een dwanggedachte, of volgens regels die star gevolgd moeten worden
(2) de gedragingen of de handelingen in gedachten zijn er op gericht om gevoelens van onbehagen te verminderen of om een vreesaanjagende gebeurtenis of situatie te voorkomen

Verder geeft DSM-IV nog criteria voor de ernst en sluit de aanwezigheid van dwanggedachten en -handelingen samen met andere stoornissen of ten gevolge van psychoactieve stoffen uit.

bezwerende extra kus of het glaasje water als het kind angstig is en niet durft te gaan slapen. Kleuters kunnen vaak in vaste volgorde de speelgoeddieren in bed neerleggen, of het lakentje op een bepaalde manier draperen. Balspelletjes, touwtje springen, rijmpjes en liedjes bij wat oudere kinderen getuigen vaak van het rituele, dwangmatige karakter waarmee de vaste volgorde of de spelregels aangehouden worden. Ook komen op deze leeftijd dwangverschijnselen voor, zoals het niet mogen staan op bepaalde tegels in het trottoir (illustratief is het Engelse versje: "Step on a crack, break your mother's back"). Echter, hierbij is het verschijnsel algemeen geaccepteerd en wordt het door het kind zelf niet als belemmerend, of hinderlijk ervaren.

Stereotypieën en preoccupaties bij autisme

Autistische kinderen en kinderen met een aan autisme verwante stoornis vallen vaak op door hun stereotype handelingen en hun eenzijdige, vaak bizarre geobsedeerdheid en interesses. Deze verschijnselen zijn over het algemeen goed te onderscheiden van dwangneurotische verschijnselen, doordat het kwellende en egodystone karakter, dat kenmerkend is voor de dwangverschijnselen, niet gezien wordt bij autistische kinderen bij wie de repeterende handelingen en obsessies juist plezierig en lustvol zijn, terwijl ook de schaamte ontbreekt, evenals het besef van zinloosheid.

Syndroom van Gilles de la Tourette

Hoewel tics in het kader van dit syndroom vrij uitgebreid kunnen zijn, zijn dwanghandelingen toch veel complexer van aard en hebben zij niet het snelle karakter van de tic. Bovendien zal de dwangneurotische patiënt meestal de onderliggende dwanggedachten kunnen rapporteren, hetgeen de tic-patiënt niet zal kunnen.

Anorexia nervosa

De patiënt met anorexia nervosa kan zich op dwangmatig wijze bezighouden met calorieën, voedsel, lichaamsgewicht, of lichaamsbeweging. Het motief voor het gedrag bij de anorexia nervosa patiënt is echter altijd de angst voor het (te hoge) lichaamsgewicht. Dit zien we niet bij de typische dwangneurotische patiënt.

Etiologie

Dwangverschijnselen kunnen vanuit verschillende invalshoeken beschouwd worden.

De psychoanalytische invalshoek

Vanuit de psychoanalytische invalshoek verwijst de dwangneurose naar conflicten uit de ontwikkelingsfase die wordt gekenmerkt door sterk ambivalente gevoelens, koppigheid en agressieve impulsen (Verhulst, 1991). Deze fase die koppigheidsfase of anale fase wordt genoemd valt samen met de zindelijkheidstraining waarin driftmatige wensen als kliederen en het streven van het kind naar autonomie, kunnen botsen met de eisen van de omgeving. Het is ook de fase waarin het ego een oplossing moet zoeken voor tegenstrijdige strevingen zoals liefde versus haat, mannelijkheid versus vrouwelijkheid, passiviteit versus activiteit, enzovoorts. Bij dwangneurotische kinderen zou er sprake zijn van een vroegtijdige Ik-ontwikkeling ten opzichte van de driftontwikkeling (het es) (Anna Freud, 1966a,b). Hiermee wordt bedoeld dat het kind op een te vroeg tijdstip in zijn ontwikkeling in staat is om zijn primitieve, driftmatige impulsen te controleren en reguleren. Dit uit zich onder andere in de ontwikkeling van een te streng en straffend geweten. Deze vroegtijdige Ik-ontwikkeling zou constitutioneel bepaald zijn. Hoewel de psychoanalytische theorie aan deze aangeboren factoren een rol toekent bij het ontstaan van de dwangneurose, benadrukt zij de rol die de omgeving speelt. Met name wordt de rol van de ouders in de koppigheidsfase, en vooral tijdens de zindelijkheidstraining, van belang geacht. Ouders van dwangneurotische kinderen zouden zich streng en dwingend in deze fase hebben opgesteld en zouden weinig oog gehad hebben voor de driftmatige behoeften van het kind en zijn wens naar autonomie.

De leertheoretische invalshoek

De leertheorie hanteert een geheel ander verklaringsmodel. Hierin wordt benadrukt dat de dwangverschijnselen een angstreducerende functie hebben. Wanneer het individu bemerkt dat dwang de angst vermindert en dus een gevoel van opluchting teweeg brengt, dan zal dit de herhaling van de dwang bekrachtigen. De vraag is echter waar de oorsprong van de initiële angst ligt. Volgens sommigen is dat een hoog basaal angstniveau, terwijl anderen cognitieve elementen hiervoor verantwoordelijk houden. In deze laatste benadering wordt verondersteld dat de angst opgeroepen door een geanticipeerd gevaar (bijvoorbeeld een ongeluk of ziekte) wordt bepaald door de subjectief ingeschatte kans dat dit gevaar inderdaad zal optreden. Dwangneurotische patiënten zouden altijd de kans op het optreden van een gevaar veel te hoog inschatten. Iedere situatie waarachter een mogelijk gevaar schuilgaat, hoe klein de kans ook is, zal dan angst oproepen.

De biologische invalshoek

Er is een aantal aanwijzingen dat biologische factoren een rol spelen bij de dwangneurose.

Genetisch onderzoek. Eerstegraads verwanten van dwangneurotische patiënten hebben vaak zelf ook dwangneurotische symptomen (gehad) (Swedo, e.a., 1989). Daarnaast wordt in de literatuur vermeld dat de kans op concordantie voor dwangsymptomen bij monozygote tweelingen groter is dan bij dizygote tweelingen (Carey & Gottesman, 1981). Verder is er een mogelijk verband tussen de dwangneurose en het syndroom van Gilles de la Tourette. Dit syndroom dat beschouwd wordt als een organisch-cerebrale stoornis, heeft een duidelijk genetische component (Pauls & Leckman, 1986).

Neuropsychologisch onderzoek. Er blijkt bij dwangneurotische patiënten sprake te zijn van disfuncties in de frontaalkwabben. In het verleden bleken neurochirurgische ingrepen bij volwassenen (leukotomie) die aan zeer ernstige vormen van dwangneurose leden, een gunstig effect te hebben.

Biochemisch onderzoek. Er zijn aanwijzingen dat dwangsymptomatologie geassocieerd is met serotonerge mechanismen. Psychofarmaca zoals clomipramine, fluvoxamine en fluoxetine die de serotonine heropname remmen, blijken een gunstig effect te hebben op dwangsymptomen zowel bij volwassenen als bij kinderen (Flament, e.a., 1985).

Behandeling

De behandeling van dwangneurotische kinderen en jeugdigen vindt meestal ambulant plaats. In zeldzame gevallen wanneer de belasting voor patiënt en gezin niet meer draaglijk is, of wanneer de angst of de depressie extreem zijn, kan een opname overwogen worden. Ambulante behandeling bestaat uit psychotherapie waarbij de ouders betrokken dienen te worden, of medicamenteuze therapie, en eventueel een combinatie van beide vormen.

Psychotherapie

Psychotherapie bij dwangneurotische patiënten staat bekend als moeilijk vanwege de hardnekkigheid van de symptomatologie. Klassiek inzichtgevende behandeling (psychoanalyse, psychotherapie on analytic lines) is weinig succesvol gebleken bij kinderen met ernstige dwangsymptomatologie. De meeste psychotherapeuten die geschoold zijn in inzichtgevende therapie, zullen bij dwangpatiënten dan ook hun techniek aanpassen door minder nondirectief en meer steunend en directief te zijn.

Er is tot nu toe nauwelijks onderzoek gepubliceerd dat conclusies toelaat over het effect van bepaalde behandelvormen voor dwangneurose op de kinderleeftijd en adolescentie, laat staan conclusies over welke behandelvormen de meest effectieve zijn. Er zijn wel enkele gevalsstudies over de behandeling van dwang op de kinderleeftijd en adolescentie. Diverse gedragstherapeutische technieken zijn toegepast, waarvan de meest succesvolle de zogenaamde response-preventie en exposure-technieken lijken te zijn (Bolton, Collins & Steinberg, 1983). Het komt erop neer dat de dwangsymptomatologie nauwkeurig geregistreerd wordt door het kind zelf, eventueel met hulp van de ouders. Daarna wordt er een volgorde gemaakt naar graad van moeilijkheid van situaties waarin een bepaald dwangverschijnsel niet meer zal worden uitgeoefend. Vervolgens worden afspraken gemaakt wat het kind zal nalaten te doen. Eventueel worden de ouders hierbij ingeschakeld. Dit geldt zeker voor symptomen waarbij andere gezinsleden een rol spelen. Worden de afspraken niet nagekomen dan worden bestraffingsopdrachten gegeven. Op deze manier wordt geprobeerd de dwangsymptomatologie te laten afnemen.

Farmacotherapie

Zoals vermeld hebben antidepressiva die de 'uptake' van serotonine remmen, resulterend in een afname van serotonine concentratie in bloedplaatjes, een gunstig effect op de dwangsymptomatologie. De 'drug of choice' is clomipramine (zie Tabel 17.2) (Leonard, e.a., 1989), terwijl het effect van fluoxetine (Prozac^R) veel-

Tabel 17.2 Doseringsschema voor de behandeling van Dwang

Clomipramine (Anafranil^R)		
< 10 jaar	:	Niet aanbevolen.
10-17 jaar	:	Beginnen met 25 mg/dag; ophogen in twee weken tot maximaal 100 mg/dag of 3 mg/kg/dag (laagste van de twee); eventueel ophogen tot maximaal 200 mg/dag of 3 mg/kg/dag (laagste van de twee); kan in één gift voor het slapen gaan gegeven worden.
Bijwerkingen	:	O.a. insulten, slaperigheid, tremoren, duizeligheid, hoofdpijn, cardiovasculaire verschijnselen.
Voorzorgen	:	ECG voor aanvang; bij staken medicatie: langzaam afbouwen.

belovend is maar nog weinig bij kinderen en jeugdigen beproefd (Bergstrom et al, 1988).

Prognose en beloop

Door een gebrek aan goed uitgevoerd follow-up onderzoek zijn er over de prognose van dwangneurose bij kinderen en jeugdigen weinig betrouwbare gegevens bekend. Enkele studies geven desalniettemin enige indrukken over de prognose, die in zijn algemeenheid wisselend is (Hollingsworth, e.a., 1980; Swedo, e.a., 1989). Veel kinderen blijven in meerdere of mindere mate klachten houden, of zijn sociaal geïsoleerd. De symptomatologie kan met periodes toe- of afnemen. Het komt voor dat een patiënt na ruim een jaar vrijwel klachtenvrij geweest te zijn, plotseling weer symptomen krijgt. Er zijn ook patiënten die na jaren nog steeds klachtenvrij zijn.

18 Suïcidaal gedrag

Inleiding

Suïcidaal gedrag omvat:

1 *Suïcidale gedachten.* Gedachten die te maken hebben met het opzettelijk veroorzaken van zelfverwondingen of de dood.
2 *Suïcidepogingen.* Opzettelijke handelingen die zelfverwondingen tot gevolg hebben.
3 *Suïcide.* Opzettelijke handelingen die de dood tot gevolg hebben.

Het onderwerp suïcidaal gedrag wordt hier behandeld omdat bij jeugdigen suïcide één van de belangrijkste doodsoorzaken is.

Het besef van de finaliteit van het leven en van de onomkeerbaarheid van de dood wordt soms pas in de adolescentie goed gevestigd. Jonge kinderen beschouwen de dood als een tijdelijk fenomeen, waarbij sommige functies zoals horen en zien gewoon doorgaan. Toch kunnen ook jonge kinderen suïcidaal gedrag vertonen, bijvoorbeeld als tijdelijke uitweg uit een ellendige situatie, met als mogelijk gevolg de dood of blijvende lichamelijke schade.

Aangezien veel geslaagde suïcides voorafgegaan worden door één of meerdere suïcidepogingen, en omdat een suïcidepoging de arts confronteert met de vraag welke soort hulp geboden moet worden (terwijl dit uiteraard bij een geslaagde suïcide niet meer mogelijk is), beperken we ons verder in dit hoofdstuk tot het bespreken van suïcidepogingen.

Aard van de suïcidepoging

De aard van de suïcidepoging is afhankelijk van de sterkte van de doodswens het geslacht, de cognitieve vermogens en de beschikbaarheid van middelen. Over het algemeen geldt dat bij een sterkere doodswens, agressievere methoden worden toegepast. Toch kunnen suïcidepogingen waarbij de betrokkene niet ècht dood wilde, onbedoeld wel tot de dood, of tot blijvende lichamelijke schade, leiden (bijvoorbeeld slokdarmverbranding door inname van bijtende stoffen, of lever- en nierfunctiestoornissen door toxische werking van hoge doses medicijnen). Suïcidepogingen van jongens zijn over het algemeen agressiever (bijvoorbeeld ophanging; verbranding; van grote hoogte springen; vuurwapengebruik) dan van meisjes (vergiftiging door inname van medicijnen) (Kienhorst, 1988). Dit geslachtsverschil wordt mogelijk mede veroorzaakt door de beschikbaarheid van middelen die voor jongens en meisjes niet identiek is. Verder zijn er grote culturele verschillen. Met name in de Verenigde Staten is het meest voorkomende middel om suïcide te plegen het gebruik van een vuurwapen dat daar vrij eenvoudig ter beschikking staat.

Factoren die bevorderend werken

Een aantal factoren kan bevorderend werken bij het onstaan van suïcidaal gedrag (Hawton, 1986; Moscicki, 1994). We moeten ons echter realiseren dat in de meeste gevallen geen van de hieronder besproken factoren op zich voldoende is om suïcidaal gedrag te veroorzaken. Er kan een onderscheid gemaakt worden tussen factoren in de voorgeschiedenis van het kind die van invloed zijn gedurende een langere periode in de ontwikkeling (ontwikkelingsinterferenties); factoren in het kind of de jeugdige zelf; en factoren die relatief kort voor de suïcidepoging werkzaam zijn (precipiterende factoren).

Voorgeschiedenis

De volgende factoren in de voorgeschiedenis vergroten het risico op suïcidaal gedrag:

1 *'Broken Home'*. De voorgeschiedenis van kinderen en jeugdigen die een suïcidepoging doen wordt vaak gekenmerkt door objectverlies of liefdesverlies, bijvoorbeeld door dood of scheiding van ouders, broers/zussen of andere geliefde personen. De suïcide(poging) wordt dan ook vaak gekenmerkt door op zichzelf gerichte woede die bedoeld is voor de persoon door wie het kind of de jeugdige zich in de steek gelaten voelt. Ook kinderen en jeugdigen die in verband met inadequate zorg van de ouders in een residentiële instelling geplaatst worden lopen een verhoogd risico. Dit laatste is echter verweven met de hieronder besproken factor.

2 *Verwaarlozing en mishandeling*. Kinderen en jeugdigen die opgroeien in een sfeer van chronische afwijzing, vijandigheid, fysiek geweld of seksueel misbruik lopen een verhoogd risico suïcidaal gedrag te vertonen. Het zelf-destructieve gedrag wordt gevoed door gevoelens van waardeloosheid, slechtheid en zelfhaat ten gevolge van de houding van de ouders.

3 *Psychiatrische stoornis of suïcide bij familieleden*. De vaders van kinderen en jeugdigen die een suïcidepoging doen, blijken relatief veel alcohol te gebruiken, een gering zelfgevoel te hebben, en relatief vaak depressief te zijn; de moeders hebben vaker last van angsten en suïcidegedachten en gebruiken meer alcohol (Tishler & McKenry, 1982). Ook komen er bij familieleden van kinderen en jeugdigen die een suïcidepoging doen vaker geslaagde suïcides voor. Suïcidaal gedrag van familieleden kan als een voorbeeld gaan dienen en als mogelijkheid overwogen worden om met extreem stressvolle omstandigheden om te gaan. Ook kan een positieve familieanamnese voor suïcide wijzen op een familiair voorkomende biologische (genetische) vulnerabiliteit.

Risicofactoren in het kind of de jeugdige zelf

Risicofactoren in het kind of de jeugdige zelf zijn:

1 *Alcohol- en drugmisbruik.* In de meeste gevallen van geslaagde suïcide en suïcidepogingen speelt alcohol- of drugmisbruik een belangrijke rol. Alcohol- en drugmisbruik is geassocieerd met een grotere frequentie en herhaling van suïcidepogingen, met een frequenter voorkomen van suïcidale gedachten, met een sterkere doodswens en met een hogere letaliteit (Crumley, 1990). In veel gevallen van geslaagde suïcide van adolescenten in de Verenigde Staten, was er op het moment van de dood sprake van intoxicatie door alcohol of cocaine.

2 *Psychiatrische stoornissen.* Hoewel volgens sommige onderzoekers in veel mindere mate dan bij volwassenen, vormt ook bij kinderen en jeugdigen een psychiatrische stoornis een risicofactor voor suïcide(pogingen). De meest voorkomende stoornissen zijn de depressie en de agressieve gedragsstoornis. Ten opzichte van suïcides bij volwassenen, waarbij stemmingsstoornissen frequent voorkomen, zien we bij suïcides bij jeugdigen juist dat de agressieve gedragsstoornis als psychiatrische stoornis op de voorgrond staat. Een sterke indicator voor suïciderisico vormt een sterk en aanhoudend gevoel van hopeloosheid. In tegenstelling tot wat vaak aangenomen wordt, zou een lichamelijke aandoening of ziekte geen risicofactor voor suïcide vormen.

3 *Eerdere suïcidepoging.* Een eerdere suïcidepoging vormt een groot risico voor een herhaling of voor een geslaagde suïcide. In retrospectief onderzoek vormt het de beste predictor voor een geslaagde suïcide.

4 *Biologische factoren.* Neurochemisch onderzoek onder volwassenen die een suïcidepoging deden en postmortem onderzoek na geslaagde suïcide, toonde verlaagde serotonine-concentraties in de hersenen aan. Het is niet duidelijk welk werkingsmechanisme hieraan ten grondslag ligt. Eén van de veronderstellingen is dat een verlaagd serotoninegehalte te maken heeft met een grotere mate van impulsiviteit.

Precipiterende factoren

De volgende precipiterende factoren kunnen bij een suïcidepoging een rol spelen:

1 *Problemen in de relatie met de ouders.* Naast chronische relatieproblemen tussen het kind/de jeugdige en de ouders kunnen conflicten, die een plotseling karakter hebben, een precipiterende factor zijn. Het gaat hierbij meestal om situaties waarin het kind of de jeugdige zich gekrenkt, afgewezen of waardeloos voelt. Vooral wanneer er bovendien sprake is van een gestoorde relatie met de ouders, gekenmerkt door chronische afwijzing en matige tot afwezige communicatie, dan kunnen er gevoelens van eenzaamheid, ongewenst zijn, hopeloosheid en woede onstaan. Dit alles vormt een vruchtbare bodem waarin suïcidewensen kunnen onstaan. Ook kan er sprake zijn van hoog oplopende relatieconflicten tussen de ouders onderling, met als gevolg een (dreigende) breuk in het gezin. Vooral wanneer het kind of de jeugdige zich verantwoor-

delijk voelt voor de spanningen, kan dit leiden tot suïcidaal gedrag.

2 *Problemen in de relatie met leeftijdgenoten.* Een breuk in de relatie met een vriend of vriendin kan suïcidaal gedrag bevorderen, met name bij meisjes. De verwevenheid met andere factoren blijkt uit het feit dat die jeugdigen het heftigst op een breuk in een liefdesrelatie reageren die zich overmatig afhankelijk van de ander hebben opgesteld, en dat dit laatste weer vaak gezien wordt als reactie op problematische gezinsrelaties. Naast problemen met liefdesrelaties kunnen ook conflicten met leeftijdgenoten, met wie geen intieme banden bestaan, een belangrijke bron van spanningen vormen. Zo heeft men enige jaren geleden in Scandinavië een onderzoek verricht naar de mate waarin pestgedrag op scholen een geestelijk gezondheidsprobleem vormde waartegen maatregelen ter preventie genomen zouden moeten worden. En dit alles omdat er een hausse van berichten kwam over kinderen en jeugdigen, bij wie men een verband veronderstelde tussen hun chronisch sociaal geisoleerde positie gecombineerd met gepest worden enerzijds, en suïcide of suïcidepogingen anderzijds.

3 *Problemen op school.* Naast de hierboven beschreven relatieproblemen met leeftijdgenoten, kunnen relatieproblemen met leerkrachten en problemen rond het leren een rol spelen. De moeilijkheden rond schoolprestaties zijn echter vaak niet het directe gevolg van leerproblemen. Zij zijn nogal eens terug te voeren tot emotionele problemen zoals agressieproblematiek of problemen met het in stand houden van een gezond gevoel van eigenwaarde. Overigens blijken kinderen en jeugdigen die zich suïcideren vaak bovengemiddeld intelligent te zijn.

4 *Imitatie van suïcidaal gedrag.* Er zijn aanwijzingen dat confrontatie met suïcidaal gedrag van anderen, een suïcidepoging kan luxeren (Verhulst, 1987). Bijvoorbeeld een suïcide in de directe omgeving, maar ook televisieprogramma's waarin suïcide een rol speelt, en zelfs de confrontatie met de suïcide van beroemdheden zoals destijds bij Marilyn Monroe. Dit fenomeen wordt ook wel het 'Werther-effect' genoemd, naar aanleiding van Goethe's *Die Leiden des jungen Werthers.* In deze roman berooft de hoofdpersoon, een begaafde jongeman, zich van het leven door zich door het hoofd te schieten. Men meende dat de manier waarop de romanheld aan zijn tragische einde kwam door een aantal lezers gevolgd werd.

Als reden om dood te willen gaven jeugdigen die een suïcidepoging deden vaak aan dat zij verlost wilden worden van gevoelens van ellende en dat zij met de dood wilden ontsnappen aan een hopeloze situatie. De behandelaars van deze zelfde jeugdigen gaven echter aan dat de suïcidepoging in hun ogen vaak gezien moest worden als een manier om een ander te straffen of om alsnog iets van een ander gedaan te krijgen, hetgeen dus manipulatieve motieven zijn (Hawton, 1986).

Vóórkomen

Op basis van een Nederlands onderzoek onder een grote groep leerlingen van 14 tot en met 20 jaar werd geschat dat jaarlijks 0,2% van de jongens en 0,5% van de meisjes een suïcidepoging had gedaan (Kienhorst, 1988). Over het hele leven is de prevalentie ('lifetime prevalence') 0,7% voor jongens en 1,6% voor meisjes. Wat betreft suïcidegedachten werd gevonden dat 3,5% in deze leeftijdsgroep aangaf wel eens gedacht te hebben een eind aan het leven te willen maken, terwijl 6,7% aangaf wel eens de wens te hebben om dood te zijn.

Moeilijkheden met het vaststellen, de melding en de registratie van de doodsoorzaak, maakt dat prevalentiecijfers voor suïcide weinig betrouwbaar zijn. Vaststaat dat een geslaagde suïcide onder de 10 jaar vrijwel niet voorkomt, tussen de 10 en 14 jaar zeldzaam is en vanaf het 15e jaar beduidend toeneemt. Suïcide is verantwoordelijk voor 8% van alle doden in de groep 15- tot 19-jarigen in de Verenigde Staten. Geslaagde suïcides komen vaker voor bij jongens dan bij meisjes.

Beoordeling van suïcidaliteit

De in dit hoofdstuk besproken risicofactoren vormen een handreiking bij de beoordeling van de suïcidaliteit van een patiënt. De belangrijkste graadmeter echter is de 'klinische achterdocht'. Van belang is verder dat het onderwerp niet geschuwd wordt in het gesprek en dat suïcidale gedachten en de concreetheid van eventuele plannen, goed uitgevraagd worden. De meeste suïcidale patiënten willen niet ècht dood. Echter, zelfs bij een zwakke wens om dood te willen, kunnen de gevolgen van een suïcidepoging soms ongewild ernstig zijn.

De inschatting van suïcidaliteit wordt bemoeilijkt door de grote mate van impulsiviteit. Een minderheid van de adolescenten, die door middel van intoxicatie een suïcidepoging deden, dacht over zijn of haar suïcideplannen langer dan een dag na, terwijl er bij de meerderheid minder dan een kwartier tussen het opkomen van de suïcidewens en de handeling zat.

De volgende aspecten kunnen bij de beoordeling van suïcidaliteit geëxploreerd worden:

1 Spontaan geuite suïcidewensen gerapporteerd door het kind of jeugdige zelf of door de ouders moeten serieus genomen worden. Juist wanneer men de indruk krijgt dat de patiënt niet open over zijn of haar suïcidegadchten kan praten, is alertheid geboden.
2 Toename van dysforie, prikkelbaarheid, woede-uitbarstingen, depressieve symptomen en geuite gevoelens van hopeloosheid en hulpeloosheid dienen gevolgd te worden door een grondig uitvragen. Vooral het vermogen tot impulscontrole moet ingeschat worden, evenals het vermogen de realiteit goed te beoordelen (met name ideeën over de finaliteit van de dood).
3 Het zich in toenemende mate terugtrekken uit de contacten met gezinsleden, leeftijdgenoten of de leerkracht, kan een belangrijk symptoom zijn.
4 Een afwijzing door, of het verlies van een geliefd of belangrijk persoon kan een suïcidepoging luxeren.

5 Een tekortschieten of falen met daardoor bijvoorbeeld het onbereikbaar worden van een toekomstideaal of het sterk aantasten van een gevoel van eigenwaarde, kan een risico vormen.
6 Inschatting van de bereikbaarheid van potentieel gevaarlijke middelen.
7 Inschatting van de aanwezigheid van sociale steun (gezin, familie, vrienden, school).

Behandeling

Suïcidaal gedrag kan over het algemeen opgevat worden als een teken van ernstige psychische nood en als een appèl aan hulp. Deze hulp moet meestal komen van diegenen die in het leven van de suïcidale patiënt een belangrijke rol spelen. Niet zelden is dat iemand die het motief voor het suïcidale gedrag vormde, bijvoorbeeld de vriend die het uitmaakte, of de ouder die het kind of de jeugdige heeft afgewezen. Het is dan ook niet verwonderlijk dat het kind of de jeugdige met suïcidaal gedrag weinig gemotiveerd is om hulp van een deskundige te krijgen. Wanneer een suïcidepoging gevolgd wordt door een ziekenhuisopname of EHBO-bezoek, komt de patiënt bovendien in een situatie terecht die angstaanjagend kan zijn en helaas ook nogal eens vijandig gestemd. Dit vormt een extra reden om zich aan verdere hulp te onttrekken. In het belang van succesvolle hulp is het noodzakelijk dat degene die het eerste onderzoek deed, ook de verdere contacten zal onderhouden.

De setting waarin hulp geboden kan worden zal afhankelijk zijn van de ernst van de suïcidepoging, de ernst van de eventuele psychopathologie en de kwaliteit van de gezinssituatie. Het voordeel van een (crisis)opname in een ziekenhuis, of kinder- en jeugdpsychiatrische kliniek is dat de patiënt onmiddellijk in een sterk gestructureerde omgeving is met continue zorg en aandacht, terwijl de patiënt min of meer bevrijd is van eventuele spanningsvolle omstandigheden. De eerste tijd van de opname kan gebruikt worden om het motief voor de suïcidepoging, en de omstandigheden waaronder deze plaatsvond, te evalueren. Veelal zal een opname echter niet noodzakelijk zijn of slechts van korte duur zijn. Ambulante zorg kan alleen dan slagen wanneer het kind of de jeugdige een vertrouwensband met de behandelaar kan aangaan, die op zijn beurt een beschermende en steunende functie heeft. Van groot belang is in hoeverre de ouders de behandeling steunen danwel ondermijnen. Niet zelden zorgen schuld- en schaamtegevoelens bij de ouders ervoor dat de ernst van de suïcidepoging gebagatelliseerd wordt.

Bij verstoorde gezinsrelaties, met name bij gestoorde communicatiepatronen in het gezin, kan gezinstherapie nuttig zijn. Gebrek aan motivatie bij de andere gezinsleden, of reeds verbroken banden tussen de jeugdige en zijn gezin, vormen uiteraard obstakels voor gezinstherapie.

Bij individuele psychotherapie, eventueel in combinatie met ouderbegeleiding, zal het doel zijn om met het kind of de jeugdige te exploreren welke de motieven voor de suïcidepoging waren en hem of haar te leren inzien dat het suïcidale gedrag een inadequate manier is om met problemen om te gaan.

Uiteraard moeten eventuele met het suïcidegedrag geassocieerde stoornissen indien mogelijk behandeld worden, zoals depressie, gedragsstoornissen of alcohol-misbruik.

Prognose

Hoewel er weinig systematisch follow-up onderzoek is verricht naar het functioneren van kinderen en jeugdigen na een suïcidepoging, is de algemene indruk dat de prognose gunstig is. Veel kinderen en jeugdigen blijven de periode na de suïcidepoging weliswaar suïcidegedachten houden, slechts zelden vindt er een geslaagde suïcidepoging plaats (Pfeffer, 1991).

19 Middelenmisbruik

Inleiding

Voor veel adolescenten vormt het experimenteren met alcohol en andere psychoactieve middelen (hierna middelen genoemd) een onderdeel van een normaal ontwikkelingsproces. Desalniettemin vormt het gebruik van middelen door adolescenten een bedreiging voor de gezondheid, zowel op korte termijn als op lange termijn.

Excessief middelengebruik met als gevolg intoxicatie vergroot de kans op ongevallen, op riskant seksueel gedrag, op een overdosis, maar ook op het toebrengen van letsel aan anderen en op suïcide. Dit zijn risico's op korte termijn. Verder blijkt dat een niet onaanzienlijk aantal adolescenten die experimenteren met het gebruik van middelen, uiteindelijk overgaan tot misbruik ervan, of er afhankelijk van worden (Semlitz & Gold, 1986). De tienerjaren vormen de belangrijkste risicoperiode voor de start van middelenmisbruik (Kandel & Logan, 1984). Dit zijn risico's op langere termijn.

Psychoactieve middelen worden gebruikt teneinde de gevoelstoestand, percepties of het gedrag te veranderen. Middelengebruik en -misbruik is op te vatten als een continuüm, met aan het ene uiteinde de niet-gebruiker en aan het andere de gebruiker die afhankelijk is van het middel.

Veel adolescenten gebruiken één middel uit nieuwsgierigheid of vanuit de wens om gevoelens te beleven die ze nog niet kennen. Bij dit *experimenteel gebruik* is er geen sprake van verlies van controle over het gebruik. Het meisje of de jongen kan goed zonder het middel. Meestal vindt dit soort gebruik plaats als sociaal fenomeen binnen een groep leeftijdgenoten. Hoewel de frequentie en de hoeveelheid middelengebruik sterk kan variëren, zal dit voor de meesten gecontroleerd gebeuren. Middelengebruik begint problematisch te worden wanneer de gebruiker dit doet om gevoelens van angst, depressie of minderwaardigheid weg te werken. Wanneer frequentie en hoeveelheid van het middelengebruik toeneemt, wordt de kans groter dat de jongen of het meisje afhankelijk gaat worden van het middel.

Afhankelijkheid of *verslaving* wordt gekenmerkt door:

1 *Compulsief gebruik.* Hierbij is de controle over het gebruik van middelen afwezig en draait een groot deel van het dagelijkse leven om het verkrijgen en het gebruik ervan.
2 *Tolerantie.* De tolerantie voor het middel is toegenomen. Dit wil zeggen dat er steeds meer van het middel nodig is om dezelfde effecten te verkrijgen.

3 *Onttrekkingsverschijnselen.* Na plotseling staken van het gebruik ontstaan er lichamelijke onttrekkingsverschijnselen. Deze verschillen per middel.

Frequent en excessief gebruik van middelen heeft gevolgen voor het dagelijks functioneren. Problemen op school of werk, sociale isolering, lichamelijke klachten, maar ook financiële problemen zijn voorbeelden van negatieve effecten van middelengebruik die het minderen van het gebruik vaak op hun beurt weer bemoeilijken.

Frequent en excessief middelengebruik met als gevolg sociale problemen, problemen op school of werk, psychische of lichamelijke problemen, maar *zonder* tekenen van afhankelijkheid, wordt *middelenmisbruik* genoemd.

Vóórkomen

Voor gegevens over de prevalentie van het gebruik van middelen onder adolescenten in ons land, kunnen we gebruik maken van een grootschalig, landelijk onderzoek onder ruim 10.000 scholieren van 10 tot en met 18 jaar (Zwart, Mensink & Kuipers, 1993).

Alcohol. Actueel alcoholgebruik (in de afgelopen *vier* weken) lag voor de hele onderzoekspopulatie (10 tot en met 18 jaar) op 35%. Uiteraard is dit percentage voor de jongste kinderen lager dan voor de oudere. Bij de 12-plussers ligt dit percentage op 42% (jongens 44%, meisjes 40%). Het geslachtsverschil is groter voor frequent gebruik: van de 12-plussers had 15% van de jongens en 7% van de meisjes meer dan 10 keer alcohol gebruikt in de afgelopen vier weken; voor de 16- en 17-jarigen zijn deze percentages 37% (jongens) en 16% (meisjes). Van de respondenten bleek 4%, 3 of meer keren dronken of aangeschoten te zijn geweest in de afgelopen vier weken. Van de 12-plussers bleek dat 3%, 5 of meer keren het aantal van 5 of meer glazen had geconsumeerd in de afgelopen *twee* weken.

Vergeleken met vergelijkbare onderzoeken in 1984 en 1988 uitgevoerd, blijkt er een lichte *daling* in alcoholgebruik onder adolescenten te zijn. Het percentage respondenten dat in de afgelopen vier weken alcohol had gedronken was voor de totale populatie 55 in 1984 en 42 in 1992. In tegenstelling tot de Verenigde Staten, waar sprake zou zijn van een toename van alcoholgebruik op jonge leeftijd, is er in ons land juist een trend dat de daling in alcoholconsumptie onder adolescenten toe te schrijven is aan een daling bij de laagste leeftijdscategorieën.

Cannabis. Voor de hele onderzoeksgroep geldt dat 11% ooit cannabis (hasj en/of marihuana) had gebruikt; voor de 12-plussers is dit 14%. Het gebruik van cannabis stijgt sterk met de leeftijd: van de 16- en 17-jarige jongens bleek 33% en van de meisjes 20%, ooit cannabis te hebben gebruikt. Verdeeld naar onderwijsvorm, bleek dat de meeste gebruikers van cannabis te vinden zijn op de HAVO en het VWO. Over de afgelopen *vier* weken bleek cannabisgebruik bij 7% voor te komen; extreem gebruik (meer dan 10 keer de afgelopen vier weken) kwam voor bij 1,9% van de jongens en 0,6% van de meisjes van 12 jaar en ouder.

Het ooit gebruikt hebben van cannabis ('lifetime prevalence') is aanzienlijk gestegen over de periode van 1984 tot 1992: voor de 12-plussers van 5% in 1984 tot 13% in 1992. Dit staat in contrast met de daling van cannabisgebruik in de

Verenigde Staten. Door sommigen (Schwartz, 1991), wordt gesuggereerd dat de stijging in ons land het gevolg is van het feit dat hasj eenvoudig te koop is (bijvoorbeeld in 'coffeeshops'). We moeten ons echter wel realiseren dat de prevalentie van cannabisgebruik in de Verenigde Staten in 1988 het drievoudige (!) was van de prevalentie in ons land in hetzelfde jaar (Schwartz, 1992).

Andere middelen. In Tabel 19.1 staan de prevalenties ('lifetime' en over de afgelopen vier weken) voor de onder adolescenten meest frequent gebruikte middelen: de psychostimulantia cocaïne en amfetamine, het hallucinogeen exstasy (XTC), en het opiaat heroïne.

Tabel 19.1 Prevalentie gebruik illegale middelen onder Nederlandse adolescenten van 12 tot en met 18 jaar verdeeld naar geslacht (%)

	'Life time'			Afgelopen 4 weken		
	jongens	meisjes	totaal	jongens	meisjes	totaal
Cocaïne	1,9	1,1	1,5	0,4	0,3	0,3
Amfetamine	2,8	1,4	2,1	0,8	0,3	0,6
XTC	4,5	2,1	3,3	1,3	0,6	1,0
Heroïne	0,9	0,5	0,7	0,2	0,1	0,2

Bron: de Zwart, Mensink & Kuiper (1993)

Zoals te verwachten is het aantal gebruikers van deze middelen veel minder dan dat van alcohol en cannabis. Regelmatig gebruik van deze illegale middelen is meestal een aanwijzing dat er sprake is van psychopathologie.

De werking van middelen

Alle middelen waarvan hierboven de prevalenties zijn gegeven, hebben als eigenschap dat zij psychologische en/of lichamelijke afhankelijkheid geven. Deze middelen hebben een sterke bekrachtigende werking. Behalve cannabis, geven deze middelen onttrekkingsverschijnselen na staken. De farmacologische werking van deze middelen is complex en zal hier niet behandeld worden. Enkele meer algemene eigenschappen zullen hieronder besproken worden.

*Alcohol*gebruik heeft voor veel adolescenten een belangrijke sociale functie. Het drinkpatroon in deze leeftijdsgroep is anders dan bij volwassenen. Onderzoek onder Amerikaanse 17- tot 20-jarige middelbare scholieren, bijvoorbeeld, toonde aan dat de meeste jongens op een feestje binnen de eerste 90 minuten, zes of meer blikjes bier dronken (Schwartz, e.a., 1986). De risico's van alcoholgebruik in de adolescentie zijn dan ook het gevolg van de acute intoxicatie, en niet zozeer het gevolg van chronisch alcoholgebruik dat juist bij volwassenen complicaties geeft. Veel drinken in korte tijd en dronkenschap, kunnen binnen de sociale context van menige adolescentengroep de status hebben van erbij horen, stoer en volwassen zijn, of een bewijs van onafhankelijkheid ten opzichte van de gevestigde volwassen orde.

De anxiolytische werking van alcohol heeft ook als effect dat de angst voor sociale situaties, en dat de sociale en seksuele geremdheid verminderen.

Het is niet eenvoudig om aan te geven waar normaal sociaal alcoholgebruik ophoudt en '*probleemdrinken*' begint. Uiteraard is er sprake van probleemdrinken wanneer er tekenen van chemische afhankelijkheid ontstaan. Maar ook is er reden tot zorg wanneer de adolescent in toenemende mate zijn toevlucht tot alcohol neemt wanneer hij of zij alleen is. Bij diagnostisch onderzoek is het van belang na te gaan in hoeverre het alcoholgebruik er toe dient om gevoelens van angst of depressie weg te werken.

Voor de bespreking van de symptomen en de behandeling van alcohol-onttrekkingsverschijnselen wordt verwezen naar de leerboeken volwassenen psychiatrie.

*Cannabis*gebruik blijkt in toenemende mate populair bij middelbare scholieren. Veel adolescenten experimenteren met het gebruik van cannabis binnen een sociale context. Dit kan gezien worden als een onderdeel van een normale ontwikkeling. Sociaal gebruik van cannabis blijft beperkt tot enkele malen per maand. Dagelijks gebruik is veel zeldzamer. Meer dan 10 keer gebruik van cannabis binnen een maand komt voor bij 1,9% van de jongens en 0,6 % van de meisjes. Cannabis wordt gebruikt vanwege de effecten op de stemming (gevoelens van ontspanning) en de perceptie (grotere intensiteit van tactiele en visuele percepties; veranderde tijdsbeleving). De effecten bij inhalering treden snel (na minuten) op en houden een uur of twee aan. Bij oraal gebruik duurt het langer voordat de werking optreedt, die daarna enkele uren kan aanhouden.

Negatieve psychologische effecten van cannabis kunnen zijn: paniekaanvallen, depersonalisatie, en depressie. Deze verschijnselen verdwijnen spontaan. 'Flashbacks' zijn zeldzaam. Bij aanhoudende psychiatrische symptomen moet men rekening houden met reeds premorbide bestaande psychopathologie. Bij jonge schizofrene patiënten kan cannabismisbruik (dagelijks of bijna dagelijks gebruik) een recidief psychose of een verergering van de psychose veroorzaken (Linszen, 1993). Chronisch gebruik kan bovendien geassocieerd zijn met apathie, doelloosheid en versterkt magisch denken. Het is echter onduidelijk of deze symptomen het gevolg zijn van chronisch cannabisgebruik of reeds premorbide bestonden. Chronisch gebruik kan geassocieerd zijn met sociaal disfunctioneren en disfunctioneren op school en in het gezin.

Hallucinogene stoffen. Van de hallucinogene stoffen is tegenwoordig het orale gebruik van exstasy (XTC) onder jeugdigen relatief populair (zie Tabel 19.1) en heeft het gebruik van stoffen als LSD en mescaline vervangen. De effecten op het denken, de stemming, en de perceptie (de 'trip') zijn sterker dan van cannabis en duren langer (tot acht uur). Negatieve effecten kunnen zijn: een 'bad trip' (bestaande uit paniekaanvallen die hooguit enkele uren kunnen duren, en bizar en riskant gedrag) en 'flashbacks'. Het gebruik van XTC is niet zonder gevaar. Gebruik kan langdurige psychotische verschijnselen induceren (Williams, Meagher & Galligan, 1993). Enkele gevallen met dodelijke afloop zijn beschreven (Dowling, e.a., 1987).

*Psychostimulantia*gebruik, zoals het gebruik van amfetamine en cocaïne, is veel zeldzamer dan het gebruik van alcohol en cannabis. Amfetamine wordt door adolescenten gebruikt vanwege het euforiserende effect. Gebruikers rapporteren kort na orale inname zich prettig, energiek en krachtig te voelen. Na uitwerking, ongeveer 4 tot 6 uur later, ontstaan gevoelens van somberheid, angst en onbehagen. Dit kan een reden zijn om amfetamine te combineren met alcohol.

Cocaïne, ooit het middel dat bij uitstek in sommige extravagante kunstenaarskringen werd gebruikt, is nu een relatief populair middel onder adolescenten. De 'lifetime' prevalentie onder 16- en 17-jarigen is bijna 4% voor jongens en bijna 2% voor meisjes. Er zijn verschillende manieren om cocaïne in te nemen (intraveneus, snuiven of oraal). Het snelle euforiserende effect werkt sterk bekrachtigend. Negatieve psychische effecten bij langdurig gebruik kunnen zijn: paniekaanvallen, paranoïde gedachten soms gevolgd door agressieve buien, depressie en suïcidaliteit. Onthoudingsverschijnselen zijn veel minder uitgesproken dan bij heroïne. Gebruik in combinatie met andere middelen is niet zeldzaam.

Chronisch gebruik van cocaïne is kostbaar en het verkrijgen ervan kost tijd en moeite. Dit tezamen met de effecten op de cognitieve functies maken dat het chronisch gebruik van cocaïne niet te verenigen is met een normaal gezins- en schoolfunctioneren.

*Heroïne*gebruik is zeldzaam in de adolescentie (zie Tabel 19.1). Opiaten zijn berucht vanwege de snelle ontwikkeling van tolerantie bij regelmatig gebruik en vanwege de, snel na staken optredende, zeer heftige onthoudingsverschijnselen. Vanwege de zich snel ontwikkelende tolerantie is de kans groot dat de gebruiker de heroïne intraveneus zal gaan toedienen, waarbij tegenwoordig het risico op infectie met HIV virus aanwezig is. De chronische gebruiker zal een dagtaak hebben aan het verkrijgen van heroïne en de meesten zullen zich dan ook afwenden van familie, vrienden en school. Chronische heroïnegebruik gaat meestal gepaard met antisociaal gedrag.

Geassocieerde factoren

De etiologie van middelengebruik is niet bekend. Evenmin is het mogelijk aan te geven welke persoonlijkheidskenmerken typisch zijn voor degenen die afhankelijk zijn van middelen. Het is dan ook vooraf niet mogelijk te voorspellen wie van de 'sociale' gebruikers van middelen op den duur ervan afhankelijk zullen worden. Wèl is een aantal factoren geassocieerd met middelenmisbruik of afhankelijkheid (Farrell & Strang, 1991; Schinke, Botvin & Orlandi, 1991; Walter, Vaughan, & Cohall, 1993).

1 *Biologische factoren.* Tweeling- en adoptie-onderzoek toonde aan dat er een genetische component aanwezig is bij de ontwikkeling van alcoholisme. De werkingsmechanismen zijn echter niet duidelijk. Er kunnen factoren overgeërfd worden die direct met de lichamelijke effecten van alcoholgebruik te maken hebben, zoals de ontwikkeling van tolerantie, maar ook is het mogelijk dat predisponerende psychopathologische factoren overgeërfd worden. Zo blijkt dat het vóórkomen van (antisociale) gedragsstoornissen bij kinderen van alcoholisten groot is (Reich, e.a., 1993). Deze gedragsstoornissen zouden de kans weer kunnen vergroten op later middelenmisbruik. Onderzoek naar de genetische bijdrage aan het ontstaan van afhankelijkheid van andere middelen is nog vrijwel niet uitgevoerd.

2 *Psychologische factoren.* De twee belangrijkste theorieën met betrekking tot psychologische factoren die middelenmisbruik en -afhankelijkheid zouden bevorderen, zijn: de 'social learning' theorie (Verhulst, 1991) en de 'probleemgedrag' theorie.

De 'social learning' theorie, volgens Bandura, houdt in dat individuen gedrag kunnen aanleren door het nadoen van het geobserveerde gedrag van anderen. Vooral wanneer dit geïmiteerde gedrag vervolgens bekrachtigd wordt, bijvoorbeeld door de euforiserende of angstdempende werking van sommige middelen, is de kans op herhaling van dit gedrag groot. Adolescenten zullen vooral gedrag imiteren dat vertoond wordt door voorbeeldfiguren die in hoog aanzien staan. Dit kunnen leeftijdgenoten zijn, maar ook film- of pop-idolen. Ook kunnen oudere broers of zusters deze rol vervullen (Brook, e.a., 1991). Middelengebruik is een manier om zich te identificeren met personen die sterk, machtig, bewonderenswaardig, sexy, stoer, enzovoorts zijn. En dit zal op zijn beurt weer het idee versterken dat hij of zij beter geaccepteerd zal worden door de groep leeftijdgenoten. Het zijn dan ook vooral jeugdigen die ontvankelijk zijn voor sociale invloeden uit de groep leeftijdgenoten die een grotere kans lopen op middelengebruik. De voor deze invloeden ontvankelijke jongens en meisjes worden gekenmerkt door: een gering zelfgevoel, onzekerheid; geringe assertiviteit; gering gevoel van controle over de eigen persoon en de omgeving; sterke behoefte aan sociale goedkeuring, en een attitude gekenmerkt door ongeduldigheid om de rol van volwassene aan te nemen.

De 'probleemgedrag' theorie houdt in dat het middelengebruik gezien wordt als een manier om om te gaan met eigen falen (in werkelijkheid of anticipatie op falen), verveling, sociale angst, zich ongelukkig voelen, afwijzing, sociaal isolement, gering zelfgevoel, of een gebrek aan gevoel iets te kunnen bereiken. Volgens deze theorie zouden vooral die adolescenten een risicogroep vormen die weinig vaardigheden bezitten, zoals schoolse of sociale vaardigheden. Dit heeft uiteraard consequenties voor preventie en behandeling. Zonder adequate aandacht voor deze tekorten zal een aan middelen verslaafde makkelijk weer teruggrijpen naar oude patronen wanneer hij of zij weer met deze tekorten geconfronteerd wordt.

Preventie en behandeling

Preventie

Aangezien de behandeling van middelenafhankelijkheid zo moeizaam is en middelenmisbruik geassocieerd is met zoveel persoonlijk, financieel en maatschappelijk leed, zijn er al vele programma's ter preventie van middelenmisbruik losgelaten op populaties, meestal schoolgaande, jeugdigen. Echter, tot nu toe, helaas met weinig succes (Schinke, e.a., 1991). Deskundigen wijten dit aan onze nog gebrekkige kennis van het ontstaan van middelen-afhankelijkheid.

Naast voorlichting over de gevaren van middelengebruik via scholen en de media, wordt er ook getracht programma's te ontwikkelen om adolescenten weerbaarder te maken tegen de sociale druk uitgeoefend door leeftijdgenoten, massa media en advertenties. Dit laatste lijkt toekomstperspectief te bieden. Deze in de angelsaksische literatuur onder de namen 'resistance-skills training' en 'social-skills training' bekend staande preventie programma's, zijn gebaseerd op de 'social learning' theorie van Bandura. Men tracht hierbij adolescenten op scholen te bereiken via films, leerkrachten, of hiervoor speciaal getrainde leeftijdgenoten. Een voorbeeld van deze benadering is het aanleren van manieren om situaties te herkennen, te vermijden of ermee om te gaan, waarin er een grote kans is dat er druk van leeftijdgenoten zal ontstaan om te roken of middelen te gebruiken. Door middel van discussie en rollenspel worden argumenten aangeleerd om op de meest effectieve manier een aanbod om te roken of om middelen te gebruiken te weigeren. Ook wordt getracht jongens en meisjes te leren een innerlijke houding aan te nemen als tegenwicht tegen potentieel zelfgevoel ondermijnende interacties met leeftijdgenoten. Wanneer bijvoorbeeld iemand voor 'sukkel' wordt uitgemaakt omdat hij of zij niet wil meedoen met drinken of roken, kan hij of zij geleerd worden te denken (of te zeggen): "Als jij werkelijk zo geweldig bent als je denkt, zou je dat niet zo nodig hoeven te bewijzen door te roken en te drinken". Het zal echter duidelijk zijn dat er heel wat inspanningen geleverd moeten worden om alle schoolgaande adolescenten op deze manier te bereiken, tenzij dit soort trainingen door de school standaard in het curriculum wordt opgenomen.

Behandeling

Aangezien de volledige ontwikkeling van afhankelijkheid van middelen enige tijd in beslag neemt en toch nog relatief zeldzaam is voor het achttiende jaar, zal hier slechts kort aandacht besteed worden aan de behandeling van middelen-afhankelijkheid.

De verslaafdenzorg is een specialistische aangelegenheid die het best door deskundigen op dit gebied uitgevoerd kan worden. Van belang is dat de jonge middelengebruiker, anders dan de volwassene, over het algemeen niet aan opiaten verslaafd is en minder lichamelijke afhankelijkheid vertoont. Tijdige herkenning en adequate behandeling van de adolescent die middelen misbruikt, zou wellicht kunnen tegengaan dat een probleem, dat in eerste instantie nog gezien kan worden als een deviatie van een normale ontwikkeling, uitmondt in moeilijk te beïnvloeden psychopathologie.

Ambulante behandeling van eenmaal aanwezige middelenafhankelijkheid blijkt weinig succesvol, tenzij er bij de adolescent: (1) geen sprake is van medische of psychiatrische problemen ten gevolge van het middelengebruik; (2) er een duidelijke wens aanwezig is om geheel van het gebruik van psychoactieve middelen af te zien, en (3) er de bereidheid is om steekproefsgewijs urine te laten testen.

Vaak is men aangewezen op residentiële behandeling, waarbij problemen rond motivatie en het risico op terugval bekend zijn. Voor een uitvoerige bespreking van de residentiële psychiatrische behandeling wordt verwezen naar de volwassenen literatuur.

Er is weinig bekend over de prognose en de effecten van behandeling van middelenafhankelijkheid in de adolescentie.

20 Verwaarlozing, mishandeling en seksueel misbruik

Inleiding

Ouders hebben veel meer macht dan kinderen, aangezien zij meer fysieke kracht, kennis en vaardigheden bezitten. Van ouders wordt verwacht dat zij de ontwikkeling van hun kind zo goed mogelijk laten verlopen door het bieden van verzorging, stimulering en affectie. Wanneer er een ernstig tekort is in het vervullen van basale behoeften van het kind met als gevolg dat de ontwikkeling ernstig bedreigd is, spreken we van 'kindermishandeling'. Onder kindermishandeling in ruimere zin wordt verstaan: *''Elke vorm van lichamelijke en/of emotionele geweldpleging of verwaarlozing, die kinderen niet door toeval of per ongeluk, doch door toedoen of nalaten van ouders of andere verzorgers overkomt en waarbij geestelijke en/of lichamelijke schade of afwijkingen ontstaan danwel dreigen te ontstaan''* (Landelijke Stichting Buro's Vertrouwensarts inzake Kindermishandeling; LSBVK, 1989). Binnen deze definitie vallen lichamelijke verwaarlozing en mishandeling, emotionele verwaarlozing en mishandeling, en seksueel misbruik (LSBVK, 1992). Ook ongeoorloofd schoolverzuim ('educational neglect') kan een vorm van verwaarlozing zijn.

Na verificatie bleek de verdeling van meldingen in 1991 bij de Buro's Vertrouwensarts als volgt te zijn (LSBVK, 1992): emotionele mishandeling/verwaarlozing, 40%; lichamelijke verwaarlozing, 9%; lichamelijke mishandeling, 22%; seksueel misbruik, 18%; en overige, 11%.

Verwaarlozing

Klinisch beeld

Hoewel er vrijwel altijd sprake is van mengvormen, worden er twee soorten verwaarlozing onderscheiden: pedagogische en emotionele verwaarlozing. Beide vormen van verwaarlozing kunnen effecten hebben op zowel lichamelijk als emotioneel functioneren van het kind. Onder pedagogische verwaarlozing wordt verstaan (Boer, 1992): het onvoldoende verschaffen van elementaire materiële zorg (bijvoorbeeld voedsel, kleding) en immateriële zorg (bijvoorbeeld geneeskundige zorg, toezicht op veiligheid, het stellen van leeftijdsadequate eisen en het bieden van een goed voorbeeld in gedrag). Onder emotionele verwaarlozing wordt verstaan: een onvoldoende aanbod door ouders of verzorgers van emotionele warmte en betrokkenheid.

Voor jonge kinderen geldt dat continue zorg nodig is van opvoeders die aanvoelen welke de behoeften van het kind zijn en die hierop adequaat weten te reageren. Wordt hieraan voldaan dan zal het kind in staat zijn zich aan de verzorgers te hechten (Verhulst, 1991). Lichamelijke of psychische ontoegankelijkheid van de opvoeder, en instabiele opvoedingsarrangementen (tekort durende relaties met teveel verschillende opvoeders) zullen dit hechtingsproces in de weg staan.

Ook is adequate stimulering door de ouders van taal en spel van belang, evenals bemoediging van de exploratie van de omgeving door het kind. Hiervoor is niet alleen een veilige omgeving met voldoende spelmateriaal noodzakelijk, maar is het ook van belang dat er volwassenen zijn die met het kind praten en spelen, die het kind voorlezen en op vele andere wijzen stimuleren in de ontwikkeling van de autonomie.

Voor oudere kinderen geldt dat ouders naast de materiële en immateriële zorg ook voorzien in consistente controle en structuur met betrekking tot het dagelijks leven van het kind. De manieren waarop de ouders hun kind belonen, prijzen of straffen is sterk cultuurgebonden en is minder belangrijk dan de voorspelbaarheid van het ouderlijk gedrag, de overeenstemming tussen beide ouders, de acceptatie van het kind door de ouders en het tegemoetkomen aan de behoeften van het kind, ook al gedraagt het kind zich moeilijk (Graham, 1991). Een optimale pedagogische en affectieve houding van ouders bestaat uit het begeleiden en reguleren van het gedrag van het kind, zonder het kind als persoon af te keuren of af te wijzen. Van belang is ook dat ouders in staat zijn te zien wanneer hun kind emotionele problemen vertoont, zoals angst of verdriet.

De 'diagnose' verwaarlozing zal meestal gebaseerd zijn op de gevolgen ervan voor het kind. Het zal echter vaak moeilijk zijn om de gevolgen van verwaarlozing te scheiden van eventueel ermee samengaande lichamelijke mishandeling. Voor een overzicht van de symtomen van verwaarlozing en/of mishandeling zie Tabel 20.1. Achterstand in lichamelijke groei en cognitieve ontwikkeling (met name taal/spraak) kunnen het gevolg zijn van verwaarlozing. Het verschil met een constitutioneel bepaalde achterstand wordt duidelijk wanneer een verwaarloosd jong kind in een optimale omgeving wordt geplaatst en er vaak een zekere inhaalgroei plaats vindt. Dit zien we onder andere regelmatig bij buitenlandse adoptiekinderen waarvan een aantal in het land van herkomst verwaarloosd is en een inhaalgroei laat zien na plaatsing in een adoptiegezin.

Verwaarlozing heeft ook effect op de relationele ontwikkeling (zie ook hoofdstuk 13). Verwaarloosde kinderen kunnen moeite hebben met het aangaan van stabiele relaties. Zij dragen als het ware de 'ontrouw' die hen is aangedaan en de teleurstelling die dit teweeg heeft gebracht innerlijk met zich mee. Het ontbreekt hen aan wat Erikson (1963) noemde 'basic trust'. Verwaarloosde kinderen maken oppervlakkige relaties gericht op directe behoeftebevrediging. Zij hebben behoefte aan veel aandacht en affectie, vertonen vaak 'allemansvriendjesgedrag' en zijn naar volwassenen 'eager to please'. In dit gretige contact zijn zij vaak onkritisch, dit wil zeggen dat zij dit gedrag kunnen vertonen naar een ieder die zich aanbiedt en aandacht heeft voor het kind. Zodra er echter eisen gesteld worden aan deze kinderen kan dit gedrag plotseling omslaan in agressief gedrag of leiden tot verbreking van het contact. Het schijnbaar goede contact dat verwaarloosde kinderen kunnen maken is voor onervaren onderzoekers vaak moeilijk te onderscheiden van gezonde contactname.

Verwaarloosde kinderen hebben vaak een gestoorde gewetensontwikkeling en een geringe frustratietolerantie door het tekort aan affectieve relaties en door het voorbeeldgedrag van volwassenen (zoals gewelddadig of delinquent gedrag).

Vóórkomen

Het is niet goed mogelijk om aan te geven wanneer een kind in pedagogisch of emotioneel opzicht ernstig tekort komt. Het ontbreekt dan ook aan betrouwbare gegevens over het vóórkomen van verwaarlozing in de algemene bevolking. Wèl wordt aangenomen dat verwaarlozing frequenter voorkomt dan lichamelijke mishandeling.

Etiologie

Niet alle verwaarloosde kinderen lopen in dezelfde mate risico op het ontwikkelen van latere stoornissen. Sommige kinderen hebben een grote mate van veerkracht en zijn minder kwetsbaar dan andere kinderen (Garmezy & Rutter, 1983; Verhulst, Althaus & Versluis-den Bieman, 1992). Factoren die de kans bevorderen dat ouders hun kind verwaarlozen komen overeen met factoren die de kans op mishandeling bevorderen en worden in Tabel 20.2 gegeven (van Hekken, 1992; Mrazek & Mrazek, 1985).

Ouders die verwaarlozen doen dit meestal niet met opzet. Veel verwaarlozende ouders zijn zelf ook verwaarloosd en is het helaas zo dat 'l'histoire se répète'. Door hun eigen achtergrond ontbreekt het hen vaak aan gevoeligheid, inschattingsvermogen, kennis en vaardigheden om ouderlijk gedrag te tonen.

Mishandeling in engere zin

Klinisch beeld

In het begin van de zestiger jaren werd door de Amerikaanse kinderarts Kempe en de kinder- en jeugdpsychiater Steele, de term 'battered child syndrome' geïntroduceerd (Kempe, e.a., 1962). Sindsdien is men gaan beseffen dat kindermishandeling veel minder zeldzaam is dan men veronderstelde. Ook in ons land ontstond aandacht voor kindermishandeling hetgeen blijkt uit de oprichting van de Vereniging tegen Kindermishandeling in 1970 en de oprichting van de eerste Buro's Vertrouwensarts in 1972.

Kindermishandeling treedt op bij kinderen en jeugdigen van alle leeftijden, hoewel de meest ernstige gevallen van mishandeling gezien worden bij jonge kinderen. Bij jonge kinderen die mishandeld worden zijn het vooral de moeders, terwijl bij adolescenten die mishandeld worden het vooral de vaders zijn die zich hieraan schuldig maken.

Er is een associatie tussen mishandeling en suicide of suicidepogingen bij adolescenten. Dit kan zowel optreden in de periode waarin de mishandeling optreedt, of een laat gevolg ervan zijn. Ook automutilatie wordt vaker gezien bij mishandelde en verwaarloosde kinderen dan bij kinderen voor wie deze omstandigheden niet gelden.

Onder mishandeling verstaan we niet alleen lichamelijke maar ook emotionele mishandeling. Voorbeelden van dit laatste zijn: chronisch denigreren, bedreigen, negeren, isoleren of afwijzen van het kind, extreem straffen, in de steek laten van het kind, of het kind veiligheid, slaap of voedsel onthouden als vorm van straf.

Mishandelende ouders zijn geneigd hun agressieve handelen verborgen te houden, terwijl mishandelde kinderen geneigd zijn vanuit hun afhankelijkheidspositie niet gauw te vertellen wat er gebeurd is. Van grote waarde kunnen dan ook de observaties van de leerkracht zijn eventueel in combinatie met de schoolarts. Een aantal omstandigheden doet het vermoeden op kindermishandeling sterk stijgen (Mrazek & Mrazek, 1985), onder andere:

- de directe mededeling van het kind of een getuige dat het trauma door de ouders werd toegebracht;
- een onduidelijk verhaal over de toedracht van het gebeurde;
- een verhaal waarin een broertje of zusje het letsel heeft toegebracht;
- een lange periode tussen het tijdstip van ongeval tot het zoeken van hulp;
- het laten brengen van het kind voor medische hulp door een ander dan de ouders;
- de aard en localisatie van het letsel.

Naast lichamelijke symptomen (waarop hier niet nader wordt ingegaan), kunnen mishandelde kinderen een veelheid van gedragsproblemen en emotionele problemen vertonen (zie Tabel 20.1).

Vóórkomen

De enorme toename, de laatste jaren, van het aantal meldingen bij deze bureaus is waarschijnlijk het gevolg van de grotere aandacht voor het probleem kindermishandeling, aangezien er aanwijzingen zijn dat geweld naar kinderen de tendens vertoont af te nemen (Wolfe & St. Pierre, 1989). In 1991 bedroeg het aantal meldingen 9.807 (versus 3.883 in 1985) op een totale populatie van 3.786.000 nul t/m negentien jarigen binnen de werkgebieden van de bureaus. Van het totaal aantal meldingen had 2.157 betrekking op lichamelijke mishandeling. De jaarincidentie van in 1991 gemelde mishandelde kinderen bedraagt dus 0,6 per 1000. Dit is waarschijnlijk een forse onderschatting van het totaal aantal lichamelijk mishandelde kinderen. Geschat wordt dat de jaarincidentie van lichamelijke mishandeling van kinderen in de Verenigde Staten 5,7 per 1000 kinderen bedraagt (Kaplan, 1991).

Tabel 20.1 Symptomen behorend bij Verwaarlozing en/of Mishandeling

Jonge kinderen

- achterstand in de groei ('failure to thrive' of psychosociale dwerggroei)
- vermoeidheid, lusteloosheid
- slechte lichamelijke verzorging (slechte hygiëne, verwaarloosde ontstekingen)
- ernstige voedingsproblemen, veel spugen
- frequent huilen
- achterstand in de motorische ontwikkeling
- vermijden van het aankijken van de verzorger(s)
- niet lachen of het tonen van een apathische blik
- het tonen van schrik of afweerreacties bij toenadering
- zich stijf houden en afweren bij opgepakt worden

Kleuters en oudere kinderen

- achterstand in groei, motorische en cognitieve ontwikkeling, met name taal/spraakontwikkeling
- contactstoornissen variërend van teruggetrokken gedrag tot allemansvriendjesgedrag en een onvermogen zich te binden
- hyperalertheid
- het niet durven pakken of exploreren van voorwerpen, bijvoorbeeld van een tafel in de spreekkamer
- niet goed tot spel kunnen komen
- schrikreacties bij stemverheffing waarbij vaak het kind overstuur raakt
- angstige, nerveuze, schrikachtige grondhouding
- hyperkinetisch, chaotisch gedrag
- schoolverzuim
- leer- en concentratiestoornissen
- wegloopreacties
- slechte lichamelijke gezondheid
- sociaal onaangepast, agressief gedrag
- stoornissen in de gewetensontwikkeling
- stoornissen in de frustratietolerantie
- ouwelijk en pseudovolwassen manier van doen

Etiologie

Belsky (1989) beschrijft een model waarin kindermishandeling gezien wordt als de resultante van de interacties tussen kwetsbaarheden van ouders en kind, sociale stressfactoren en factoren die typisch zijn voor een bepaalde ontwikkelingsfase, zoals opstandig en heftig gedrag in de adolescentie. Tabel 20.2 geeft een overzicht van factoren die mogelijk mishandeling (en de hiermee vaak maar niet altijd samenhangende verwaarlozing) bevorderen.

Tabel 20.2 Factoren die Mishandeling en/of Verwaarlozing bevorderen

Ouders

- psychopathologie (impulsieve en agressieve persoonlijkheidsstoornis, depressie, psychose)
- gering intellect
- misbruik van alcohol of drugs
- verwaarlozing of mishandeling in eigen voorgeschiedenis
- jonge leeftijd
- lichamelijke ziekte of handicap

Kind

- premature kinderen
- kinderen met aangeboren defecten
- chronisch zieke kinderen
- kinderen met 'moeilijk temperament' en overprikkelbare kinderen
- zwakzinnige kinderen
- ongewenste kinderen
- tweelingen of meerlingen
- kinderen in een bepaalde ontwikkelingsfase

Psychosociale omstandigheden

- lage sociaal economische status (dit geldt voor ouders van jonge kinderen, *niet* voor ouders van adolescenten)
- gebrek aan sociale steun
- financiële zorgen en andere stressoren (woning, buurt, e.d.)
- sociale isolering en geringe sociale steun

Gezin

- grote gezinnen
- één-oudergezin
- slechte kwaliteit huwelijksrelatie
- gestoorde communicatiepatronen in het gezin (met name agressie als communicatiemiddel)

Mishandeling komt in alle sociaal economische klassen voor, hoewel de lagere sociaal economische klassen zijn oververtegenwoordigd bij ouders van jonge mishandelde kinderen. Ouders die mishandelen zijn vaak jong en hebben zelf nogal eens een voorgeschiedenis met verwaarlozing en mishandeling. Het betreft vaak geïsoleerde gezinnen. Ouders die overmatig alcohol of drugs gebruiken lopen een groter risico hun kinderen te mishandelen dan ouders die dit probleem niet hebben. Ditzelfde geldt voor ouders met een geringe intelligentie, ouders met psychiatrische stoornissen zoals depressie of een psychose, en voor impulsieve, antisociale en agressieve ouders. Een slechte huwelijksrelatie en een onvermogen van ouders om elkaar te steunen, predisponeren tot kindermishandeling. De indruk bestaat dat mishandelende ouders vaak sterke afhankelijkheidsbehoeften en -gevoelens koesteren waarvoor zij bijelkaar geen bevrediging kunnen vinden. Van het kind wordt dan vaak (onuitgesproken) verwacht dat het in deze behoeften van de ouders kan voorzien, hetgeen uiteraard niet mogelijk is met alle teleurstelling en boosheid van dien.

Tabel 20.2 geeft ook een aantal kindfactoren en psychosociale omstandigheden die het risico op mishandeling doen toenemen. Mishandeling vindt vaak plaats na escalatie van een reeks negatieve reacties. Langdurig bestaande tekorten aan zorg en vijandige uitvallen naar het kind resulteren vaak in overprikkelbaarheid, schrikachtigheid en agressiviteit van het kind. Dit kan weer slecht vallen bij een ouder die op een bepaald moment moe, gespannen, angstig of dronken is of reeds teleurgesteld en woedend om een andere gebeurtenis. De interacties van mishandelende ouders met hun kind worden nogal eens gekenmerkt door het interpreteren van leeftijdadequaat gedrag (bijvoorbeeld de schoentjes uittrappen of tegenstribbelen bij aankleden) als ondeugend en bewust tegen de ouders gericht.

Het 'Munchausen's syndrome by proxy'

Van het 'Munchausen's syndrome by proxy' is sprake wanneer ouders (vrijwel altijd moeders) een ziekte fingeren bij hun kind door het bedenken van een onjuiste anamnese, of door het zelf aanbrengen van symptomen. De term is afgeleid van het Munchausen syndroom zoals in de volwassenen psychiatrie gehanteerd wordt. Het gaat daarbij om patiënten die van het ene naar het andere ziekenhuis zwerven, en die naar aanleiding van dramatische, doch verzonnen, symptomen vaak onderworpen worden aan chirurgische ingrepen.

Bij het 'Munchausen syndrome by proxy' ('proxy' staat in het engels voor 'gevolmachtigde') is het de moeder en niet het kind zelf die de symptomen verzint. Het gaat meestal om jonge kinderen (baby's en peuters). Voorbeelden van een onjuiste anamnese zijn het doen voorkomen dat een kind epileptische aanvallen heeft of aanvallen van duizeligheid. Voorbeelden van artificiëel geinduceerde symptomen zijn het doen van suiker of andere stoffen in de urine van het kind. Of, een moeder die zich in een vinger snijdt en zorgt dat er bloed in de mond van het kind komt. Een ander voorbeeld is een moeder die haar kind gedurende vele maanden grote hoeveelheden laxeermiddelen toediende, met als gevolg onbegrepen chronische diarree.

In verband met de klachten wordt er medische hulp ingeroepen. Het zal niet verbazen dat de artsen zich voor een raadsel geplaatst zien. Door de combinatie van alarmerende symptomen en negatieve bevindingen wordt verregaand technisch en vaak invasief onderzoek verricht. Deze ingrepen geven vaak iatrogene complicaties, hetgeen onnodig lijden voor het kind met zich meebrengt en zelfs kunnen kinderen hieraan overlijden.

Argwaan bij de arts kan gewekt worden wanneer blijkt dat de symptomen uitsluitend voorkomen in aanwezigheid van de moeder, die niet van haar kind zal wijken. Het zal dan ook niet eenvoudig zijn tijdens een ziekenhuisopname het kind te observeren in afwezigheid van de moeder.

Moeders hebben meestal een meer dan gemiddelde medische kennis, bijvoorbeeld door een geheel of gedeeltelijk gevolgde verpleegkundige opleiding. Zij hebben oppervlakkig gezien geen duidelijke psychiatrische stoornis en functioneren, met uitzondering van het geisoleerde gestoorde gedrag, normaal. De vaders zijn meestal geheel onwetend van de ernst van de situatie en zullen in eerste instantie de moeder steunen in haar vaak verontwaardigde of agressieve reactie van ontkenning indien geconfronteerd door de behandelend arts met de diagnose. Deze confrontatie dient overigens op een empathische, niet veroordelende, manier te gebeuren. Direct na het stellen van de diagnose dient hulp voor kind en ouders op gang gezet te worden. Afhankelijk van de hardheid van de diagnose en de houding van de moeder zal besloten moeten worden of het verantwoord is het kind aan de zorg van de moeder te blijven toevertrouwen.

De volgende kenmerken kunnen het vermoeden doen rijzen op het bestaan van deze vorm van kindermishandeling:

- het bestaan van een steeds terugkerende onverklaarbare ziekte;
- ernstige symptomen die niet passen bij een bestaand medisch syndroom;
- symptomen die niet passen bij de algemene gezondheidstoestand van het kind;
- symptomen die afwezig zijn bij afwezigheid van de moeder;
- een moeder die geen moment, ook niet na aandringen, wil wijken van de zijde van het kind;
- therapie-resistentie die onverklaarbaar is;
- ontbreken van adequate bezorgdheid over de symptomen van het kind.

Seksueel misbruik

Klinisch beeld

Seksueel misbruik kan aan het licht komen of vermoed worden door: (1) het rapporteren van seksueel misbruik door het kind zelf of een ander; (2) gedragsproblemen of leerproblemen; (3) lichamelijke symptomen (zoals vaginaal bloedverlies bij meisjes in de prepuberteit, venerische ziekten, traumata van de vagina, vulva, of hymen, recidiverende urineweginfecties, corpus alienum in de vagina, en andere, minder specifieke lichamelijke klachten).

De moeilijkheden bij de diagnostiek van seksueel misbruik en de voorbeelden van misdiagnostiek zoals dit het geval was bij de 'Bolderkar-affaire' en in 'Oude Pekela', heeft geresulteerd in het zoeken van diagnostische houvast van het lichamelijk onderzoek, in de hoop dat dit meer betrouwbare gegevens oplevert (Bilo & Stegeman, 1992). Echter, seksueel misbruik laat in veel gevallen geen eenduidige, bewijzende sporen na.

Seksueel misbruik is een traumatische ervaring voor het kind. Veel van de gedragsproblemen of emotionele problemen die seksueel misbruikte kinderen kunnen tonen zijn aspecifieke reacties zoals die ook kunnen optreden na stressvolle gebeurtenissen van geheel andere aard. De volgende, meer algemene reacties kunnen optreden: lichamelijke klachten zonder duidelijke medische oorzaak zoals recidiverende buikpijn, apathie, depressie, angsten, leer- en concentratiestoornissen, teruggetrokken gedrag, agressief gedrag en conversieverschijnselen.(Zie ook hoofdstuk 15 over de posttraumatische stressreactie).

De onderstaande reacties kunnen bij de diagnosticus het vermoeden doen rijzen dat er sprake is van seksueel misbruik, hoewel geen der symptomen bewijzend is:

- sterk geseksualiseerd spel, of door het kind gebezigde woorden;
- dwangmatig masturberen;
- premature seksuele interesses of activiteiten;
- van huis weglopen;
- suicidepogingen of automutilatie;
- prostitutie op jeugdige leeftijd.

Vaak wordt beschreven dat de seksuele relatie tussen de vader of vaderfiguur en het kind plaatsvindt in een sfeer binnen het gezin waarin de andere familieleden wel enig vermoeden hebben, doch het probleem sterk loochenen. Een vaak gehoord verwijt van meisjes aan hun moeder is dat zij de gewenste bescherming van moeder moesten ontberen, of dat de moeder op de verhalen van haar dochter met ongeloof reageerde. In enkele gevallen blijkt er een geheel netwerk te bestaan binnen een familie, waarin seksueel misbruik gedoogd wordt en meisjes door verschillende familieleden seksueel misbruikt worden.

Gezinnen waarin seksueel misbruik voorkomt worden vaak beschreven als sociaal geïsoleerde gezinnen met ouders die psychopathologie kunnen vertonen, zoals: alcoholisme, antisociale en paranoide persoonlijkheidsstoornissen, mentale retardatie en dependente persoonlijkheden. Ouders hebben de neiging zich voor hun eigen behoeftebevrediging te wenden tot de kinderen in plaats van tot elkaar. Soms vindt er een rolomkering plaats en neemt de dochter een pseudovolwassen houding aan of neemt de verzorgende rol van moeder aan. Veel vaders die een incestrelatie met een dochter onderhouden worden beschreven als dominant en tyranniek. Zij onderhouden hun dominante rol binnen een rigide, patriarchaal gezinssysteem door macht en soms geweld. Dit geldt echter niet voor alle vaders die een incestrelatie onderhouden.

Vóórkomen

Definities van seksueel misbruik van kinderen kunnen enorm variëren en omvatten gedragingen als het zacht aanraken van de genitaliën van het kind tot en met geweldadige verkrachting. Door de verschillen in definiëring en het grote 'dark number' (niet gemelde gevallen) is het bijzonder moeilijk een schatting te geven over de omvang van het probleem.

In een Nederlands prevalentie-onderzoek onder een grote groep volwassen vrouwen werd op basis van retrospectieve informatie gevonden dat bij 16 % sprake was van seksueel misbruik voor hun 16e jaar door verwanten (Draijer, 1988). Draijer sprak van seksueel misbruik in haar onderzoek wanneer er sprake was van seksueel contact tegen de zin van het meisje, of wanneer het meisje deze contacten-als gevolg van emotionele druk, vanzelfsprekend overwicht of dwang van de dader- niet kon weigeren.

De aard en de ernst van de ervaringen liepen echter sterk uiteen. Seksueel misbruik door niet-verwanten werd gerapporteerd door 24%. Een aantal vrouwen zou misbruikt zijn zowel door verwanten als door niet-verwanten. Het percentage vrouwen dat één of meerdere malen werd misbruikt voor het 16e jaar was 34%.

Seksueel misbruik werd gepleegd door: vaders of vaderfiguren, zoals stief-, pleegvader of vriend van moeder (19%), ooms (25%), broers (25%), grootvaders (9%), neven (9%), zwagers (5%), en huisgenoten of andere verwanten (8%).

Eenderde van de misbruikervaringen was eenmalig, terwijl deze ervaringen bij tweederde een gemiddelde duur van bijna 4 jaar had.

Niet duidelijk is uit het onderzoek hoe betrouwbaar de herinneringen van de ondervraagde vrouwen waren. De aard van de seksuele handelingen betrof in 40 % van de gevallen gedwongen penetratie of pogingen daartoe. Bijna de helft van de meisjes bij wie dit het geval was, bleek jonger dan 12 jaar.

Seksueel misbruik van jongens komt beduidend minder vaak voor dan van meisjes. Geschat wordt dat 1,5% van de jongens ooit seksueel misbruikt is (Draijer, 1985).

Lange termijn effecten

Het tot nu toe beschreven klinisch beeld is het gevolg van de effecten op korte termijn van het seksuele misbruik. Dit is uiteraard relevant omdat het kind lijdt gedurende de fase van misbruik zelf. Uit de behandeling van volwassenen en adolescenten blijkt dat seksueel misbruik zijn sporen over veel langere tijd nalaat. Beitchman e.a. (1992) geven een overzicht van de lange termijn gevolgen bij vrouwen. Deze zijn:

- seksuele functiestoornissen;
- homoseksuele contacten in de adolescentie en op volwassen leeftijd;
- angsten gerelateerd aan ervaringen van overweldiging en bedreiging gedurende het misbruik;
- depressie en andere psychiatrische stoornissen, zoals dissociatieve stoornissen;
- revictimisering (het fenomeen dat slachtoffers van seksueel misbruik later significant vaker het slachtoffer blijken van mishandeling, verkrachting of poging tot verkrachting);
- suicidale gedachten en suicidaal gedrag.

De gevolgen zijn ernstiger wanneer het misbruik langer heeft bestaan, met geweld of dreiging gepaard ging, er sprake van penetratie was en wanneer de vader of stiefvader de pleger was.

Mannen die als kind of jeugdige seksueel misbruikt zijn vertonen significant vaker seksuele functiestoornissen dan niet-misbruikte mannen.

Diagnostiek

De meeste gevallen van seksueel misbruik door verwanten worden niet gemeld en blijven onontdekt (Draijer, 1988). Dit heeft te maken met het feit dat het kind in een loyaliteitsconflict naar de vader of vaderfiguur gevangen zit. Nog kwalijker is het wanneer het kind gedreigd wordt met wraakacties of schuld indien het over het gebeuren zal praten.

Bij de diagnostiek dient duidelijk onderscheid gemaakt te worden tussen de rol van diagnosticus als toekomstig hulpverlener en die van getuige-deskundige die bewijsmateriaal moet verzamelen. In alle gevallen is het van belang dat een ervaren diagnosticus de gesprekken met het kind zal voeren zonder hierbij onder tijdsdruk te moeten werken. Onjuiste gesprekstechniek, vooral wanneer er suggestieve vragen gesteld worden, kan niet alleen de gegevens uit het betreffende gespekscontact met het kind waardeloos maken, doch ook de gegevens van eventuele vervolggesprekken met het kind over het eventuele gebeuren. In vrijwel alle gevallen waar er verdenking is op seksueel misbruik, terecht of ten onrechte, bewezen of niet-bewezen, is er een situatie waarin het kind en het gezin hulp behoeven. Een te agressieve, confronterende, of afkeurende houding kan ouders kopschuw maken met als gevolg dat zij zich aan verdere zorg onttrekken. Anderzijds dient in gevallen waarin het kind ernstig bedreigd is niet geschroomd te worden en zal ingrijpen noodzakelijk zijn.

De volgende aspecten kunnen bij de diagnostiek van seksueel misbruik van belang zijn:

- Het is van belang dat degene die de gesprekken met het kind voert hiermee ervaring heeft en voldoende kennis bezit van de cognitieve en emotionele ontwikkeling van kinderen.
- De deskundige die de gesprekken met het kind voert moet voldoende tijd hebben om een vertrouwensband met het kind op te bouwen. Het kan schadelijk zijn om in dergelijke gevallen onder te grote tijdsdruk te moeten werken.
- Deskundigen zouden zo snel mogelijk ingeschakeld moeten kunnen worden. Om het probleem van suggestie door herhaalde vraaggesprekken met het kind zoveel mogelijk te voorkomen zou er in een vroeg stadium een video-opname van één of meerdere gesprekken gemaakt moeten worden.
- Alvorens met het kind gesproken wordt, is het goed om van de ouder(s) te weten welke benamingen in het gezin gehanteerd worden voor genitalia en andere seksuele aangelegenheden.
- Het is belangrijk zoveel mogelijk informatie van anderen over het voorval of over het gedrag van het kind in zijn algemeenheid te verkrijgen. Dit om eventuele inconsistenties op te sporen.
- Soms is het belangrijk het gedrag van het kind te observeren in aanwezigheid van de ouders, vooral ook de ouder die de mogelijke pleger is.
- Bij evaluatie van jonge kinderen is het belangrijk om ook indirecte technieken te gebruiken, zoals spel en tekenen. Tot op heden is het gebruik van 'anatomisch correcte poppen' bij de diagnostiek van seksueel misbruik controversieel (Yates & Terr, 1988a,b). Het is van belang dat dit materiaal niet opgedrongen wordt en de onderzoeker voldoende geduld en tijd heeft om het kind zelf onderwerpen van spel of gesprek te laten kiezen. Er moet echter ruime ervaring in het omgaan met kinderen zijn om goed te kunnen beoordelen wanneer meer gestructureerde vragen gesteld moeten worden. Van belang is of het kind spontaan met seksueel getint materiaal komt dat 'leeftijdsadequaat' is of juist het ontwikkelingsniveau te boven gaat. Dit kan zowel verbaal, in spel, als in het gedrag geuit worden.

- De onderzoeker moet alert zijn in hoeverre de affecten passen bij de inhoud van het materiaal en in hoeverre het kind details over het gebeuren naar voren kan brengen. Jonge kinderen kunnen zich soms ogenschijnlijk triviale details herinneren, vooral wat betreft visuele waarnemingen.

Beleid

Mishandeling en verwaarlozing

Het beleid bij mishandeling en verwaarlozing zal afhangen van de ernst ervan, de ingeschatte recidiefkans, de hulpvraag en de medewerking van de ouders. Bij ernstige mishandeling en een grote recidiefkans waarbij het leven van het kind groot gevaar loopt, moet onmiddellijk ingegrepen worden, zonodig met een juridische maatregel. Het kan echter ook voorkomen dat een gezin tijdelijk onder stress staat, en dat ouders zelf om hulp komen met de mededeling dat 'het zo niet langer kan', of dat ze bang zijn dat er anders 'ongelukken zullen gebeuren'. Het is van belang dat er met de ouders open over de situatie gesproken kan worden. Zonodig dient crisisinterventie plaats te vinden, bijvoorbeeld door een jong kind als noodmaatregel met een sociale indicatie in een kinderziekenhuis, of op een kinderafdeling van een ziekenhuis, op te nemen.

Uiteraard is het moeilijker wanneer de ouders niet zelf om hulp komen, terwijl het vermoeden bestaat dat het kind mishandeld wordt. Bij vermoeden op kindermishandeling is het van belang dat zoveel mogelijk gegevens verzameld worden die min of meer bewijzend zijn voor mishandeling.

De behandelend arts kan de vertrouwensarts inschakelen. De behandelaar blijft echter de verantwoordelijkheid voor het beleid houden. Ingeschat moet worden hoe groot het gevaar is dat het kind loopt en in hoeverre acuut ingrijpen noodzakelijk is. De taak van de vertrouwensarts is: de registratie van kindermishandeling, het adviseren van artsen hoe te handelen in een bepaald geval, en het starten en eventueel coordineren van de hulpverlening. Steeds vaker worden multidisciplinaire besprekingen gevoerd waarbij de behandelend arts, de vertrouwensarts, de huisarts, vertegenwoordigers van hulpverleningsinstellingen en van de school, maar ook de wijkverpleegkundige betrokken zijn.

Na zorgvuldige diagnostiek dienen ouders op de hoogte gebracht te worden van de diagnose. Dit dient op een niet moraliserende manier te gebeuren. Het is van belang dat de ouders niet kopschuw gemaakt worden en dat er begrip getoond wordt voor de situatie waarin het gehele gezin verkeert. Anderzijds dient de behandelaar ondubbelzinnig duidelijk te maken dat hij of zij staat voor de veiligheid en het bevorderen van een optimale ontwikkeling van het kind.

Afhankelijk van de situatie zal besloten moeten worden of de Raad voor de Kinderbescherming, of eventueel zelfs de officier van justitie, op de hoogte gebracht moet worden. In mildere gevallen kan getracht worden met een ambulante behandeling een verbetering van de ouder-kind relatie te bewerkstelligen. Zo zijn er 'hometrainingsprojecten', een vorm van intensieve thuisbegeleiding, waarbij de hulpverlener daadwerkelijk voor een aantal uren per week in het gezin participeert (Vogelvang, 1992). Ook zijn er andere vormen van actieve thuishulp zoals gespecialiseerde gezinsverzorging en frequente thuisbezoeken van maatschappelijk werkenden. Met intensieve ambulante begeleiding wordt gepoogd een uithuisplaatsing van het kind te voorkomen.

Bij ernstige verwaarlozing of misbruik en/of bij een ernstig gestoorde ontwikkeling van het kind ten gevolge van de negatieve omgevingsinvloeden, zal residentiele behandeling, of plaatsing in een pleeggezin aangewezen zijn. Dagbehandeling, bijvoorbeeld op een Medisch Kleuterdagverblijf is een tussenvorm.

Seksueel misbruik

Het beleid bij seksueel misbruik van kinderen door verwanten wijkt niet in essentie af van dat bij andere vormen van kindermishandeling. Bij seksueel misbruik van een kind door een vreemde of een bekende buiten het gezin zullen de effecten van het beleid op het gezinsfunctioneren minder verstrekkend zijn. Indien de pleger de vader is of een vaderfiguur, zal het uiteenvallen van het gezin vaak, doch niet altijd, onafwendbaar zijn. Een beleid waarbij eerst een aantal gesprekken met de gezinsleden afzonderlijk, vervolgens met het gezin zonder de vader, en vervolgens met de vader erbij een gunstig resultaat kan hebben (Graham, 1991).

Bij de behandeling van misbruikte meisjes dient rekening gehouden te worden met een aantal aspecten dat hiervoor vrij specifiek is, onder andere: gevoelens van verraad door zowel vader als moeder; de (secundair traumatische) effecten van het lichamelijk onderzoek en medische behandeling; angst voor repercussies; eventuele schuldgevoelens en zich slecht en gestigmatiseerd voelen door het gebeuren, vooral als er ook plezier aan het seksuele contact is beleefd; de eerder genoemde rolomkering in het gezin en het uitageren van de traumatisch seksuele gebeurtenissen door seksueel gedrag dat prematuur optreedt.

Maatregelen van kinderbescherming

Ondanks de geboden hulp zal het regelmatig voorkomen dat de ouders zich hieraan onttrekken, dat er geen verandering in de zorgelijke situatie komt, of dat er sprake is van een levensbedreigende situatie voor het kind. De volgende maatregelen van kinderbescherming zijn dan mogelijk (van Montfoort, 1992):

Voorlopige toevertrouwing. In ernstige crisissituaties is het mogelijk via de officier van justitie (zelfs soms telefonisch) door middel van deze maatregel het kind direct en snel bescherming te bieden, bijvoorbeeld wanneer een mishandeld kind dat opgenomen is in een ziekenhuis gedreigd wordt meegenomen te worden door de ouders.

Ondertoezichtstelling (maximaal 1 jaar, verlenging mogelijk). Dit betekent dat er een gezinsvoogd wordt benoemd die regelmatig contact met het gezin onderhoudt en toeziet hoe het kind in het gezin functioneert. Deze maatregel wordt door de kinderrechter opgelegd. Ouders dienen de aanwijzingen van de gezinsvoogd op te volgen. De gezinsvoogd is verbonden aan een voogdijinstelling en rapporteert aan de kinderrechter.

Ontheffing of ontzetting uit de ouderlijke macht zijn maatregelen door de kinderrechter uitgesproken, waarbij definitief het ouderlijk gezag geheel aan de ouders wordt ontnomen en aan een ander (meestal een voogdij-instelling) wordt opgedragen. Deze maatregelen worden uiteraard alleen toegepast bij uitzichtloze situaties waarin er vrijwel niets meer van de ouders verwacht kan worden met betrekking tot de zorg en opvoeding van het kind.

Het beroepsgeheim

Een dilemma waar de arts zich voor geplaatst ziet bij kindermishandeling is het al dan niet doorbreken van het beroepsgeheim dat de arts heeft ten opzichte van de ouders van kinderen onder de 12 jaar als wettige vertegenwoordigers, of het kind zelf indien het kind 12 tot 16 jaar is.

Het zonder toestemming doorbreken van het beroepsgeheim kan strafbaar zijn. Echter, anderzijds kan het juist de plicht van de arts zijn de grenzen van het beroepsgeheim te overschrijden indien dit noodzakelijk is voor het welzijn van het kind. Er kan dus een conflict van plichten zijn, en iedere individuele arts zal dienen te beoordelen welke plicht er de overhand dient te nemen. Het persoonlijk inzicht van de arts en zijn opvattingen omtrent ethiek, moraal en samenleving zullen de weg naar de oplossing moeten wijzen (Doek, 1992).

De arts doet er verstandig aan wanneer er sprake is van (een vermoeden van) kindermishandeling, te overleggen met één of meerdere deskundigen, bijvoorbeeld de vertrouwensarts, of, indien snel handelen noodzakelijk is met de Raad voor de Kinderbescherming. Dit zal in eerste instantie het beste geanonimiseerd dienen te geschieden. Men moet bedenken dat zelfs overleg met de vertrouwensarts wanneer de patiënt niet geanonimiseerd wordt besproken, een schending van het beroepsgeheim betekent, tenzij de ouders toestemming hebben gegeven.

21 Psychiatrische aspecten van hersenaandoeningen

Inleiding

Een stoornis van de hersenfunctie ten gevolge van beschadiging of ziekte van de hersenen, kan stoornissen in de cognitieve functies of gedragsstoornissen veroorzaken.

Dit hoofdstuk gaat over de gevolgen van evidente neurologische hersenfunctiestoornissen voor het gedrag en de cognitieve functies van het kind. Psychiatrische stoornissen die het gevolg zijn van hersenaandoeningen, zoals sommige vormen van verstandelijke handicap en autisme, werden in eerdere hoofdstukken behandeld. In dit hoofdstuk komen de psychiatrische aspecten van epilepsie en van het hoofdtrauma aan de orde. Andere aandoeningen zoals het delirium, hersentumoren, infecties van het centrale zenuwstelsel, metabole stoornissen die van invloed zijn op de hersenfunctie en de gevolgen van intoxicatie door diverse middelen (zoals 'drugs', of lood), worden hier niet behandeld, aangezien dit ofwel zeer zeldzame aandoeningen zijn, ofwel door de ernst uitsluitend relevant zijn voor de specialistische ziekenhuisgeneeskunde en in mindere mate relevant voor de algemeen arts.

Epilepsie

Algemene kenmerken

Epilepsie is een aandoening gekenmerkt door plotselinge, terugkerende en voorbijgaande stoornissen in psychische functies of van lichaamsbewegingen ten gevolge van excessief ontladen van groepen hersencellen. Epilepsie begint in meerderheid van de gevallen op de kinderleeftijd of in de adolescentie: 75% begint voor het twintigste jaar, en hiervan begint ongeveer 50% in de eerste vijf levensjaren.

Er zijn diverse vormen van epilepsie. Allereerst kan er een onderscheid gemaakt worden naar oorzaak. Epilepsie kan een symptoom zijn in het kader van een primaire medische aandoening, bijvoorbeeld een afwijking van de bloedvaten in de hersenen, of een hersentumor. Meestal is er geen sprake van *symptomatische* epilepsie en kan er geen oorzaak aangetoond worden. We spreken dan van *idiopathische* epilepsie. Ten tweede is er een onderverdeling van epilepsie naar vorm. Hiervoor wordt verwezen naar de leerboeken neurologie.

Het voorkomen van epilepsie wordt geschat op 0,5%. De prognose is sterk afhankelijk van het type epilepsie. Grofweg kan gesteld worden dat eenderde van de kinderen met epilepsie volledig herstelt en aanvalsvrij is; eenderde functioneert goed tot redelijk en heeft een goede controle over de aanvallen met behulp van medicatie; en bij eenderde is er sprake van een ernstige handicap of van vroegtijdig overlijden (Kim, 1991). De niet te verwaarlozen risico's op ernstige gevolgen van epilepsie roepen bij veel ouders angst en bezorgdheid op.

Geassocieerde psychiatrische stoornissen

Het risico op een psychiatrische stoornis bij patiënten met epilepsie is groter dan dat bij individuen in de algemene bevolking. Tabel 21.1 geeft de prevalenties voor verschillende populaties weer.

Tabel 21.1 Het vóórkomen van psychiatrische stoornissen bij neurologische hersenaandoeningen bij 5- tot 14-jarigen in de algemene bevolking

Aard van de populatie	**Prevalentie (%)**
– Algemene bevolking	6,6
– Kinderen met chronisch lichamelijke handicap, uitgezonderd hersenaandoeningen	11,6
– Epilepsie	
totaal	34,3
idiopathisch	28,6
met aandoening van CZS	58,3
– CZS aandoening zonder epilepsie	37,5

Bron: Rutter, Tizard & Whitmore (1970)

Uit de tabel blijkt dat het risico op een psychiatrische stoornis groter is bij kinderen met epilepsie dan bij kinderen met andere chronische lichamelijke handicaps (uitgezonderd hersenaandoeningen) en even groot is als bij kinderen met hersenaandoeningen zonder epilepsie. De kans op psychiatrische complicaties is het grootst bij kinderen met een aantoonbare hersenafwijking in combinatie met epilepsie.

De aard van de psychiatrische stoornis. De aard van de psychiatrische stoornis geassocieerd met epilepsie is zeer divers. Vrijwel alle vormen van psychopathologie die kenmerkend zijn voor de kinderleeftijd en adolescentie, kunnen voorkomen. We noemen hier aandachtstekort/hyperactiviteit stoornis, agressieve gedragsstoornissen, depressie en autisme. Er zijn geen aanwijzingen voor het bestaan van een zogenaamde 'epileptische persoonlijkheid'. Er zijn wel aanwijzingen dat agressie en woede-aanvallen relatief veel voorkomen bij patiënten met epilepsie.

Etiologie van de geassocieerde psychiatrische stoornis

De vraag is waarom epileptische patiënten een grotere kans hebben op psychiatrische stoornissen. Diverse factoren kunnen hierin een rol spelen, te weten:

1 De aard van de epilepsie.
2 De aanwezigheid van hersenafwijkingen.
3 De antiepileptische medicatie.
4 Psychosociale invloeden bestaande uit de algemene gevolgen bij kind en gezin van de aanwezigheid van een chronische lichamelijke handicap en de invloeden vanuit het gezin en wijdere omgeving (familie, school, vriendjes/vriendinnetjes).
5 Het intelligentieniveau van het kind.
6 De leeftijd van het kind.

Aard van de epilepsie. Vooral bij temporaalkwabepilepsie zouden gedragsproblemen en emotionele problemen voorkomen, met name agressie en woede-uitbarstingen.

Aanwezigheid van hersenafwijkingen. De aanwezigheid van hersenafwijkingen vergroot de kans op gedragsstoornissen, onder andere automutilatie, apathie, oordeels- en kritiekstoornissen, stereotypieën, en contactstoornissen. De directe effecten van de hersenafwijking zijn vaak moeilijk te ontwarren van die van de vaak bijkomende verstandelijke handicap.

Antiepileptische medicatie. Antiepileptische medicatie is uiteraard noodzakelijk om de aanvallen te onderdrukken. Een groot probleem is echter dat de meeste antiepileptica negatieve effecten hebben op het gedrag en de cognitieve functies. Dit geldt met name voor de wat oudere antiepileptica zoals fenytoïne (Diphantoïne[R]) en fenobarbital, en in mindere mate voor de modernere preparaten carbamazepine (Tegretol[R]) en valproaat (Depakine[R]).

Van fenytoïne is bekend dat er cognitieve achteruitgang kan plaats vinden. Hetzelfde geldt voor fenobarbital, dat bij jonge kinderen na twee jaar toediening een achteruitgang van ruim acht IQ-punten liet zien (Farrell, e.a., 1990). Verder geeft fenobarbital gedragsproblemen als hyperactiviteit, slaapstoornissen, prikkelbaarheid en woede-aanvallen. Het nieuwere middel valproaat heeft eveneens ongewenste bijwerkingen zoals hyperactiviteit, prikkelbaarheid en stemmingslabiliteit. Van carbamazepine zijn weinig negatieve bijwerkingen op het terrein van gedrag en cognitie beschreven.

Uiteraard neemt de kans op ongewenste effecten toe bij hogere concentraties antiepileptica en bij toediening van meerdere middelen. Een probleem bij de inschatting van de ernst van de bijwerkingen is dat bij moeilijk te beïnvloeden epilepsie de bijwerkingen niet goed los te zien zijn van factoren die verantwoordelijk zijn voor de ernst van de epilepsie, zoals het begin van de epilepsie op jonge leeftijd en onderliggende organisch-cerebrale pathologie.

Psychosociale invloeden. De aanwezigheid van een chronische, in sommige gevallen zelfs letale, aandoening als epilepsie bij een kind oefent uiteraard een grote invloed uit op het kind zelf en de omgeving. Epileptische kinderen vertonen soms gedrag dat zij gemeen hebben met vele kinderen die een chronische aandoening hebben, zoals sterke afhankelijkheid, een gering zelfgevoel, regressief gedrag, problemen in de contacten met leeftijdgenoten en onderpresteren op school.

Ouders van epileptische kinderen zijn vaak overprotectief, hiermee de hierboven staande gedragingen uitlokkend. Overprotectief gedrag bij ouders wordt aangewakkerd door hun angst en onzekerheid. Anderzijds zijn er ook ouders die de ernst van de aandoening juist bagatelliseren. Het gevolg kan zijn dat ouders leefregels niet nakomen, dat zij niet voorkomen dat het kind te veel bloot staat aan prikkels (bijvoorbeeld slaaptekort) en opwinding die aanvallen kunnen uitlokken, of dat ouders zich niet voldoende aan de medicatieregels houden.

Broers en zusters van epileptische kinderen kunnen angst en schaamte vertonen voor de aandoening van hun broer of zus. Daarnaast zijn er de effecten van de aanwezigheid van een gehandicapt kind op het gezinsfunctioneren waar broers en zusters door benadeeld worden. Ook kan het gedrag van de epileptische patiënt, zoals woedeuitbarstingen, een directe invloed op broers en zusters uitoefenen.

Ten slotte spelen invloeden vanuit de wijdere omgeving een rol. Epileptische kinderen worden nogal eens gestigmatiseerd en gemeden door leeftijdgenoten. Ook reacties van de leerkracht, zoals vermijding of het stellen van te weinig eisen, kunnen een negatieve invloed uitoefenen.

Intellectuele functies. Het IQ van kinderen met ongecompliceerde, idiopathische epilepsie bevindt zich in de normale range. Kinderen met epilepsie ten gevolge van een aantoonbare organische hersenbeschadiging hebben daarentegen wel een grotere kans op een verstandelijke handicap. Ook is bekend dat de kans op epilepsie bij kinderen met een verstandelijke handicap toeneemt naarmate het IQ lager is. Zelfs bij kinderen met een ongecompliceerde epilepsie en een normaal IQ, is de kans op leerproblemen aanmerkelijk groter (Corbett & Trimble, 1984). Veel epileptische kinderen vertonen problemen met lezen, spellen en rekenen, vooral jongens en kinderen met linker temporaalkwabepilepsie (Kim, 1991). De vaak veronderstelde *afname* van de intellectuele capaciteiten van kinderen met epilepsie ten gevolge van de aanvallen, kan voor het merendeel van de kinderen met een ongecompliceerde epilepsie niet vastgesteld worden. Indien de epilepsie in het kader van een cerebraal-organisch lijden voorkomt, is de kans op achteruitgang wel groter, doch is waarschijnlijk eerder het gevolg van de onderliggende aandoening dan van de epilepsie.

Leeftijd. De leeftijd van het kind of de jeugdige speelt een rol bij het ontstaan van probleemgedrag. Epileptische aanvallen in het eerste levensjaar hebben een slechtere prognose met een grotere kans op neurologische schade en intellectuele stoornissen dan aanvallen die later ontstaan. Op de kleuterleeftijd zal overprotectie en inperking de ontwikkeling van autonomie, zo kenmerkend voor deze levensfase, belemmeren. Wellicht wordt hier al de basis gelegd voor latere leerproblemen. Daarnaast speelt de eerder genoemde stigmatisering steeds meer een rol naarmate het kind ouder wordt. Adolescenten kunnen lijden onder de beperkingen die de epilepsie met zich meebrengt. Experimenteergedrag dat bij de adolescentie past, zoals alcoholgebruik, late feesten, onregelmatig eten, opwindende en angst provocerende gebeurtenissen, kunnen bij de epileptische patiënt aanvallen luxeren. Bovendien kan de wens van de adolescent om zelfstandig en vrij te zijn tot gevolg hebben dat de medicatie niet of onregelmatig wordt ingenomen.

Differentiaaldiagnose

Epilepsie moet worden onderscheiden van:
1 Pseudo-epileptische aanvallen als conversieverschijnsel (zie hoofdstuk 16).
2 'Breath holding spells' (zie hoofdstuk 16).
3 Syncope ('flauw vallen').
4 Narcolepsie (zie hoofdstuk 10).
5 Andere neurologische en algemeen medische aandoeningen, zoals aanvallen van duizeligheid of hypoglycemie.

Behandeling en beleid

Uiteraard is de behandeling van epilepsie het terrein van de neuroloog. Met dit hoofdstuk is getracht duidelijk te maken dat problemen in het functioneren van het epileptische kind of de jeugdige meer omvatten dan alleen de aanvallen. Dit betekent niet dat iedere epileptische patiënt verwezen zou moeten worden naar de psychiater. Echter, het is wel van belang rekening te houden met de mogelijkheid dat de epilepsie en/of de antiepileptische medicatie gevolgen kan hebben voor het gedrag of de cognitieve functies van het kind, evenals voor het gezinsfunctioneren en het functioneren op school. Voorlichting en eventueel begeleiding van ouder, kind of school kan secundaire problemen gunstig beïnvloeden of voorkomen.

Hoofdtrauma

Trauma van het hoofd in diverse graden van ernst, komt bij kinderen frequent voor. Gedragsproblemen, emotionele problemen en cognitieve stoornissen kunnen het gevolg zijn van hersenletsel als resultaat van het trauma.

Licht hersenletsel

Dat ernstig hersenletsel latere gevolgen voor gedrag en cognitie heeft, zal niemand verbazen. Doch ook een gering schedeltrauma kan psychologische gevolgen hebben, bijvoorbeeld in de vorm van het *posttraumatisch syndroom* (Sanders-Woudstra, 1993). De symptomen zijn onder andere: hoofdpijn, duizeligheid, vermoeidheid, verminderd concentratievermogen, geheugenstoornissen, prikkelbaarheid, angst, slaapstoornissen, emotionele labiliteit, hypochondere gedachten, en overgevoeligheid voor geluid en licht. Deze klachten kunnen direct na het schedeltrauma optreden, of ontstaan als er weer eisen aan het kind gesteld worden, zoals het weer naar school gaan. Het posttraumatisch syndroom kan aanwezig zijn, ook al kunnen er geen neurologische of cognitieve afwijkingen vastgesteld worden.

Door het gebruik van moderne beeldvormende technieken zoals CT en MRI scanning, is echter gebleken dat lichte traumata van het hoofd, resulterend in een bewustzijnsverlies van 20 minuten of minder, toch afwijkingen in de hersenen kunnen veroorzaken (Levin, e.a., 1987, aangehaald in Birmaher & Williams,

1991). Het is moeilijk te achterhalen of posttraumatische symptomen bij afwezigheid van aantoonbare neurologische schade het gevolg zijn van (1) lichte hersenafwijkingen; (2) de nonspecifieke gevolgen van de ziekenhuisopname die vaak op het trauma volgt, of (3) de ziektewinst ten gevolge van de 'voordelen' van het ziek zijn.

Bij afwezigheid van evidente neurologische schade is het van belang dat ouders en kind of jeugdige steunende begeleiding wordt aangeboden, waarbij stapje voor stapje gezond gedrag wordt gestimuleerd, maar niet geforceerd. Ziektewinst wordt niet voorkomen door grote druk uit te oefenen om weer aan de normale eisen te kunnen voldoen, of door te zeggen dat er geen lichamelijke afwijkingen meer zijn, maar door steunend, bemoedigend en geruststellend op te treden. Anderzijds is het van belang ouders erop te wijzen dat overprotectie het herstel van het kind ongunstig beïnvloedt.

Ernstig hersenletsel

Naar mate het trauma ernstiger is en de periode van bewustzijnsverlies langer, neemt ook de kans op latere gevolgen voor gedrag en intellectueel functioneren toe. Een veel geciteerd en methodologisch goed verricht onderzoek naar de gevolgen van hersenletsel, is dat van Rutter en medewerkers (Rutter, Chadwick & Shaffer, 1984), die onderzoek deden bij 5- tot 14-jarigen die een hoofdtrauma hadden opgelopen. Als maat voor de ernst van het letsel hanteerden zij de *posttraumatische amnesie (PTA).* Na een schedeltrauma kan er een fase optreden van diep bewustzijnsverlies (coma). De terugkeer van het bewustzijn gebeurt uiteraard niet van het ene op het andere moment, maar neemt enige tijd in beslag. Er is dan ook een fase waarin de patiënt wel aanspreekbaar is, maar nog niet goed in staat om zich recente, dagelijkse gebeurtenissen te herinneren. De periode van PTA is het tijdsinterval tussen het trauma en het moment waarop het geheugen voor dagelijkse gebeurtenissen ongestoord is.

Cognitieve functies. Hersenletsel veroorzaakt stoornissen in de cognitieve functies. Zo is het intellectueel functioneren het sterkst gestoord in de periode direct na het trauma. Verbetering van het intellectueel functioneren gaat geleidelijk. De grootste verbetering treedt de eerste zes maanden op, maar kan, vooral bij ernstige traumata, tot twee jaar na het letsel doorgaan. Een PTA langer dan drie weken bleek geassocieerd met een blijvend intellectueel defect, terwijl een PTA van minder dan twee weken over het algemeen geen blijvende intellectuele schade had achtergelaten. De visueel-ruimtelijke functies blijken sterker aangetast te worden bij een ernstig trauma dan de verbale functies. Problemen met ruimtelijk inzicht komen iets vaker voor bij rechtszijdige hersenletsels, terwijl problemen met de verbale functies eerder bij linkszijdige lesies voorkomen.

Psychiatrische stoornissen. Psychiatrische stoornissen bleken beduidend vaker voor te komen bij kinderen met een hersenletsel dan bij kinderen die een lichamelijk letsel hadden opgelopen zonder dat het hoofd daarbij betrokken was, zoals kinderen met letsels aan armen of benen die hiervoor in het ziekenhuis opgenomen werden. Er leek dus een oorzakelijk verband tussen hersenletsel en psychiatrische stoornis te bestaan, los van het nonspecifieke effect van een ziekenhuisopname en de stress van het meemaken van een ongeval.

Een PTA tot 7 dagen was niet geassocieerd met latere psychiatrische stoornissen, terwijl een PTA langer dan 7 dagen in veel gevallen gevolgd werd door psychiatrische stoornissen.

Wat betreft de aard, werd een veelheid van psychiatrische stoornissen gezien. Specifiek voor een hersenletsel is de *sociale ontremdheid.* Dit beeld bestaat uit kritiekloosheid in het zich uiten zonder rekening te houden met sociale regels, het stellen van vragen die anderen in verlegenheid brengen, het maken van ongepaste, te persoonlijke opmerkingen, of het zich uitkleden in sociaal onaanvaardbare situaties. Daarnaast kunnen voorkomen: vergeetachtigheid, overmatige spraakzaamheid, impulsiviteit en achteloosheid met betrekking tot persoonlijke hygiëne en kleding.

De sociale ontremdheid is het sterkst in de periode direct na het trauma en neemt daarna geleidelijk af. De andere psychiatrische stoornissen zoals ten gevolge van het trauma hebben echter de neiging te blijven bestaan.

Beleid. Het beleid bij ernstig trauma wijkt niet principieel af van dat bij lichte traumata, hoewel de ernstiger gevolgen om actievere beïnvloeding van diverse functies vraagt, bijvoorbeeld door middel van logopedie, of 'remedial teaching'.

22 Psychosen in de adolescentie

Inleiding

Ernstige stoornissen van het denken en de perceptie, de psychosen, maken een belangrijk deel uit van de stoornissen die voorkomen bij volwassen psychiatrische patiënten. De meest ernstige functionele stoornis die op de volwassen leeftijd kan voorkomen, schizofrenie, begint zelden voor het dertiende jaar (Asarnow, e.a., 1991; Werry & McClellan, 1992; Werry, McClellan & Chard, 1991), maar komt in de adolescentie frequenter voor naarmate de leeftijd toeneemt. De leeftijdsfase waarin het risico op eerste verschijnselen van schizofrenie het grootst is, is de adolescentie en jong-volwassenheid (Lewine, 1991). Ongeveer driekwart van de gevallen begint in de leeftijdsgroep van 16 tot 25 jaar (Slooff, 1988).

Andere ernstige stoornissen die naar mate de leeftijd in de adolescentie toeneemt frequenter voorkomen en die binnen het aandachtsgebied van de volwassenenpsychiatrie vallen, zijn de aan schizofrenie verwante psychosen zoals de schizofreniforme stoornis, de kortdurende psychotische stoornis (deze worden in dit hoofdstuk kort besproken), de (bipolaire) stemmingsstoornis (zie hoofdstuk 14), en de schizoaffectieve stoornissen. Aangezien schizofrenie in ieder leerboek over volwassenenpsychiatrie uitgebreid behandeld wordt, zal deze stoornis hier summier besproken worden, met het accent op het voorkomen ervan in de adolescentie.

Schizofrenie

Klinisch beeld

In de loop der jaren is het schizofrenieconcept aan veranderingen onderhevig geweest. Kern van de aandoening is een ernstige verstoring van denken, waarneming, gedrag of persoonlijkheid bij een helder bewustzijn. Het denken is gestoord naar vorm (incoherent of onsamenhangend denken) en naar inhoud (wanen). De formele denkstoornis wordt gekenmerkt door een verlies van samenhang en een verlies van betekenisinhoud, zoals vaag of wijdlopig taalgebruik, of spraakarmoede. Wanen die kunnen voorkomen zijn onder andere: de waan dat de patiënt afgeluisterd wordt; de waan dat de gedachten door een vreemde, van buiten komende macht worden beïnvloed; de waan dat de eigen bewegingen door een van buiten komende macht worden bestuurd, enzovoorts. Verder komen hallucinaties voor, met name auditieve hallucinaties, zoals een stem die voortdurend commentaar levert op het gedrag of de gedachten, of twee of meer stemmen die gelijktijdig praten. Visuele hallucinaties zijn zeldzamer bij schizofrenie.

De laatste jaren hebben auteurs de nadruk gelegd op het onderscheid tussen positieve symptomen (zoals de reeds genoemde hallucinaties en wanen) en negatieve symptomen. Voorbeelden van negatieve symptomen zijn (Bosch, e.a., 1988): affectieve vervlakking; gedachten- en spraakarmoede; apathie; interesseverlies; anhedonie (onvermogen plezier te beleven); het zich terugtrekken uit sociale contacten, en aandachtsstoornissen.

De DSM-IV criteria staan in Tabel 22.1 verkort weergegeven.

Tabel 22.1 Diagnostische criteria (verkort) voor Schizofrenie (DSM-IV)

A. Kenmerkende symptomen. Ten minste twee van de volgende, elk aanwezig gedurende een aanzienlijk deel van de tijd gedurende één maand:

(1) wanen
(2) hallucinaties
(3) gedesorganiseerde spraak (incoherentie)
(4) ernstig gedesorganiseerd of katatoon gedrag
(5) negatieve symptomen

B. Sociaal disfunctioneren, of disfunctioneren op het gebied van werk. Voor een aanzienlijk deel van de tijd is één of meer belangrijke gebieden van functioneren zoals werk, interpersoonlijke relaties of zelfverzorging beduidend beneden het niveau van oorspronkelijk functioneren (of wanneer het begin op de kinderleeftijd of in de adolescentie optreedt, het niet bereiken van het verwachte niveau van functioneren op het gebied van interpersoonlijke relaties, de school, of arbeid).

C. Duur. De symptomen zijn tenminste zes maanden aanhoudend aanwezig.

De DSM-IV onderscheidt een aantal beloopsvormen. Een schizofrene psychotische episode kan gevolgd worden door een symptoomvrije periode die in lengte kan variëren, door een periode tussen psychotische episodes waarin negatieve symptomen aanwezig zijn of zelfs kunnen verergeren, en ten slotte kunnen de symptomen continu aanblijven zonder enige verbetering. Een moeilijkheid bij de classificatie naar beloop bij een eerste schizofrene psychose in de adolescentie is uiteraard dat we nog niet weten of we te maken hebben met een eenmalige psychotische episode danwel of er recidieven te verwachten zijn en met welke frequentie deze zullen optreden.

Naast de classificatie naar beloop is er ook een classificatie naar subtype. Onderscheiden worden: (1) de *gedesorganiseerde vorm*, vroeger ook wel hebefrenie genoemd, gekenmerkt door ernstige formele denkstoornissen en gedesorganiseerd gedrag zoals oninvoelbaar grimasseren of lachen, en affectvlakheid; (2) de *katatone vorm*, gekenmerkt door beweginglooshed of het volharden in ongewone lichaamshoudingen, overmatige, doelloze motorische activiteit, extreem negativisme, en vreemde stereotype bewegingen en maniërismen; en (3) de *paranoïde vorm*, gekenmerkt door preoccupaties met een of meer wanen of frequent voorkomende auditieve hallucinaties zonder incoherentie, gedesorganiseerd gedrag, affectvlakheid, of katatonie. Deze laatste vorm, de paranoïde schizofrenie, is zeldzaam in de adolescentie volgens de meeste auteurs, hoewel sommigen het tegendeel aantonen (Apter, e.a., 1991).

Vóórkomen

De puntprevalentie van schizofrenie in Europa ligt tussen de 2,5 en 5,3 per 1000. De incidentie wordt geschat op 0,2 tot 0,3 per 1000 per jaar. De 'lifetime' prevalentie wordt geschat op 1% (!).

De eerste verschijnselen van de aandoening (meestal tussen het vijftiende en dertigste jaar) treden bij mannen ongeveer twee jaar eerder op dan bij vrouwen. De aandoening is voor de puberteit zeer zeldzaam. Patiënten in ontwikkelingslanden hebben kortere episodes van 'ziek' zijn en functioneren beter dan patiënten in geïndustrialiseerde landen (Linszen, 1993). Deze verschillen zijn mogelijk toe te schrijven aan socioculturele invloeden.

Etiologie

Teneinde het ontstaan en het beloop van schizofrenie te bestuderen, kunnen we het zogenaamde vulnerabiliteit-stress model hanteren. In dit model kan een aantal factoren opgenomen worden, onder andere (Linszen, 1993; Nuechterlein, e.a., 1992): genetisch bepaalde vulnerabiliteit; stressoren zoals negatieve attitudes van de omgeving naar de patiënt, life events, druggebruik, enzovoorts; protectieve factoren zoals steun vanuit het gezin of wijdere omgeving, adequate strategieën om met problemen om te gaan (zogenaamde 'coping' strategieën), enzovoorts. Schizofrenie kan in zo'n model gezien worden als een vulnerabiliteit die ofwel latent blijft, ofwel zich onder invloed van de nodige stress manifesteert in de vorm van een psychotische episode.

Diverse familie-, tweeling- en adoptie-onderzoeken bevestigen elkaar in de conclusie dat er een duidelijke genetische component betrokken is bij het ontstaan van schizofrenie. Het risico bij eerstegraads verwanten van een schizofreniepatiënt (broer/zuster of ouder) om ook schizofrenie te krijgen is ten hoogste 10% (Anders, 1988). Deze gegevens variëren enigszins over de diverse onderzoeken door de toepassing van verschillende diagnostische criteria. Van belang is om te signaleren dat zelfs bij monozygote (MZ) tweelingen (die dus 100% van het genetisch materiaal gemeen hebben) van wie er een schizofrenie heeft, de ander niet in alle gevallen deze aandoening ook heeft. De concordantie voor MZ tweelingen is ongeveer vier maal zo groot als die voor dizygote (DZ) tweelingen. De concordantie voor MZ tweelingen varieert tussen de 30 en 45%. Hieruit volgt dat niet alleen genetische factoren bepalend zijn of iemand die genetisch belast is met schizofrenie deze aandoening ook werkelijk zal ontwikkelen. Het lijkt dan ook van belang om kennis te hebben van omgevingsfactoren (zowel biologisch als psychosociaal), die van invloed zijn op een ongunstig danwel gunstig beloop.

Ook is het belangrijk te weten welke factoren een aanwijzing vormen dat een individu een grote kans heeft om schizofrenie te ontwikkelen en dus vulnerabel is.

Een genetische 'marker' om vulnerabele individuen te traceren is tot nu toe nog niet gevonden. Een andere methode is na te gaan welke kenmerken kinderen hebben die later schizofrenie ontwikkelen. Onderzoeken naar voorlopers van schizofrenie, verricht bij zogenaamde 'high-risk' kinderen (kinderen van een schizofrene ouder), leverden echter nog geen eenduidige resultaten op. Sommige auteurs vonden dat er aanwijzingen zijn dat aandachtsproblemen bij kinderen van schizofrene ouders een vulnerabiliteitsfactor zijn (Harvey, 1991; Winters, Cornblatt & Erlenmeyer-Kimling, 1991). Een probleem bij deze bevindingen is echter dat er vele kinderen zijn met aandachtsstoornissen die later geen schizofrenie ontwikkelen. Toch lijkt onderzoek naar de aandacht en andere cognitieve functies van 'high-risk' kinderen van belang om meer specifieke disfuncties op het spoor te komen die met het ontwikkelen van schizofrenie te maken hebben.

Ook heeft men gezocht naar biologische kenmerken die wellicht al in een stadium voordat de schizofrenie zich manifesteert, te traceren zijn. Hoewel er aanwijzingen zijn dat er neuro-anatomische afwijkingen (zoals afwijkingen in het limbisch systeem, of de prefrontale cortex) en afwijkingen in de neurotransmitterwerking (zoals de werking van de monoaminesystemen of neuropeptiden) betrokken zijn bij schizofrenie, zijn er geen diagnostische onderzoeken die een maat voor de vulnerabiliteit zijn.

Samengevat kunnen we aannemen dat er genetisch bepaalde vulnerabiliteitsfactoren bestaan die per individu variëren. Of een vulnerabel kind later ook werkelijk schizofrenie zal ontwikkelen, is afhankelijk van de aanwezigheid van het aantal protectieve factoren en stressoren. Ook deze factoren zouden te onderzoeken zijn aan 'high-risk' kinderen. Om dit te kunnen doen moeten we enig idee hebben waarnaar gezocht moet worden. Dit zou kunnen aan de hand van kennis over factoren die het beloop beïnvloeden, nadat de schizofrenie zich gemanifesteerd heeft.

Linszen (1993) heeft onderzoek gedaan naar factoren die de recidiefkans op een psychose beïnvloeden bij jonge schizofrene patiënten die tijdens hun eerste psychotische episode opgenomen werden. Er zijn namelijk aanwijzingen dat het affectieve klimaat in het gezin waarin een schizofrene patiënt na opname terugkeert van invloed is op het verdere beloop van de aandoening. Patiënten die na opname niet naar hun eventuele partner of in het oorspronkelijke gezin terugkeerden, maar naar andere familieleden of verblijfsplaatsen, vertoonden minder recidieven van hun psychose. In de literatuur wordt het begrip 'expressed emotion' (EE) gehanteerd om een aantal typische kenmerken te omschrijven die een negatieve invloed zouden hebben op het beloop van de aandoening. Met EE wordt een houding van de gezinsleden naar de schizofrene patiënt bedoeld, die gekenmerkt wordt door: kritiek, vijandigheid en emotionele betrokkenheid. Indien een van de gezinsleden van een schizofrene patiënt dit gedrag in hoge mate vertoont is er sprake van een gezin met een 'hoge EE'. Onderzoeken toonden aan dat een hoge EE de recidiefkans vergroot. Het is van belang dat deze bevindingen niet gehanteerd worden als een beschuldiging naar gezinnen van schizofrene patiënten. Immers, het leven met een schizofrene patiënt is voor veel gezinsleden een grote opgaaf. Uit deze bevindingen kan wel geconcludeerd worden dat deze gezinnen hulp behoeven nadat de patiënt ontslagen is uit het ziekenhuis en weer thuis woont. De vraag is of EE een rol speelt als oorzakelijke factor bij het manifest worden van schizofrenie bij vulnerabele individuen.

Linszen (1993) vond in zijn onderzoek dat de recidiefkans sterk vergroot werd door het regelmatig gebruik van cannabis. Het zou dus heel goed mogelijk zijn dat regelmatig cannabisgebruik bij vulnerabele jeugdigen de kans op het ontwikkelen van schizofrenie vergroot.

Er zijn aanwijzingen dat stressvolle levensomstandigheden relatief frequent voorafgaan aan de periode voor het uitbreken van een psychotische episode. De moeilijkheid is echter dat het gedrag van de patiënt ook de levensomstandigheden zal beïnvloeden en eventueel stressvolle omstandigheden kan uitlokken.

Bovenstaande, met elkaar interacterende factoren kunnen naast nog onbekende factoren verantwoordelijk zijn voor het ontstaan, of een recidief van een psychotische episode.

Behandeling

Wanneer een schizofrene psychose voor de eerste maal in de adolescentie optreedt, is er bij patiënt en familie de onzekerheid over het beloop, dat uiteraard onbekend is. Een psychotische episode behoeft meestal een psychiatrische opname, bedoeld om de psychotische symptomen te onderdrukken, onder andere door het geven van antipsychotische medicatie. Linszen (1993) vermeldt in zijn onderzoek onder schizofrene patiënten, opgenomen in verband met een eerste psychotische episode, een gemiddelde opnameduur van ongeveer drie en een halve maand. Na de opname volgt een periode van dagklinische zorg, gevolgd door ambulante zorg zodra dit mogelijk is.

Het is van belang dat de adolescent op een speciale adolescentenafdeling behandeld kan worden, hoewel sommige auteurs aangeven dat behandeling in een kinder- en jeugdpsychiatrische kliniek met de mogelijkheid van tijdelijke opname op een afdeling volwassenenpsychiatrie bij een acute psychotische toestand, ook mogelijk is (Steinberg, 1985).

Antipsychotische medicatie. Gestreefd wordt tijdens de opname naar een optimaal medicatie regime met een minimum aan bijwerkingen. Het streven naar zo min mogelijk onplezierige bijwerkingen is van belang teneinde de medewerking van de patiënt bij het trouw innemen van de medicatie ('compliance') te winnen. Dit is niet alleen tijdens de opname van belang, maar juist ook daarna, wanneer de directe controle op inname van medicatie ontbreekt. Antipsychotische medicatie is vooral geschikt om de acute symptomatologie te bestrijden. Bij gebruik over langere tijd blijken antipsychotica effectief met betrekking tot het voorkomen van positieve symptomen, maar zijn minder effectief om negatieve symptomen te voorkomen of reduceren. Behandelaars en onderzoekers hebben dan ook getracht andere strategieën te ontwikkelen teneinde de recidiefkans te verminderen. Voor de farmacologische en praktisch-klinische aspecten van antipsychotische medicatie wordt verwezen naar de literatuur over volwassen psychiatrische patiënten.

Psycho-educatie. Met psycho-educatie wordt het geven van voorlichting over schizofrenie aan patiënt en gezinsleden bedoeld, teneinde ongewenste reacties en gedragspatronen tegen te gaan. De patiënt wordt geleerd symptomen die een waarschuwingssignaal zijn voor mogelijke verergering van de psychose te herkennen. Ook wordt uitgelegd wat het belang is van continuering van medicatie en wat de nadelen zijn van cannabisgebruik. Getracht wordt de patiënt enig ziektebesef bij te brengen.

Gezinsleden krijgen voorlichting over de ziekte teneinde loochening van de ernst van de aandoening tegen te gaan. Anderzijds wordt hen ook gewezen op aspecten die het verdere beloop gunstig kunnen beïnvloeden.

Gezinsinterventie. Nog niet zo lang geleden overheerste de mening dat schizofrenie vrijwel uitsluitend veroorzaakt werd door pathologische gezinsinteracties. Dit kan bij ouders de toch al vaak optredende schuldgevoelens aanwakkeren. Uitleg kan hierin wellicht enige verlichting geven. Gezinsinterventie kan bestaan uit gezinsgesprekken met of zonder de patiënt. Deze gezinsgesprekken zijn gericht op het ontwikkelen van praktische vaardigheden. Onderzoeken tonen aan dat gezinsgesprekken het niveau van EE kan verlagen (Linszen & Dingemans, 1988). Centraal in deze gesprekken staat het verminderen van het niveau van spanning en conflicten, het verbeteren van de communicatie en het aanleren van probleemoplossende technieken. Van belang is dat de gezinsleden rond de patiënt geduld kunnen opbrengen in het toewerken naar enige zelfstandigheid van de patiënt. Ook wordt het belang van antipsychotische medicatie onderstreept. Linszen en Dingemans(1988) geven aan dat de verwachtingen van de gezinsbehandeling gerelativeerd dienen te worden. Wellicht is er sprake van een uitstel van recidief, maar niet echt van een profylactische werking. De huidige inzichten met betrekking tot de rol van het gezin bij het beloop van de schizofrenie, hebben echter wel veel meer recht gedaan aan de rol van de gezinsleden van schizofrene patiënten. Het leven met een schizofreen gezinslid vormt voor de omgeving een grote belasting. Psychotische gezinsleden zijn geen slachtoffers van boosaardige interactiepatronen, maar kunnen het best gezien worden als mensen die extra kwetsbaar zijn en gevoelig voor innerlijke en externe spanningsbronnen.

Praktische en steunende begeleiding. Praktische en steunende begeleiding van de patiënt is van belang in de fase na de opname. De patiënt moet begeleid worden bij het terugkeren naar het gezin, of andere behandel- of woonvorm. De keuze van onderwijs, of eventueel werk is voor de patiënt vaak stressvol en dient in een rustig tempo en met steun uitgevoerd te worden. Ook in deze begeleiding dient ruime aandacht geschonken te worden aan het belang van inname van de medicatie en aan het verminderen van de eventuele bijwerkingen. De patiënt dient gesteund te worden in het ontwikkelen van probleemoplossende strategieën.

'Genetic counseling'. 'Genetic counseling' in individuele gevallen is door het multifactoriële overervingspatroon moeilijk te geven en behoort tot het terrein van de klinisch geneticus. Gegevens van zoveel mogelijk leden van een bloedverwantschap zijn nodig om van ieder lid van deze verwantschap het risico te kunnen schatten.

Linszen (1993) vermeldt dat de recidiefkans groter wordt wanneer na een periode van intensieve klinische en ambulante zorg, deze zorg wordt gestopt. Teneinde de kans op recidieven te verminderen, zal de zorg voor de schizofrene patiënt zich over vele jaren dienen uit te strekken.

Beloop

Schizofrenie kan zeer invaliderend zijn. Dit geldt in het bijzonder voor schizofrenie die in de adolescentie begint, omdat een verstoring van de ontwikkeling in deze fase de adolescent belemmert belangrijke leerprocessen door te maken. Een schizofrene episode die interfereert met het volgen van onderwijs, en die de adolescent langdurig afhankelijk houdt van de ouders en het socialiseringsproces in de weg staat, zal het latere leven sterker negatief beïnvloeden dan schizofrenie die zich manifesteert nadat al belangrijke ontwikkelingstaken zijn volbracht, zoals het afronden van een opleiding en het opbouwen van een sociaal netwerk. Indien adequate behandeling de ontwikkeling in de adolescentie soepeler kan laten verlopen, is er zeer veel gewonnen.

Het beloop van schizofrenie laat het volgende beeld zien: 24% zal na een enkele of meerdere psychotische episodes volledig hersteld blijken; 24% zal na een of meerdere episodes een licht defect (negatieve symptomen) vertonen, terwijl 46% na een of meerdere episodes een tamelijk ernstig tot ernstig defect vertoont, of als chronisch psychotisch te beschouwen is (Slooff, 1988).

Werry e.a. (1991) concludeerden dat de prognose van zeer jonge schizofrene patiënten (gemiddelde leeftijd 14 jaar), onderzocht over een periode van gemiddeld 5 jaar, veel slechter was dan de prognose voor patiënten die ouder zijn bij aanvang van de aandoening. Slechts 17% functioneerde goed op het moment van onderzoek, terwijl de rest ernstig geïnvalideerd was. Overigens bleek een groot deel van deze patiënten onvoldoende adequaat behandeld te worden.

Linszen en Dingemans (1988) geven aan dat de klinische praktijk leert dat bij een aanzienlijke groep jeugdige patiënten met adequate gezinsbegeleiding en individuele begeleiding de negatieve symptomen kunnen verdwijnen, ook al duurt dat lang. In tegenstelling tot de gematigd optimistische geluiden van sommige auteurs dat een adequate behandeling de schizofrene patiënt een periode recidiefvrij kan laten functioneren, stelt Slooff (1988) op basis van epidemiologische bevindingen, dat de prognose van schizofrenie, ondanks het feit dat deze in de loop der jaren wat verbeterd lijkt, door behandelaars en beleidsmakers nog steeds in ernst onderschat wordt.

Andere psychosen in de adolescentie

De volgende psychotische beelden kunnen in de adolescentie voorkomen: bipolaire stemmingsstoornis (zie hoofdstuk 14); psychotische symptomatologie ten gevolge van intoxicatie met psychoactieve middelen (in hoofdstuk 19 summier aan de orde gesteld), de schizo-affectieve stoornis, de schizofreniforme stoornis, en de kortdurende psychotische stoornis.

De criteria voor schizofreniforme stoornis en de kortdurende psychotische stoornis verschillen van die voor schizofrenie slechts in ernst en duur.

De schizofreniforme stoornis verschilt van de schizofrenie op twee criteria. Bij de schizofreniforme stoornis behoeft niet te worden voldaan aan de voorwaarde dat het functioneren op school, werk, zelfverzorging, of sociale relaties ernstig is verstoord. Verder moet de duur minimaal een maand en niet langer dan zes maanden zijn.

De criteria voor kortdurende psychotische stoornis worden vermeld in Tabel 22.2.

Tabel 22.2 Diagnostische criteria voor Korte Psychotische Stoornis (DSM-IV)

A. Aanwezigheid van tenminste één van de onderstaande symptomen:
- (1) wanen
- (2) hallucinaties
- (3) gedesorganiseerde spraak (incoherentie)
- (4) ernstig gedesorganiseerd of katatoon gedrag

B. Duur. De duur van een episode is tenminste één dag en niet meer dan een maand, met een uiteindelijke terugkeer naar het premorbide niveau van functioneren.

Aangezien het niet mogelijk is om in de adolescentie bij een eerste psychotische episode te voorspellen hoe het verdere beloop zal zijn, is het ook niet goed mogelijk in de beginfase een onderscheid te maken tussen deze drie vormen van psychose. Het gebeurt nogal eens dat een patiënt met een kortdurende psychotische stoornis of een schizofreniforme stoornis, uiteindelijk toch een schizofrenie blijkt te hebben.

De schizo-affectieve psychosen worden gekenmerkt door zowel de karakteristieke symptomen van schizofrenie als van een manie of depressie. Het psychotisch beeld is bont en snel afwisselend met opgewondenheid, verbijstering en angst naast de eventuele depressieve kenmerken. De psychose duurt kort en het herstel is per definitie tot de premorbide toestand, hoewel recidieven kunnen optreden. De validiteit van dit diagnostische concept is gering en omvat vele namen die in de loop van de geschiedenis voor dit soort symptomatologie is gegeven, zoals reactieve psychose, psychogene psychose, hysterische psychose, enzovoorts (Slooff, 1988). Waarschijnlijk valt ook het vroegere begrip 'puberteitspsychose' hieronder. Van belang is dat een schizo-affectieve psychose, vergeleken met een schizofrenie kort duurt en dat er sprake is van een terugkeer naar het premorbide niveau van functioneren. Het onderscheid met een kortdurende psychotische stoornis is gelegen in de combinatie bij de schizo-affectieve stoornis van symptomen behorend bij de schizofrenie en affectieve symptomen. Verder zijn er aanwijzingen dat psychosociale factoren een etiologische rol spelen bij de schizo-affectieve stoornis. Aangezien het beloop van belang is, is het moeilijk om deze diagnose in de adolescentie met zekerheid te stellen. Lithium kan een preventief effect hebben bij de behandeling van schizo-affectieve psychosen. De specifieke aspecten van schizo-affectieve psychosen die in de adolescentie optreden zijn nog onvoldoende onderwerp van systematisch onderzoek geweest.

Referenties

Achenbach, T. M. (1982). *Developmental psychopathology*. New York: Wiley.

Achenbach, T. M. (1991). *Integrative guide for the 1991 CBCL/4-18, YSR, and TRF Profiles*. Burlington, VT: University of Vermont, Department of Psychiatry.

Achenbach, T. M., & Lewis, M. A. (1971). A proposed model for clinical research and its application to encopresis and enuresis. *Journal of the American Academy of Child Psychiatry, 10,* 535-544.

Acker, R. van (1992). Rett syndrome: a review of current knowledge. In M. E. Hertzig & E. A. Farber (Eds.), *Annual Progress in Child Psychiatry and Child Development* (pp. 358-383). New York: Brunner/Mazel.

Aman, M. G., Marks, R. E., Turbott, S. H., Wilsher, C. P., Merry, S. N. (1991). Clinical effects of methylphenidate and thioridazine in intellectually subaverage children. *Journal of the American Academy of Child and Adolescent Psychiatry, 30,* 246-256.

Ambrosini, P. J., Bianchi, M. D., Rabinovich, H., & Elia, J. (1993). Antidepressant treatments in children and adolescents. I. Affective disorders. *Journal of the American Academy of Child and Adolescent Psychiatry, 32,* 1-6.

American Academy of Child and Adolescent Psychiatry (1993). Practice parameters for the assessment and treatment of anxiety disorders. *Journal of the American Academy of Child and Adolescent Psychiatry, 32,* 1089-1098.

American Psychiatric Association (APA). (1993). *DSM-IV draft criteria. Task force on DSM-IV*. Washington, DC: Author.

Anders, T. F. (1982). Neurophysiological studies of sleep in infants and children. *Journal of Child Psychology and Psychiatry, 23,* 75-83.

Anderson, G. M., & Hoshino, Y. (1987). Neurochemical studies of autism. In D.J. Cohen, A. M. Donnellan & R. Paul (Eds.), *Handbook of autism and pervasive developmental disorders*. New York: Wiley.

Anderson, L. T., Campbell, M., Grega, D. M., Perry, R., Small, A. M., & Green, W. H. (1984). Haloperidol in the treatment of infantile autism: effects on learning and behavioral symptoms. *American Journal of Psychiatry, 141,* 1195-1202.

Apley, J. (1975). *The child with abdominal pains*. Oxford: Blackwell Scientific Publications.

Apter, A., Spirak, B., Weizman, A., Tyano, S., & Orvaschel, H. (1991). Paranoid schizophrenia in adolescence. *Journal of Clinical Psychiatry, 52,* 365-368.

Asarnow, J., Asarnow, R. F., Hornstein, N., & Russell, A. (1991). Childhood onset schizophrenia: developmental perspectives on schizophrenic disorders. In E.F. Walker Ed.), *Schizophrenia: a life-course developmental perspective*. San Diego: Academic Press.

Azrin, N. H., Sneed, T. J., & Foxx, R. M. (1974). Dry-bed training: rapid elimination of childhood enuresis. *Behavioral Research and Therapy, 12,* 147-156.

Beitchman, H. J., Hood, J., & Inglis, A. (1990). Psychiatric risk in children with speech and language disorders. *Journal of Abnormal Child Psychology, 18,* 283-296.

Beitchman, H. J., Hood, J., & Inglis, A. (1992). Familial transmission of speech and language impairment: a preliminary investigation. *The Canadian Journal of Psychiatry, 37,* 151-156.

Beitchman, J. H., Zucker, K. J., Hood, J. E., da Costa, G. A., Akman, D., & Cassavia, E. (1992). A review of the long-term effects of child abuse. *Child Abuse and Neglect, 16,* 101-118.

Belsky, J. (1989). Child maltreatment: an ecological integration. *American Psychologist, 35,* 320-335.

Benoit, D., Zeanah, C. H., Boucher, C. R., & Minde, K. (1992). Sleep disorders in early childhood: association with insecure maternal attachment. *Journal of the American Academy of Child and Adolescent Psychiatry, 31,* 86-93.

Berg, I., & Jackson, A. (1985). Teenage school refusers grow up: a follow-up of 168 subjects ten years on average after in-patient treatment. *British Journal of Psychiatry, 147,* 366-370.

Bergstrom, R. F., Lemberger, L., Farid, N. A., & Wolen, R. L. (1988). Clinical pharmacology and pharmacokinetics of fluoxetine: a review. *British Journal Psychiatry, 153,* (suppl 3), 47-50.

Bregman, J. D. (1991). Current developments in the understanding of mental retardation. Part II: Psychopathology. *Journal of the American Academy of Child and Adolescent Psychiatry, 30,* 861-872.

Bilo, R. A. C., & Stegeman, J. H. (1992). *Seksueel misbruik van kinderen: de interpretatie van lichamelijke afwijkingen.* Utrecht: Bunge.

Birmaher, B., Ryan, N. D., Dahl, R. et al. (1992). Dexamethason suppression test in children with major depressive disorder. *Journal of the American Academy of Child and Adolescent Psychiatry, 31,* 291-297.

Birmaher, B., & Williams, D. T. (1991). Acquired brain disorders. In M. Lewis (Ed.), *Child and adolescent psychiatry: a comprehensive textbook.* Baltimore: Williams and Wilkins.

Boer, F. (1992). Slaapstoornissen: de rol van slaappatroon en slaapbehoefte. *Kind en Adolescent, 13,* 148-152.

Boer, F. (1992). Verwaarlozing, mishandeling en seksueel misbruik. In F. C. Verhulst & F. Verheij (Red.), *Kinder- en jeugdpsychiatrie. Onderzoek en diagnostiek* (pp. 572-584). Assen: Van Gorcum.

Bollard, R. J., & Woodroffe, P. (1977). The effect of parent-administered dry-bed training on nocturnal enuresis in children. *Behavioral Research and Therapy, 15,* 159-165.

Bolton, D., Collings, S., & Steinberg, D. (1983). The treatment of obsessive-compulsive disorder in adolescence: a report of fifteen cases. *British Journal of Psychiatry, 142,* 456-464.

Bosch, J. (1984). *De gedragsmodificatie van encopresis.* Lisse: Swets en Zeitlinger.

Bosch, R.J., van Meer, C. R., Dingemans, P. M. A. J., & Linszen, D. H. (1988). *Schizofrenie: recente ontwikkelingen in onderzoek en behandeling.* Deventer: van Loghum Slaterus.

Bouman, N. (1993). *Psychofarmacotherapie voor kinderen.* Rotterdam: Sophia Kinderziekenhuis.

Bowring, M. A., & Kovacs, M. (1992). Difficulties in diagnosing manic disorders among children and adolescents. *Journal of the American Academy of Child and Adolescent Psychiatry, 31,* 611-614.

Bradley, S. J., Blanchard, R., Coates, S. et al. (in press). Interim report of the DSM-IV subcommittee for gender identity disorders. *Archives of Sexual Behavior.*

Bregman, J. D., & Hodapp, R. M. (1991). Current developments in the understanding gof mental retardation. Part I: biological and phenomenological perspectives. *Journal of the American Academy of Child and Adolescent Psychiatry, 30,* 707-719.

Brook, J. S., Whiteman, M., Brook, D. W., & Gordon, A. S. (1991). Sibling influences on adolescent drug use: older brothers and younger brothers. *Journal of the American Academy of Chld and Adolescent Psychiatry, 30,* 958-966.

Burd, L., Kerbeshian, L., Wikenheiser, M., & Fisher, W. (1986). A prevalence study of Gilles de la Tourette syndrome in North Dakota school age children. *Journal of the American Academy of Child Psychiatry, 25,* 552-553.

Burns, D., Brady, J. P., & Kurnvilla, K. (1978). The acute effect of haloperidol and apomorphine on the severity of stuttering. *Biological Psychiatry, 13,* 255-264.

Campbell, S. B., & Werry, J. S. (1986). Attention deficit disorder (hyperactivity). In H. C. Quay & J. S. Werry, (Eds.), *Psychopathological disorders of childhood* (pp. 111-155). New York: Wiley and Sons.

Carey, G., & Gottesman, H. (1981). Twin and family studies of anxiety, phobic and obsessive disorders. In Klein, D.F. & Rabkin, J. (eds.), *Anxiety: new research and changing concepts* (pp. 117-136). New York: Raven Press.

Carlson, G. A. (1990). Annotation: child and adolescent mania-diagnostic considerations. *Journal of Child Psychology and Psychiatry, 31,* 331-341.

Carskadon, M. A., & Dement, W. C. (1987). Sleepiness in the normal adolescent. In C. Guilleminault (Ed.), *Sleep and its disorders.* New York: Raven Press.

Casper, R. C., Eckert, E. D., Halan, K. A., Goldberg, S. C., & Davis, J. M. (1980). Bulimia: its incidence and clinical importance in patients with anorexia nervosa. *Archives General Psychiatry, 37,* 1030-1035.

Climko, R. P. e.a. (1987). Ecstasy: a review of MDMA and MDA. *International Journal of Psychiatry Medicine, 16,* 359-370.

Coble, P. A., Kupfer, D. J., Reynolds, C. F., & Houchk, P. (1987). EEG sleep of healthy children 6 to 12 years of age. In C. Guilleminault (Ed.), *Sleep and its disorders.* New York: Raven Press.

Cohen, N. J., Davine, M., Horodezky, N., Lipsett, L., & Isaacson, L. (1993). Unsuspected language impairment in psychiatrically disturbed children: prevalence and language and behavioral characteristics. *Journal of the American Academy of Child and Adolescent Psychiatry, 32,* 595-603.

Corbett, J. A., & Trimble, M. R. (1984). Epilepsy and anticonvulsant medication. In M. Rutter (Ed.), *Developmental neuropsychiatry.* Edinburgh: Churchill Livingstone.

Costello, E. J. (1989). Developments in child psychiatric epidemiology. *Journal of the American Academy of Child and Adolescent Psychiatry, 28,* 836-841.

Crumley, F. E. (1990). Substance abuse and adolescent suicidal behavior. *Journal of the American Medical Association, 263,* 3051-3056.

Cytryn, L., & McKnew, D. H. (1979). Affective disorders. In J. D. Noshpitz (Ed.), *Basic handbook of child psychiatry* (Vol. 2). New York: Basic Books.

De Raeymaecker, D. M. J. (1981). *The ego under observations.* Academisch proefschrift. Rotterdam: Erasmus Universiteit.

Doek, J. (1992). Kindermishandeling, beroepsgeheim, privacy en inzage van vertrouwelijke gegevens. In H. Baartman & A. van Montfoort (Red.), *Kindermishandeling: resultaten van multidisciplinair onderzoek.* Utrecht: Data Medica.

Doleys, D. M. (1977). Behavioral treatments for nocturnal enuresis in children: a review of the recent literature. *Psychological Bulletin, 84,* 30-54.

Dongen, H. R. van, Harskam, F. van, & Loonen, M.C.B. (1977). Verworven afasie bij kinderen. *Nederlands Tijdschrift Geneeskunde, 121,* 813-816.

Douglas, V. I. (1972). Stop, look and listen: the problem of sustained attention and impulse control in hyperactive and normal children. *Canadian Journal of Behavioral Science, 4,* 259-281.

Dowling, G. P. e.a. (1987). "Eve" and "Exstasy". A report of five deaths associated with the use of MDEA and MDMA. *Journal of the American Medical Association, 257,* 1615-1617.

Draijer, N. (1985). De omvang van seksueel misbruik van kinderen in het gezin. *Maandblad Geestelijke Volksgezondheid,* 587-688.

Draijer, N. (1988). *Een lege plek in mijn geheugen: seksueel misbruik van meisjes door verwanten.* Den Haag: Ministerie van Sociale Zaken en Werkgelegenheid.

Duyx, J. H. M. (1992). Manisch-depressieve psychosen. In F. C. Verhulst & F. Verheij (Red.), *Kinder- en jeugdpsychiatrie. Onderzoek en diagnostiek.* Assen: Van Gorcum.

Dykens, E. M., Hodapp, R. M., & Leckman, J. F. (1994). *Behavior and development in fragile X syndrome.* London: Sage.

Ehrhardt, A. A., & Meyer-Bahlburg, H. F. L. (1981). Effect of prenatal sex hormones on gender-related behavior. *Science, 211,* 1312-1318.

Erikson, E. (1963). *Childhood and society.* New York: Norton. *Het kind in de samenleving.* Utrecht: Spectrum.

Fahn, S., & Erenberg, G. (1988). Differential diagnosis of tic phenomena: a neurologic perspective. In D. Cohen, R. D. Bruun & J. F. Leckman (Eds.), *Tourette's syndrome and tic disorders: clinical understanding and treatment.* New York: Wiley.

Farrell, J. R., Lee, Y. J., Hirtz, D. G. et al. (1990). Phenobarbital for febrile seizures-effects on intelligence and a seizure recurrence. *New England Journal of Medicine, 322,* 364-369.

Farrell, M., & Strang, J. (1991). Substance use and misuse in childhood and adolescence. *Journal of Child Psychology and Psychiatry, 32,* 109-128.

Feingold, B. F. (1975). Hyperkinesis and learning disabilities linked to artificial food flavors and colors. *American Journal of Nursing, 75,* 797-803.

Ferholt, J. B., Rothem, D. C., Genel, M., Leonard, M., Carey, M., & Hunter, D. E. K. (1985). A psychodynamic study of psychosomatic disorder and impaired growth. *Journal of the American Academy of Child Psychiatry, 24,* 49-57.

Flament, M. F., Rapoport, J. L., Berg, C. J., Sceery, W., Kilts, C., Mellström, B., & Linnoila, M. (1985). Clomipramine treatment of childhood obsessive-compulsive disorder. *Archives General Psychiatry, 42,* 977-983.

Flament, M. F., Whitacker, A., Rapoport, J. (1988). Obsessive compulsive disorder in adolescence: an epidemiologic study. *Journal of the American Academy of Child and Adolescent Psychiatry, 27,* 764-772.

Folstein, S. E., & Piven, J. (1991). Etiology of autism: genetic influences. *Pediatrics, 87,* supplement, 767-773.

Fournier, J. P, Garfinkel, B. D., Bond, A., Beauchesne, A., & Shapiro, S. (1987). Pharmacological and behavioral management of enuresis. *Journal of the American Academy of Child and Adolescent Psychiatry, 26,* 849-853.

Frank, D. A., & Zeisel, S. H. (1988). Failure to thrive. *The Pediatric Clinics of North America, 35,* 1187-1206.

Freud, A. (1966a). Obsessional neurosis: a summary of psychoanalytic views. *International Journal of Psychoanalysis, 47,* 116-122.

Freud, A. (1966b). *Normality and pathology in childhood.* London: The Hogarth Press.

Freud, S. (1909). Analysis of a phobia in a five-year-old boy. In *Standard Edition* (Vol. 10). London: The Hogarth Press (1955).

Freud, S. (1909). Notes upon a case of obsessional neurosis. In J. Strachey (Ed.), *The standard edition of the complete psychological works of Sigmund Freud* (Vol. 10). London: Hogarth Press, 1953.

Frijda, N. (1986). *The emotions.* Cambridge: Cambridge University Press.

Garmezy, N. & Rutter, M. (1983). *Stress, coping and development in children.* New York: McGraw-Hill.

Geller, B., Cooper, T. B., McCombs, H. G., Graham, D. L., & Wells, J. (1989). Double-blind placebo controlled study on nortryptiline in depressed children using a "fixed plasma level" design. *Psychofarmacology Bulletin, 25,* 101-108.

Gillberg, C. (1986). Autism and Rett syndrome: some notes on differential diagnosis. *American Journal of Medical Genetics, 24,* 127-131.

Gillberg, C. (1994). Autism. In F. C. Verhulst & H. M. Koot (Eds.), *The epidemiology of child and adolescent psychopathology.* London: Oxford University Press.

Gittelman-Klein, R., & Klein, D. F. (1973). School phobia: diagnostic considerations in light of imipramine effects. *Journal of Nervous and Mental Disease, 156,* 199-215.

Goldstein, H. (1967). The efficiency of special classes and regular classes in the education of educable mentally retarded children. In J. Zubin & G. A. D. Jervis (Eds.), *Psychopathology of mental development.* New York: Grune & Stratton.

Goodman, R., & Stevenson, J. (1989). A twin study of hyperactivity: II. The aetiological role of genes, family relationships and perinatal adversity. *Journal of Child Psychology and Psychiatry, 30,* 691-709.

Goodwin, J., Simms, M., & Berman, R. (1979). Hysterical seizures: a sequel to incest. *American Journal of Orthopsychiatry, 49,* 698-703.

Goodyer, I. (1981). Hysterical conversion reactions in childhood. *Journal of Child Psychology and Psychiatry, 22,* 179-188.

Gowers, S. G., Crisp, A. H., Jonghin, N., & Bhat, A. (1991). Premenarcheal anorexia nervosa. *Journal of Child Psychology and Psychiatry, 32,* 515-524.

Graham, P. J. (1991). *Child psychiatry: a developmental approach* (2nd edition). Oxford: Oxford University Press.

Green, W. H. (1991). *Child and adolescent clinical psychofarmacology.* Baltimore: Williams & Wilkins.

Green, W. H., Campbell, M., & David, R. (1984). Psychosocial dwarfism: a critical review of the evidence. *Journal of the American Academy of Child Psychiatry, 23,* 39-48.

Green, R. (1987). *The "Sissy Boy Sydrome" and the development of homosexuality.* Newhaven, CT: Yale University Press.

Gross, R. T., & Dornbusch, S. M. (1983). Disordered processes of elimination: enuresis. In M. D. Levine (Ed.), *Developmental Behavioral Pediatrics, 9,* 129-133.

Gross, R. T., & Drabman, R. S. (1990). *Handbook of clinical behavioral pediatrics.* New York: Plenum.

Haan, E. de, Hoogduin, C. A. L., & Rombouts, A. J. F. M. (1984). Enuresis nocturna. In C. A. L. Hoogduin & E. de Haan (Red.), *Directieve therapie bij kinderen en adolescenten*. Deventer: Van Loghum Slaterus.

Halpern, W. I. (1977). The treatment of encopretic children. *Journal of the American Academy of Child and Adolescent Psychiatry, 16,* 478-499.

Harrington, R. (1993). *Depressive disorder in childhood and adolescence*. New York: Wiley.

Harrington, R. D., Fudge, H., Rutter, M., Pickels, A., & Hill, J. (1990). Adult outcome of childhood and adolescent depression. I: Psychiatric status. *Archives General Psychiatry, 47,* 465-473.

Harvey, P. D. (1991). Cognitive and linguistic functions of adolescent children at risk for schizophrenia. In E. F. Walker (Ed.), *Schizophrenia: a life-course developmental perspective*. San Diego: Academic Press.

Haskins, R. (1986). Social and cultural factors in risk assessment and mild mental retardation. In D. C. Farran & J. D. McKinney (Eds.), *Risk in intellectual and psychosocial development*. Orlando: Academic Press.

Hawton, K. (1986). *Suicide and attempted suicide among children and adolescents*. Newbury Park, CA: Sage.

Hegde, M. N. (1991). *Introductie to communicative disorders*. Austin: Pro-Ed.

Herkowitz, J., & Rosman, P. (1982). *Pediatrics, neurology and psychiatry-common ground*. New York: Mac Millan.

Herzog, D. B., Keller, M. B., Sacks, N. R., Yeh, C. J., & Lavori, P. W. (1992). Psychiatric comorbidity in treatment seeking anorexics and bulemics. *Journal of the American Journal of Child and Adolescent Psychiatry, 31,* 810-818.

Hersov, L. (1985). Emotional disorders. In M. Rutter & L. Hersov (Eds.), *Child and adolescent psychiatry: modern approaches, second edition*. Oxford: Blackwell Scientific Publications.

Hodges, J., & Tizard, B. (1989). Social and family relationships of ex-institutionalized adolescents. *Journal of Child Psychology and Psychiatry, 30,* 77-97.

Hoek, H. W. (1991). The incidence and prevalence of anorexia nervosa and bulimia nervosa in primary care. *Psychological Medicine, 21,* 455-460.

Holland, A. J., Hall, A., Murray, R., et al. (1984). Anorexia nervosa: a study of 34 twin pairs and one set of triplets. *British Journal of Psychiatry, 145,* 414-419.

Hollingsworth, C. E., Tanguay, P. E., Grossman, L., Pabst, P. (1980). Longterm outcome of obsessive-compulsive disorder in childhood. *Journal of the American Academy of Child and Adolescent Psychiatry, 19, 134-144.*

Horne, J. (1992). Annotation: sleep and its disorders in children. *Journal of Child Psychology and Psychiatry, 33,* 473-487.

Howlin, P., & Rutter, M. (1987). *Treatment of autistic children*. New York: Wiley.

Hsu, L. K. G. (1980). Outcome in anorexia nervosa. *Archives General Psychiatry, 37,* 1041-1048.

Huisman, J., van der Schot, L. W. A., Hendrikx, M. M. Th., Kalverboer, A. F., & Slijper, F. M. E. (1992). De intellectuele ontwikkeling van patiënten met fenylketonurie: 15 jaar landelijke screening. *Nederlands Tijdschrift voor Geneeskunde, 136,* 2277-2281.

Jonge, G. A. de (1966). *Kinderen met enuresis*. Assen: Van Gorcum.

Kaffman, M., & Elizur, E. (1977). Infants who become enuretics: a longitudinal study of 161 Kibbutz children. *Monographs of the Society for Research in Child Development, 42,* (serial no. 170).

Kandel, D., & Logan, J. A. (1984). Patterns of drug use from adolescence to young adulthood. I. Periods of risk for initiation, continued use, and discontinuation. *American Journal of Public Health, 74,* 660-666.

Kaplan, S. J. (1991). Physical abuse and neglect. In M. Lewis (Ed.), *Child and adolescent psychiatry. A comprehensive textbook* (pp. 1010-1019). Baltimore: Williams & Wilkins.

Kazdin, A. E. (1987). *Conduct disorders in childhood and adolescence. Developmental clinical psychology and psychiatry*. Beverly Hills: Sage.

Kennedy, S. H., & Goldbloom, D. S. (1991). Current perspectives on drug therapies for anorexia nervosa and bulimia nervosa. *Drugs, 41,* 367-377.

Kempe, C. H., Silverman, F. N., Steek, B. F., Draegemveller, W., & Silver, H. K. (1962). The battered child syndrome. *Journal of the American Medical Association, 181,* 17-24.

Kennedy, W. A. (1965). Schoolphobia, rapid treatment of fifty cases. *Journal of Abnormal Psychology, 70,* 285-289.

Kienhorst, I. (1988). *Suicidaal gedrag bij jongeren: onderzoek naar omvang en kenmerken.* Ambo.

Kim, W. J. (1991). Psychiatric aspects of epileptic children and adolescents. *Journal of the American Academy of Child and Adolescent Psychiatry, 30,* 874-886.

Klein, R. G., Koplewicz, H. S., & Kanner, A. (1992). Imipramine treatment of children with separation anxiety disorder. *Journal of the American Academy of Child and Adolescent Psychiatry, 31,* 21-28.

Kolvin, I., & Fundudis, F. (1981). Elective mute children: psychological development and background factors. *Journal of Child Psychology and Psychiatry, 22,* 219-232.

Kotelchuch, M., & Newberger, E. H. (1983). Failure to thrive: a controlled study of familial characteristics. *Journal of the American Academy of Child Psychiatry, 22,* 322-328.

Kriechman, A. M. (1987). Siblings with somatoform disorders in childhood and adolescence. *Journal of the American Academy of Child and Adolescent Psychiatry, 26,* 226-231.

Kurlan, R., Lichter, D., & Hewitt, D. (1989). Sensory tics in Tourette's syndrome. *Neurology, 39,* 731-734.

Landelijke Stichting Buro's Vertrouwensartsen inzake Kindermishandeling (1989). *Jaarverslag 1985 tot en met 1988.* Utrecht: LSBVK.

Landelijke Stichting Buro's Vertrouwensartsen inzake Kindermishandeling (1992). *Jaarverslag 1991.* Utrecht: LSBVK.

Lask, B., Fosson, A. (1989). *Childhood illness: the psychosomatic approach.* New York: Wiley and Sons.

Last, C. G., & Francis, G. (1988). School phobia. In B. Lahey & A. Kazdin (Eds.), *Advances in clinical child psychology* (Vol. 11). New York: Plenum.

Last, C. G., Hersen, M., Kazdin, A., Orvaschel, H., & Perrin, S. (1991). Anxiety disorders in children and their families. *Archives of General Psychiatry, 48,* 928-929.

Leckman, J., & Cohen, D. (1991). Tic disorders. In M. Lewis (Ed.), *Child and adolescent psychiatry: a comprehensive textbook.* Baltimore: Williams & Wilkins.

Le Coultre, R. (1993). Organische achtergronden van verstandelijke handicaps. In G. H. van Gemert & R. B. Minderaa (Red.), *Zorg voor verstandelijk gehandicapten.* Assen: van Gorcum.

Leonard, H. L., Swedo, S. E., Rapoport, J. L. et al. (1989). Treatment of obsessive-compulsive disorder with clomipramine and desipramine in children and adolescents: a double-blind crossover comparison. *Archives General Psychiatry, 46,* 1088-1092.

Lewine, R. R. J. (1991). Autogenetic implications of sex differences in schizophrenia. In E. F. Walker (Ed.), *Schizophrenia: a life-course developmental perspective.* San Diego: Academic Press.

Ligthart, L. E. E. (1988). *Encopresis: een exploratief onderzoek in en rond de huisartspraktijk.* Academisch proefschrift. Leiden: Rijksuniversiteit.

Linszen, D. H. (1993). *Recent onset schizophrenic disorders: outcome, prognosis, and treatment.* Academisch proefschrift. Amsterdam: Universiteit van Amsterdam.

Linszen, D. H., & Dingemans, P. M. A. J. (1988). Interventies bij gezinnen met schizofrenie patiënten: de invloed op het beloop. In R. J. Bosch, C. R. van Meer, P. M. A. J. Dingemans & D. H. Linszen (Red.), *Schizofrenie: recente ontwikkelingen in onderzoek en behandeling.* Deventer: van Loghum Slaterus.

Loeber, R. (1985). Patterns and development of antisocial child behavior. *Annals of Child Development, 2,* 77-116.

Maccoby, E. E., & Jacklin, C. N. (1980). Sex differences in aggression: a rejoinder and reprise. *Child Development, 51,* 964-980.

MacKeitch, R. C., & Rutter, M. (1972). A note on the prevalence of language disorders in young children. In M. Rutter & J. A. M. Martin (Eds.), *The child with delayed speech.* London: Spastics International Medical Publications.

Millon, T. (1969). *Modern psychopathology: a biosocial approach to maladaptive learning and functioning.* Philadelphia: Sounders.

Minderaa, R. B. (1992). Tics, inclusief het syndroom van Gilles de la Tourette. In F. C. Verhulst & F. Verheij (Red.), *Kinder- en jeugdpsychiatrie. Onderzoek en diagnostiek* (pp. 360-368). Assen: Van Gorcum.

Minuchin, S. (1974). *Families and family therapy*. Cambridge, Mass. USA: Harvard University Press.

Morrison, D., McGee, R., & Stanton, W. (1992). Sleep problems in adolescence. *Journal of the American Academy of Child and Adolescent Psychiatry, 31,* 94-100.

Moscicki, E. K. (1994). Suicide in childhood and adolescence. In F. C. Verhulst & J. M. Koot (Eds.), *The epidemiology of child and adolescent psychopathology*. London: Oxford University Press.

Mrazek, D., & Mrazek, P. (1985). Child maltreatment. In M. Rutter & L. Hersov (Eds.). *Child and adolescent psychiatry: modern approaches*. Oxford: Blackwell Scientific Publications.

Nelson, K. B. (1991). Prenatal and perinatal factors in the etiology of autism. *Pediatrics, 87,* supplement, 761-766.

Nemzer, E. D. (1991). Somatoform disorders. In M. Lewis (Ed.), *Child and adolescent psychiatry. A comprehensive textbook*. Baltimore: Williams & Wilkins.

Nuechterlein, K., Dawson, M. E., Gitlin, M. et al. (1992). Developmental processes in schizophrenic disorders: longitudinal studies of vulnerability and stress. *Schizophrenia Bulletin, 18,* 387-425.

Op Heij, I., Eling, P., Renier, W., & Declerck, G. (1990). Het syndroom van Laudan en Kleffner. *De Psycholoog,* 266-270.

Ornitz, E. M. (1987). Neurophysiologic studies of infantile autism. In D. J. Cohen, A. M. Donnellan & R. Paul (Eds.), *Handbook of autism and pervasive developmental disorders*. New York: Wiley.

Oudshoorn, D. (1992). *Hardnekkige enuresis nocturna*. Academisch proefschrift. Utrecht.

Patterson, G. R. (1982). *Coercive family process*. Eugene: Castalia Press.

Pauls, D. L., & Leckman, J. F. (1986). The inheritance of Gilles de la Tourette syndrome and associated behaviors: evidence for a genetic hypothesis. *New England Journal of Medicine, 315,* 993-997.

Pauls, D. L., & Leckman, J. F. (1988). The genetic of Tourette's syndrome. In D. Cohen, R. D. Bruun & J. F. Leckman (Eds.), *Tourette's syndrome and tic disorders: clinical understanding and treatment*. New York: Wiley.

Pennington, B. F. (1991). *Diagnosing learning disorders: a neuropsychological framework*. New York: The Guilford Press.

Pfeffer, C. R. (1991). Attempted suicide in children and adolescents: causes and management. In M. Lewis (Ed.), *Child and adolescent psychiatry: a comprehensive textbook*. Baltimore: Williams & Wilkins.

Plomin, R., DeFries, J. C., & McClearn, G. E. (1990). *Behavioral genetics: a primer, second edition*. New York: Freeman.

Puig-Antich, J., Perel, J. M., Kupatkin, W., Chambers, W. J., Tabrizi, M. A., King, J., Goetz, R., Davies, M., & Stiller, R. L. (1987). Imipramine in prepubertal major depressive disorders. *Archives General Psychiatry, 44,* 81-89.

Quay, H. C. (1986). Conduct disorders. In H.C. Quay & J. S. Werry (Eds.), *Psychopathological disorders of childhood*. New York: Wiley and Sons.

Rapoport, J. (1989). *The boy who could not stop washing*. New York: Dutton.

Råstam, M. (1992). Anorexia nervosa in 51 Swedish adolescents: premorbid problems and comorbidity. *Journal of the American Academy of Child and Adolescent Psychiatry, 31,* 819-829.

Råstam, M., & Gillberg, C. (1991). The family background in anorexia nervosa: a population based study. *Journal of the American Academy of Child and Adolescent Psychiatry, 30,* 283-289.

Reich, W., Earls, F., Frankel, O., & Shayka, J. J. (1993). Psychopathology in children of alcoholics. *Journal of the American Academy of Child and Adolescent Psychiatry, 32,* 995-1002.

Reinherz, H., Giaconia, R. M., Pakiz, B., Silverman, A., Frost, A., & Lefkovitz, E. (1993). Psychosocial risks for major depression in late adolescence: a longitudinal community study. *Journal of the American Academy of Child and Adolescent Psychiatry, 32,* 115-1163.

Ritvo, E. R., & Freeman, B. J. (1987). National society of autistic children. Definition of the syndrome of autism. *Journal of Autism and Childhood Schizophrenia, 8,* 162-167.

Robins, L. (1966). *Deviant children grown up*. Baltimore: Williams and Wilkins.

Robins, L. M. (1981). Epidemiological approaches to natural history research: antisocial disorders in children. *Journal of the American Academy of Child and Adolescent Psychiatry, 20,* 566-680.

Rutter, M. (1977). Brain damage syndromes in childhood: concepts and findings. *Journal of Child Psychology and Psychiatry, 18,* 1-21.

Rutter, M. (1978). Diagnosis and definition. In M. Rutter & E. Schopler (Eds.), *Autism: a reappraisal of concepts ad treatment*. New York: Plenum Press.
Rutter, M. (1985). The treatment of autistic children. *Journal of Child Psychology and Psychiatry, 26,* 193-214.
Rutter, M., Bailey, A., Bolton, P., & Le Couteur, A. (1994). Autism and known medical conditions: myth and substance. *Journal of Child Psychology and Psychiatry, 35,* 311-322.
Rutter, M., Chadwick, O., & Shaffer, D. (1984). Head injury. In M. Rutter (Ed.), *Developmental neuropsychiatry*. Edinburgh: Churchill Livingstone.
Rutter, M., & Garmezy, N. (1983). Developmental psychopathology. In P. H. Mussen (Ed.), *Handbook of child psychology*. New York: Wiley and Sons.
Rutter, M., & Giller, H. (1983). *Juvenile delinquency: trends and perspectives*. Hammondsworth: Penguin Books.
Rutter, M., Graham, P., & Yule, W. (1970). A neuropsychiatric study in childhood. *Clinics in Developmental Medicine, nos 35/36*. London: SIMP with Heinemann.
Rutter, M., Tizard, J., & Whitmore, K. (1970). *Education, health and behavior*. London: Langman.
Ryan, N. D., Williamson, D. E., Iyengor, S., Orvaschel, H., Reich, T., Dahl, R. E., & Puig-Antich, J. (1992). A secular increase in child and adolescent onset affective disorder. *Journal of the American Academy of Child and Adolescent Psychiatry, 31,* 600-605.
Safer, D. J., & Krager, J. H. (1988). A survey of medication treatment for hyperactivity-inattentive students. *Journal of the American Medical Association, 260,* 2256-2258.
Sanders-Woudstra, J. A. R. (1993). Psychische stoornissen als gevolg van hersenaandoeningen. In J. A. R. Sanders-Woudstra, F. C. Verhulst & H. F. J. de Witte (Red.), *Leerboek kinder- en jeugdpsychiatrie*. Assen: van Gorcum.
Sameroff, A., & Chandler, M. (1975). Reproductive risk and the continuum of care-taking casualty. In F. Horowitz (Ed.), *Review of child developmental research*. Chicago: University of Chicago Press.
Sauer, P. J. J. & Weisglas-Kuperus, N. (1992). Kindergeneeskundig Onderzoek. In F. C. Verhulst & F. Verheij (Red.), *Kinder- en jeugdpsychiatrie. Onderzoek en diagnostiek* (pp. 232-237). Assen: Van Gorcum.
Schachar, R., Rutter, M., & Smith, A. (1981). The characteristics of situationally and pervasively hyperactive children: implications for syndrome definition. *Journal of Child Psychology and Psychiatry, 22,* 375-392.
Schaefer, C. E. (1979). *Childhood encopresis and enuresis, causes and therapy*. New York: Van Nostrand Reinhold.
Schinke, S. P., Botvin, G. J., & Orlandi, M. A. (1991). *Substance abuse in children and adolescents: evolution and intervention*. Newbury Park: Sage.
Schregardus, R. (1991). *Kinderen met slaapproblemen: een werkboek voor ouders*. Meppel: Boom.
Schreibman, L. (1988). *Autism*. Developmental and Clinical Psychology and Psychiatry. Newbury Park: Sage Publications.
Schwartz, R. H. (1991). Legalization of drugs abuse and the pediatrician. *American Journal Disease in Childhood, 145,* 1153-1158.
Schwartz, R. H. (1992). Drug abuse in the Netherlands (reply to letter to the editor). *American Journal Disease in Childhood, 146,* 787-788.
Schwartz, R. H., Hayden, G. F., Getson, P. R., & DiPaola, A. (1986). Drinking patterns and social consequences: a study of middle class adolescents in two private pediatric practices. *Pediatrics, 77,* 139-143.
Semlitz, L., & Gold, M. S. (1986). Adolescent drug abuse: diagnosis, treatment and prevention. *Psychiatric Clinics of North America, 9,* 455-473.
Siegel, M., & Barthel, R. P. (1986). Conversion disorders on a child psychiatry consultation service. *Psychosomatics, 27,* 201-204.
Silver, L. B. (1989). Learning disabilities. *Journal of the American Academy of Child and Adolescent Psychiatry, 28,* 309-313.
Simonds, J. F., & Parraga, H. (1982). Prevalence of sleep disorders and sleep behaviors in children and adolescents. *Journal of the American Academy of Child and Adolescent Psychiatry, 21,* 383-388.

Skeels, H. M. (1966). Adult status of children with contrasting early life experiences. *Monographs of the Society for Research in Child Development, 31* (serial no 105).

Slijper, F. M. E. (1993). Psychoseksuele stoornissen bij kinderen. *Handboek Kinderen en Adolescenten*. Houten: Bohn, Stafleu, Van Loghum.

Slijper, F. M. E., Huisman, J. Hendrikx, M. M. T., Klaverboer, A. F., & van de Schot, L. (1988). The effect of diet discontinuation in children with phenyl ketonuria. *Pediatrics, 147,* 445.

Slooff, C. J. (1988). Het beloop en de afloop van schizofrene psychosen. In R. J. Bosch, C. R. van Meer, P. M. A. J. Dingemans & D. H. Linszen (1988). *Schizofrenie: recente ontwikkelingen in onderzoek en behandeling*. Deventer: van Loghum Slaterus.

Slooff, C. J. (1988). Over de validiteit van de categorie schizo-affective psychose. In R. J. Bosch, C. R. van Meer, P. M. A. J. Dingemans & D. H. Linszen (1988). *Schizofrenie: recente ontwikkelingen in onderzoek en behandeling*. Deventer: van Loghum Slaterus.

Soepatmi, S. (1992). *De ontwikkeling van kinderen van drugsafhankelijke moeders*. Academisch proefschrift. Amsterdam: Universiteit van Amsterdam.

Spitz, R. A. (1945). Hospitalism. An inquiry into the genesis of psychiatric conditions in early childhood. *Psychoanalytic Study of the Child,* 53-74.

Spitz, R. A. (1946). Anaclitic depression. *Psychoanalytic Study of the Child,* 313-342.

Steinberg, D. (1985). Psychotic and other severe disorders in adolescence. In M. Rutter & L. Hersov (Eds.), *Child and adolescent psychiatry: modern approaches*. Oxford: Blackwell.

Steinhausen, H. C., Willems, J., & Spohr, H. (1993). Long-term psychopathological and cognition outcome of children with fetal alcohol syndrome. *Journal of the American Academy of Child and Adolescent Psychiatry, 32,* 990-994.

Stock, M., Smyth, P., & Moodie, A. L. (1982). Psychosocial outcome and CT findings after gross undernourishment during infancy: a 20-year developmental study. *Developmental Medicine and Child Neurology, 24,* 419-436.

Strauss, C. C. (1988). Behavioral assessment and treatment of overanxious disorder in children and adolescents. *Behavioral Modification, 12,* 234-251.

Swedo, S. E., Rapoport, J. L., Leonard, H. L. et al. (1989). Obsessive-compulsive disorder in children and adolescents. *Archives General Psychiatry, 46,* 335-345.

Taylor, E. A. (1986). *The overactive child*. Oxford: Blackwell Scientific Publications Ltd.

Ten Kate, L. P. (1993). Genetische aspecten. In G. H. van Gemert & R. B. Minderaa (Red.), *Zorg voor verstandelijk gehandicapten*. Assen: van Gorcum.

Terr, L. C. (1979). Children of Chowchilla: a study of psychic trauma. *Psychoanalytic Study of the Child, 34,* 547-623.

Tingelstad, J. B. (1991). The cardiotoxicity of the tricyclics. *Journal of the American Academy of Child and Adolescent Psychiatry, 30,* 845-846.

Tishler, C. L., & McKenry (1982). Parental negative self and adolescents' suicide attempts. *Journal of the American Academy of Child Psychiatry, 21,* 404-408.

Udwin, O. (1993). Annotation: children's reactions to traumatic events. *Journal of Child Psychology and Psychiatry, 34,* 115-127.

Utens, E. M. W., Verhulst, F. C., Meyboom, F. J., Duivenvoorden, H. J., Erdman, R. A. M., Bos, E., Roelandt, J. R. T. C., & Hess, J. (1993). Behavioural and emotional problems in children and adolescents with congenital heart disease. *Psychological Medicine, 23,* 415-424.

Vandenberg, S. G., Singer, S., & Pauls, D. L. (1986). *The heridity of behavior disorders in adults and children*. New York: Plenum.

Vandereijcken, W., & Meerman, R. (1984). *Anorexia nervosa, a clinician's guide to treatment*. Berlin: Walter de Gruyter.

Vanderlinden, J., Norré, J., & Vandereijcken, W. (1989). *De behandeling van boulimie*. Deventer: Van Loghum Slaterus.

Van Gemert, G. H., & Minderaa, R. B. (1993). *Zorg voor verstandelijk gehandicapten*. Assen: van Gorcum.

Van Hekken, S. (1992). Verwaarlozing: achtergronden, gevolgen en behandeling. In H. Baartman & A. van Montfoort (Red.), *Kindermishandeling: resultaten van multidisciplinair onderzoek*. Utrecht: Data Medica.

Van Hoeken, D. (1994). *Pubertal status and problem behavior. An epidemiological study of 11-year-olds.* Academisch proefschrift. Rotterdam: Erasmus Universiteit.

Van Montfoort, A. (1992). Kindermishandeling en kinderbescherming. In H. Baartman & A. van Montfoort (Red.), *Kindermishandeling: resultaten van multidisciplinair onderzoek.* Utrecht: Data Medica.

Verheij, F. (1992). Eetstoornissen bij de adolescent. In F. C. Verhulst & F. Verheij (Red.), *Kinder- en jeugdpsychiatrie. Onderzoek en diagnostiek.* Assen: Van Gorcum

Verhulst, F. C. (1985). *Mental health in Dutch children.* Dissertatie. Rotterdam: Erasmus Universiteit.

Verhulst, F. C. (1987). Is televisie slecht voor kinderen? *Nederlands Tijdschrift voor Geneeskunde, 131,* 188-190.

Verhulst, F. C. (1991). *De ontwikkeling van het kind.* Assen: Van Gorcum.

Verhulst, F. C. (1992). Principes van kinder- en jeugdpsychiatrische diagnostiek. In F. C. Verhulst & F. Verheij (Red.), *Kinder- en jeugdpsychiatrie. Onderzoek en diagnostiek* (pp. 3-62). Assen: Van Gorcum.

Verhulst, F. C. (1993). Het kind met enuresis. In F. C. Verhulst & J. A. R. Sanders-Woudstra (Red.), *Kinderpsychiatrie voor de praktijk.* Houten: Bohn Stafleu Van Loghum.

Verhulst, F. C., Achenbach, T. M., Ferdinand, R. F., & Kasius, M. (1993). Epidemiological comparisons of American and Dutch adolescents' self-reports. *Journal of the American Academy of Child and Adolescent Psychiatry, 32,* 1135-1144.

Verhulst, F. C., Althaus, M., & Versluis-den Bieman, H. J. M. (1990). Problem behavior in international adoptees: II. Age at placement. *Journal of the American Academy of Child and Adolescent Psychiatry, 29,* 104-111.

Verhulst, F. C., Althaus, M., & Versluis-den Bieman, H. J. M. (1992). Damaging backgrounds: later adjustment of international adoptees. *Journal of the American Academy of Child and Adolescent Psychiatry, 31,* 518-524.

Verhulst, F. C., & van der Ende, J. (1992). Agreement between parents' reports and adolescents' self-reports of problem behavior. *Journal of Child Psychology and Psychiatry, 33,* 1011-1023.

Verhulst, F. C., & Koot, H. M. (1992). *Child psychiatric epidemiology: concepts, methods and findings.* Beverley Hills: Sage.

Vogelvang, B. (1992). Hometraining bij fysieke kindermishandeling. kinderbescherming. In H. Baartman & A. van Montfoort (Red.), *Kindermishandeling: resultaten van multidisciplinair onderzoek.* Utrecht: Data Medica.

Volkmar, F. R., Poll, J., & Lewis, M. (1984). Conversion reactions in childhood and adolescence. *Journal of the American Academy of Child and Adolescent Psychiatry, 23,* 424-430.

Walford, G., & McCune, N. (1991). Long-term outcome in early-onset anorexia nervosa. *British Journal of Psychiatry, 159,* 383-389.

Walter, H. J., Vaughan, R. D., & Cohall, A. T. (1993). Comparison of three theoretical models of substance use among urban minority high school students. *Journal of the American Academy of Child and Adolescent Psychiatry, 32,* 975-98.

Watson, J. B., & Rayner, R. (1920). Conditioned emotional reactions. *Journal of Experimental Psychology, 3,* 1-4.

Weisglas-Kuperus, N. (1992). *Biological and social factors in the development of the very low birthweight child.* Academisch proefschrift. Rotterdam: Erasmus Universiteit.

Weiss, G., Minde, K., Douglas, V., & Nemeth, E. (1971). Studies on the hyperactive child: VII Five year follow-up. *Archives of General Psychiatry, 24,* 409-414.

Werner, E. E., Bierman, J. M., & French, F. E. (1971). *The children of Kauai: a longitudinal study from the prenatal period to age 10.* Honolulu: University of Hawaii Press.

Werry, J. S. (1991). Overanxious disorder: a review of its taxonomic properties. *Journal of the American Academy of Child and Adolescent Psychiatry, 30,* 533-544.

Werry, J. S., McClellan, J. M., & Chard, L. (1991). Childhood and adolescent schizophrenic, bipolar, and schizoaffective disorders: a clinical and outcome study. *Journal of the American Academy of Child and Adolescent Psychiatry, 30,* 457-465.

Werry, J. S., & McClellan, J. M. (1992). Predicting outcome in child and adolescent (early onset) schizophrenia and bipolar disorder. *Journal of the American Academy of Child and Adolescent Psychiatry, 31,* 147-150.

Wetering, B. J. M. van de (1993). *The Gilles de la Tourette syndrome: a psychiatric-genetic study*. Academisch proefschrift. Rotterdam: Erasmus Universiteit.

Whalen, C. K. (1989). Attention deficit hyperactivity disorders. In T. H. Ollendick & M. Hersen (Eds.), *Handbook of child psychopathology, 2nd edition*. New York: Plenum Press.

Wiener, J. M. (1985). *Diagnosis and psychofarmacology of childhood and adolescent disorders*. New York: Wiley and Sons.

Wijbenga, M. (1993). De Sociaal Pedagogische Dienst. In G. H. van Gemert & R. B. Minderaa (Red.), *Zorg voor verstandelijk gehandicapten*. Assen: van Gorcum.

Winters, L. Cornblatt, B. A., & Erlenmeyer-Kimling (1991). The prediction of psychiatric disorder in late adolescence. In E. F. Walker (Ed.), *Schizophrenia: a life-course developmental perspective*. San Diego: Academic Press.

Williams, H., Meagher, D., & Galligan, P. (1993). M.D.M.A. "Ecstasy": a case of possible drug-induced psychosis. *Irish Journal of Medical Science, 162,* 43-44.

Wolfe, D. A., & St. Pierre, J. (1989). Child abuse and neglect. In T. H. Ollendick & M. Hersen (Eds.), *Handbook of child psychopathology*. New York: Plenum Press.

Wolters, E. H. G. (1974). *Kinderen met encopresis, een psychosomatische benadering*. Academisch proefschrift. Utrecht: Elinkwijk.

Woodbury, M. M., DeMaso, D. R., & Goldman, S. J. (1992). An integrated medical and psychiatric approach to conversion symptoms in a four-year-old. *Journal of the American Academy of Child and Adolescent Psychiatry, 31,* 1095-1097.

Woolston, J. L. (1991). *Eating and growth disorders in infants and children*. Developmental Clinics Psychology and Psychiatry Series no 24. Newbury Park: Sage.

World Health Organization (WHO). (1992). *The ICD-10 classification of mental and behavioral disorders: clinical descriptions and diagnostic guidelines*. Geneva: Author.

Wright, L. (1975). Outcome of a standardized program for treating psychogenic encopresis. *Professional Psychology, 6,* 453-456.

Yates, A., & Terr, L. (1988a). Anatomically correct dolls: should they be used as the basis for expert testimony? *Journal of the American Academy of Child and Adolescent Psychiatry, 27,* 254-258.

Yates, A., & Terr, L. (1988b). Issue continued: anatomically correct dolls: should they be used as the basis for expert testimony? *Journal of the American Academy of Child and Adolescent Psychiatry, 27,* 387-389.

Yule, W., & Rutter, M. (1985). Reading and other learning difficulties. In L. Hersov & M. Rutter (Eds.), *Child and adolescent psychiatry: modern approaches*. Oxford: Blackwell.

Zigler, E. (1969). Developmental versus different theories of mental retardation and the problem of motivation. *American Journal of Mental Deficiency, 73,* 536-577.

Zwart, W. M., Mensink, C., & Kuipers, S. B. M. (1993). *Kerngegevens roken, drinken, druggebruik and gokken over scholieren vanaf 10 jaar van het 3e peilstations-onderzoek naar riskant middelengebruik*. Utrecht: Nederlands Instituut voor Alcohol en Drugs.

Zucker, K. J. (1990). Treatment of gender identity disorders in children. In R. Blanchard & B. W. Steiner (Eds.), *Clinical management of gender identity disorders in children and adults* (pp. 1-23). Washington, DC: American Psychiatric Press.

Register